イラスト図解
看護のしくみ

叶谷由佳＋木村憲洋　編著

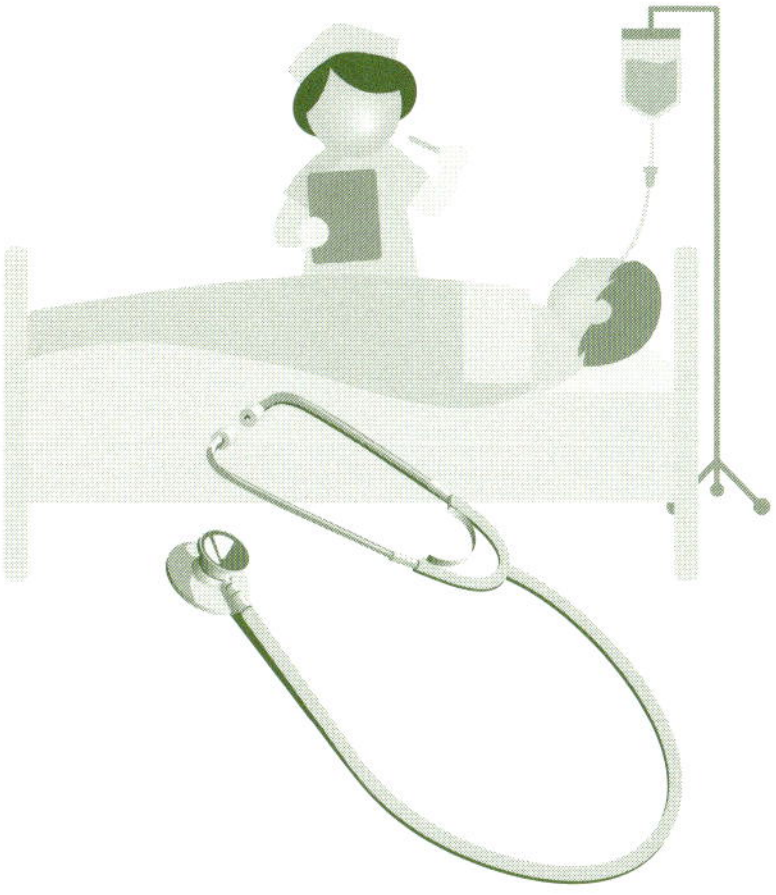

日本実業出版社

はじめに

みなさんは、〝看護師〟に対してどんなイメージを持っていますか？

「注射をする人」「白衣の天使」「夜勤でたいへんな仕事」……など、さまざまなイメージを連想するのではないでしょうか。

看護師は病院を舞台にしたドラマなどでも多く取り上げられているので、その仕事内容については、一般の方にもずいぶん知られてきたとは思います。でもそれらの多くは、表面的な部分の働きぶりか、もしくは面白おかしくデフォルメされた姿だといわざるを得ません。

かくいう私も、看護の勉強を始めるまで、一般の方の多くが連想する看護師の姿とほとんど変わらないイメージをもっていました。身内に医療関係者はいませんでしたし、幸い、自分自身とても健康でしたので、時々、風邪をひいて受診する程度しか、病院にはお世話になりませんでした。

そのため、私の看護師のイメージも、「注射をする優しい人」「外来で次の患者さんの名前を呼ぶ人」程度の認識でしかなかったのです。

そんな私が今、大学で看護学の教鞭をとっています。

私は高校卒業後、看護短大に進み、看護師の資格を取得しましたが、入学当初は、連日受ける授業内容の密度の濃さと要求されるレベルの高さに驚いたものです。

しかしあるとき、気づいたのです。それは、看護師はその専門性が一番重要であること。とくに24時間看護が必要な入院の場においては、患者の快適な入院生活も、回復する早さも、さらにいえば患者が幸せになるのも不幸になるのも、すべては看護師次第であるということでした。そう思い始めてから、これほどの学習を必要とするのも当然と思うようになりました。

そして、短大だけでは勉強が足りないと考え、四年制大学の看護学科に編入学し、さらには大学院に進んで研究を続け、看護学博士を取得しました。要するに、〝看護のおたく〟になったのです。

これまで学習・研究を続けてきて思うことは、看護師は人の生涯にわたる健康のパートナーであり、看護学は人が健康に生きていくために知っておくべき学問であるということです。つまり、看護学は究極の教養だと思っています。

今、この本を手にとってくださった方は、どのような方なのでしょう。看護師を目指して受験準備中の学生さん、現在、看護学を勉強中の看護学生さん、また、就職して日々、研鑽している看護師の方、看護や介護に向けた新しい事業を企画しているビジネスパーソン、身内に看護や介護を必要とする方がいるご家族の方、……など、さまざまな立場の方がいらっしゃるのかもしれません。

本書は、どのような立場にある方が読んでも役に立つ知識、究極の教養である「看護」を、ぜひ身につけていただきたいという思いで執筆しました。看護学の専門書ではなかなか書きにくい、裏ワザやノウハウ的な内容にも触れたつもりです。おそらく、ここまで看護のことを包括的、網羅的に記述した本はほかにないと自負しております。

この本を読んでいただいた方には、ぜひ得をしていただきたいと思います。また、看護を提供する立場にある方は、もっと楽しく、上手に看護をできるようになっていただきたいと願っています。

二〇〇七年三月

著者を代表して　叶谷 由佳

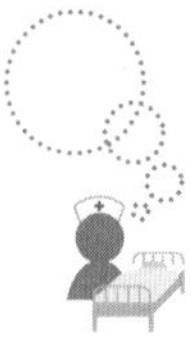

Contents

イラスト図解

看護のしくみ

看護のしくみ
Information

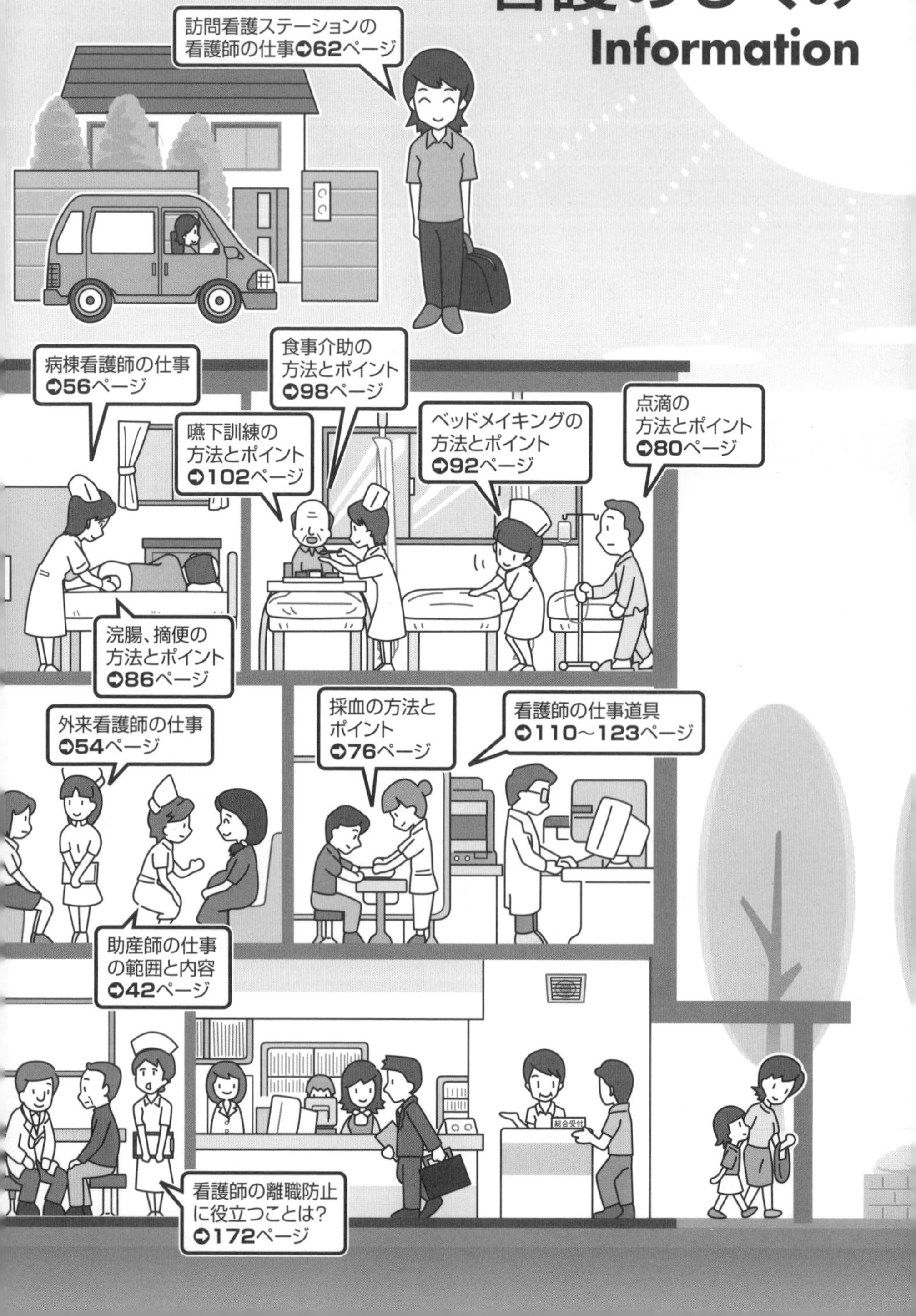

訪問看護ステーションの看護師の仕事➡62ページ
病棟看護師の仕事➡56ページ
食事介助の方法とポイント➡98ページ
嚥下訓練の方法とポイント➡102ページ
ベッドメイキングの方法とポイント➡92ページ
点滴の方法とポイント➡80ページ
浣腸、摘便の方法とポイント➡86ページ
外来看護師の仕事➡54ページ
採血の方法とポイント➡76ページ
看護師の仕事道具➡110〜123ページ
助産師の仕事の範囲と内容➡42ページ
総合受付
看護師の離職防止に役立つことは?➡172ページ

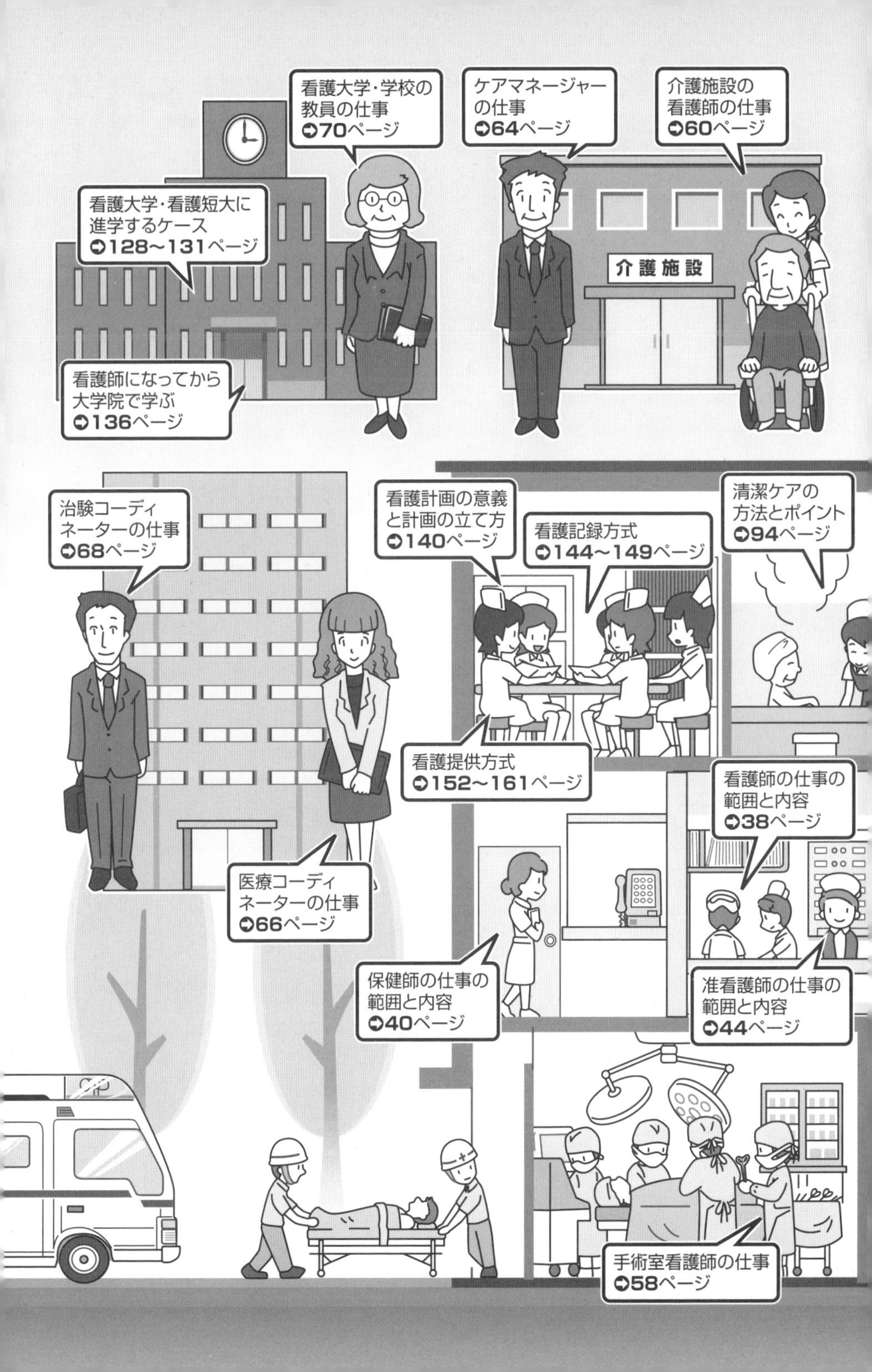

看護大学・看護短大に
進学するケース
➡128〜131ページ
看護師になってから
大学院で学ぶ
➡136ページ
看護大学・学校の
教員の仕事
➡70ページ
ケアマネージャー
の仕事
➡64ページ
介護施設の
看護師の仕事
➡60ページ
介護施設
治験コーディ
ネーターの仕事
➡68ページ
医療コーディ
ネーターの仕事
➡66ページ
看護計画の意義
と計画の立て方
➡140ページ
看護記録方式
➡144〜149ページ
清潔ケアの
方法とポイント
➡94ページ
看護提供方式
➡152〜161ページ
看護師の仕事の
範囲と内容
➡38ページ
保健師の仕事の
範囲と内容
➡40ページ
准看護師の仕事の
範囲と内容
➡44ページ
手術室看護師の仕事
➡58ページ

看護師の働く場①

外来

大病院などの外来では「3時間待ちの3分診療」などと言われるように、つねに時間に追われています。患者とうまくコミュニケーションを取るためには、効率のよい応対が必要です。

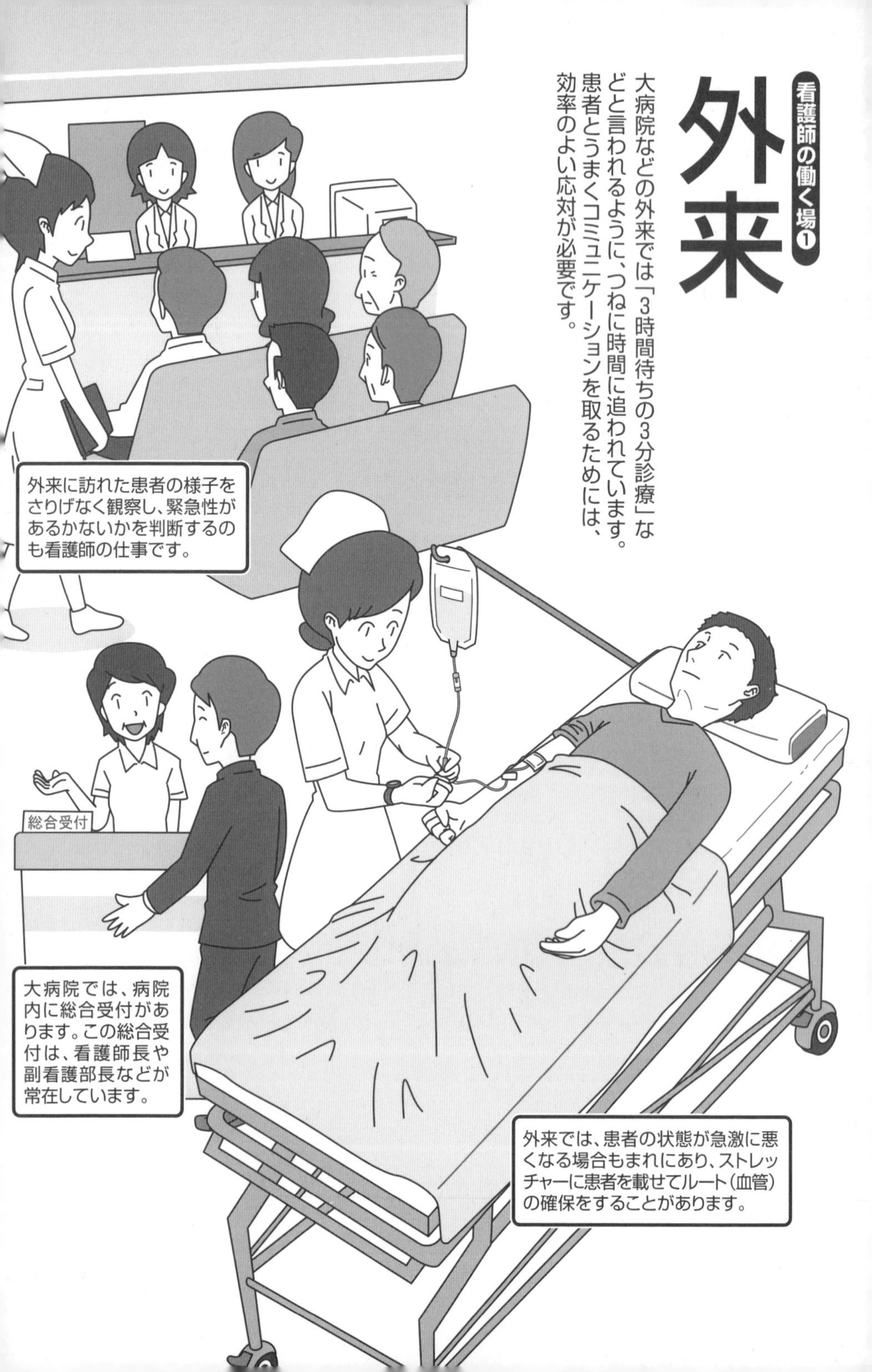

看護師の働く場❷

病棟

基本的に入院患者を看護する病棟看護師は、患者の生活全般に気を配る必要があります。治療にかかわる仕事のほかに、患者の食事の世話や清潔ケアなども大切な仕事です。

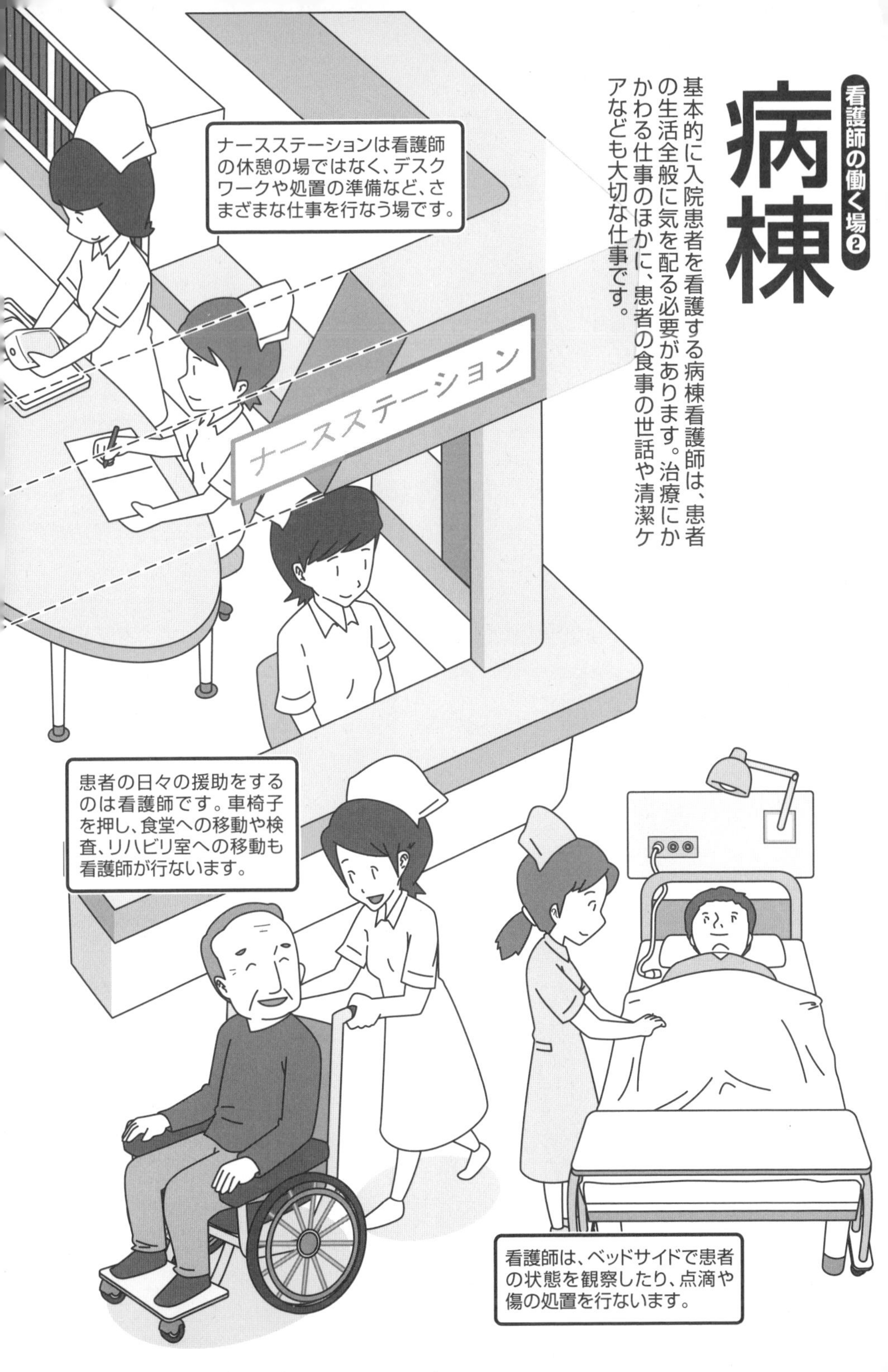

手術室

手術は生命にかかわる大手術か否かにかかわらず、患者やその家族にとってダメージの大きいものです。手術室看護師は医師らと協力しながら、患者やその家族に対する配慮も欠かせません。

手術の様子

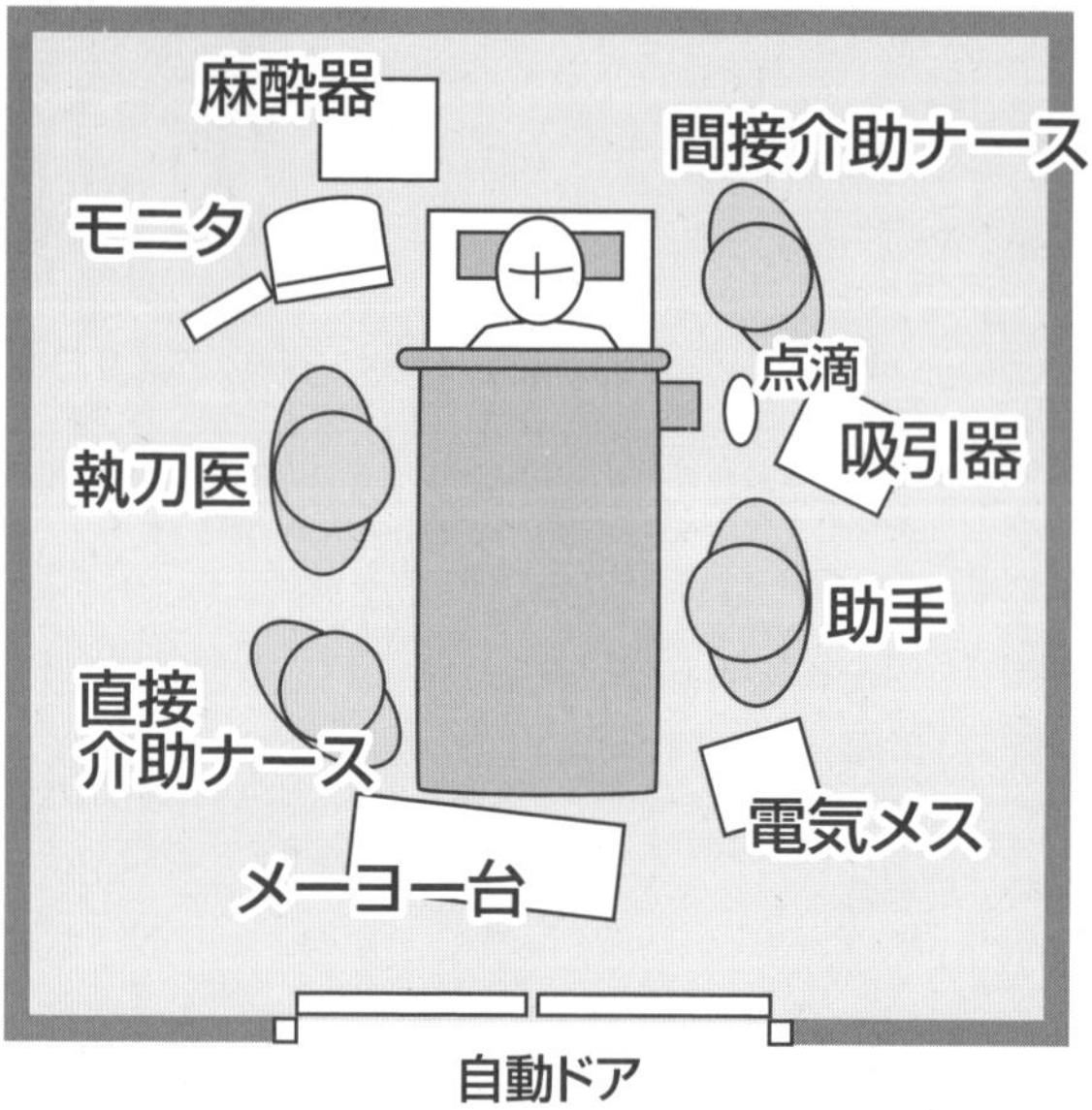

病院の手術室配置例

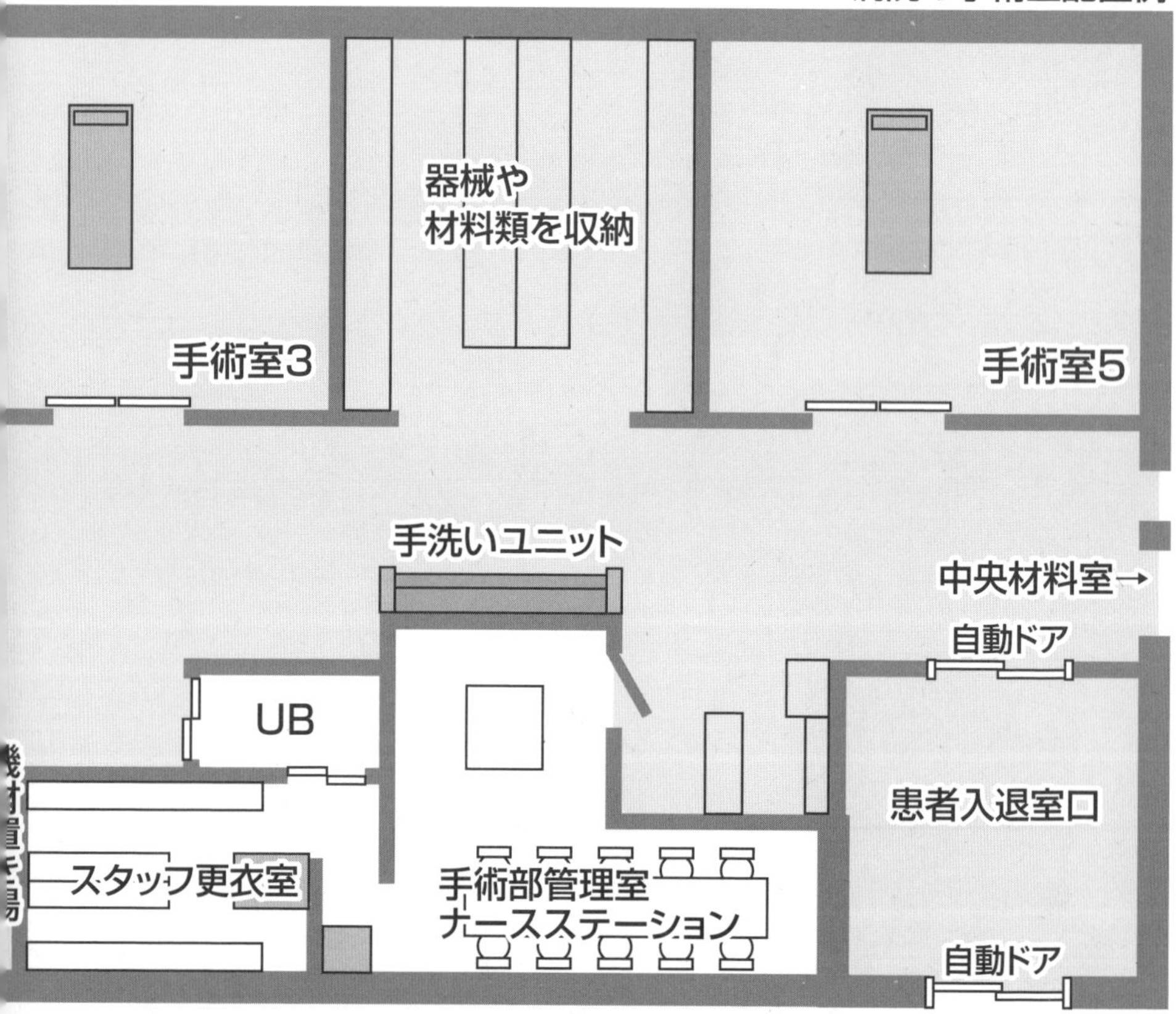

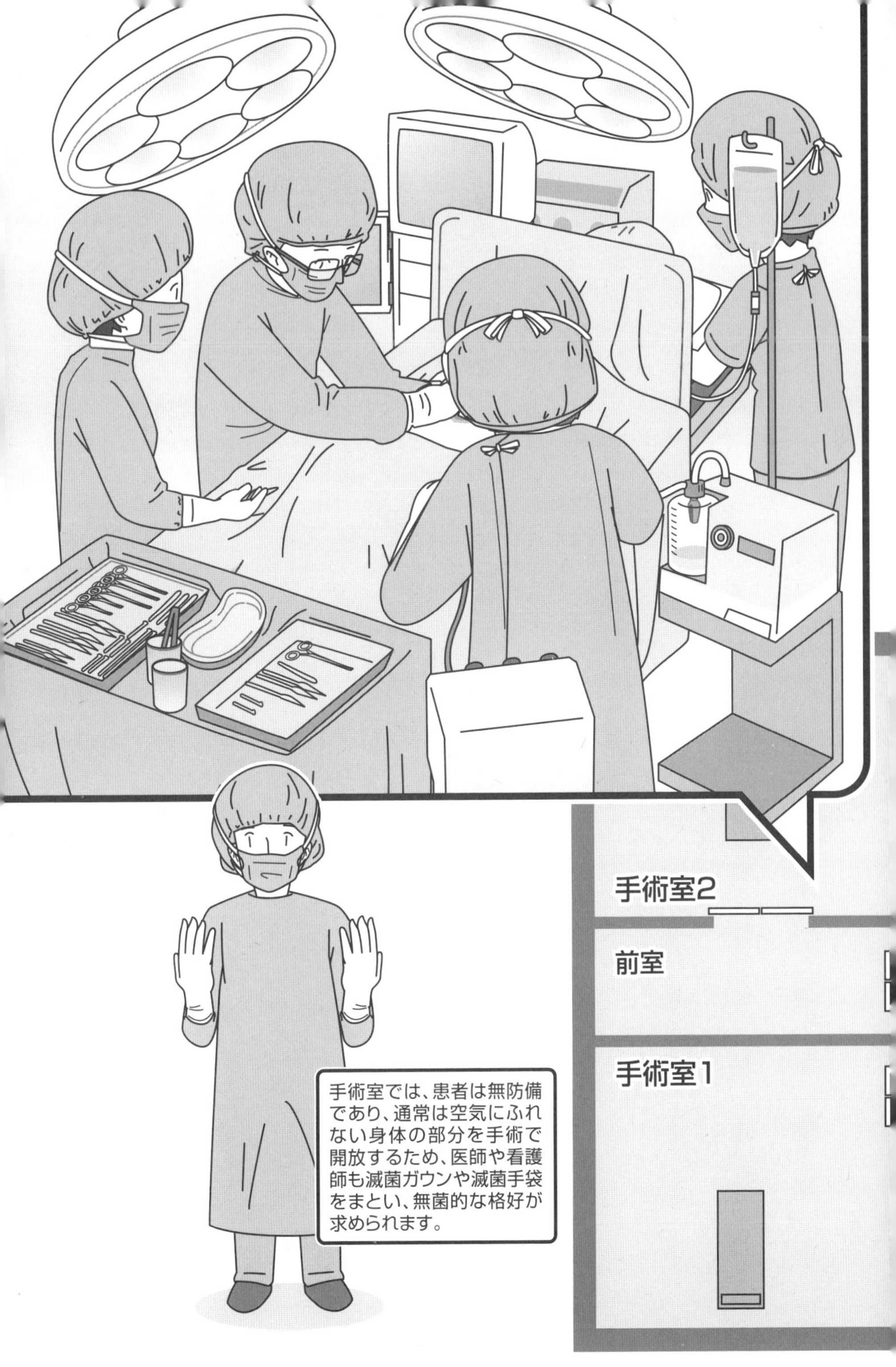
手術室2
前室
手術室1
手術室では、患者は無防備であり、通常は空気にふれない身体の部分を手術で開放するため、医師や看護師も滅菌ガウンや滅菌手袋をまとい、無菌的な格好が求められます。

1章 看護の歴史と基礎知識

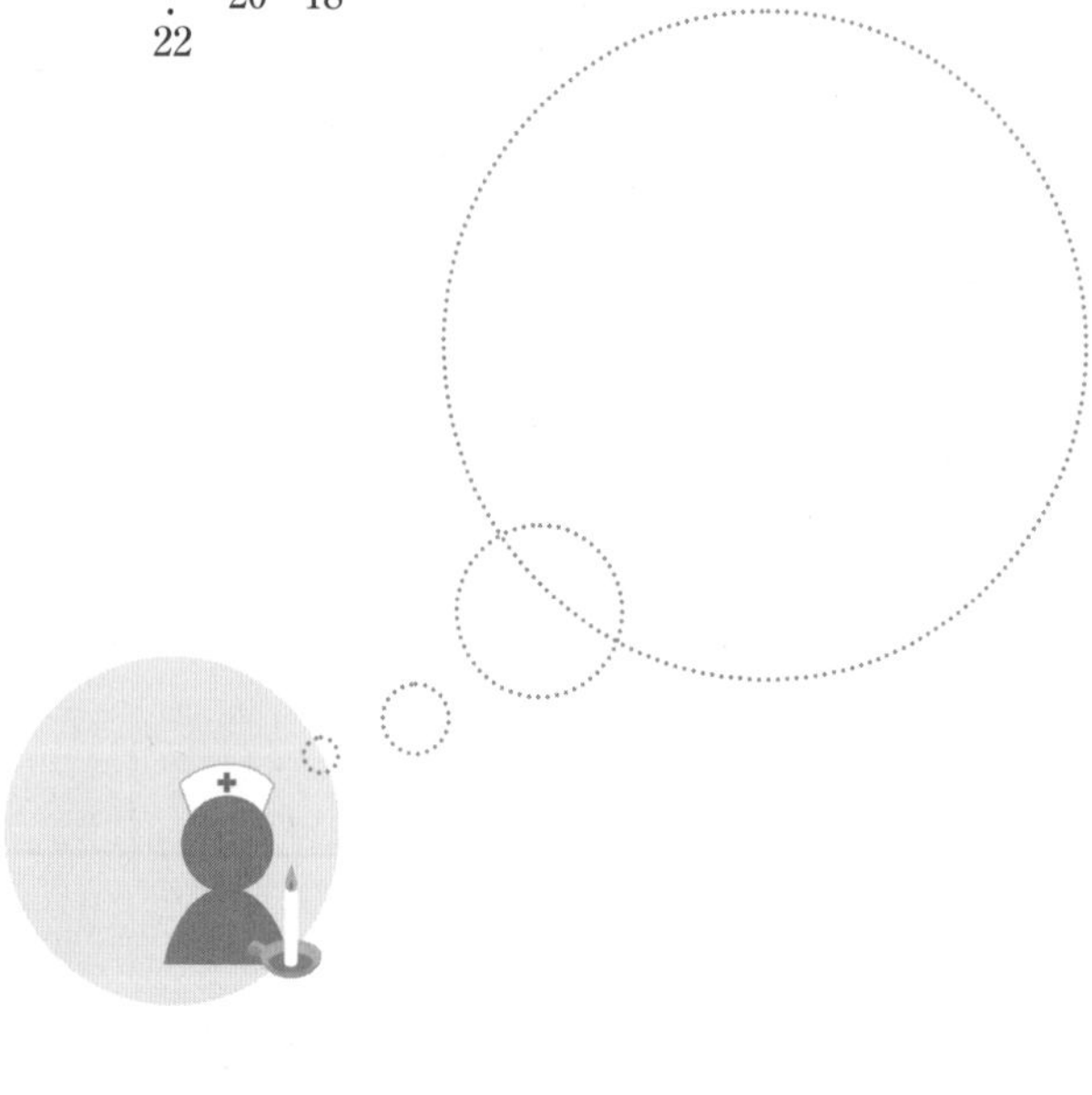

2章 看護師の仕事とスキルアップ

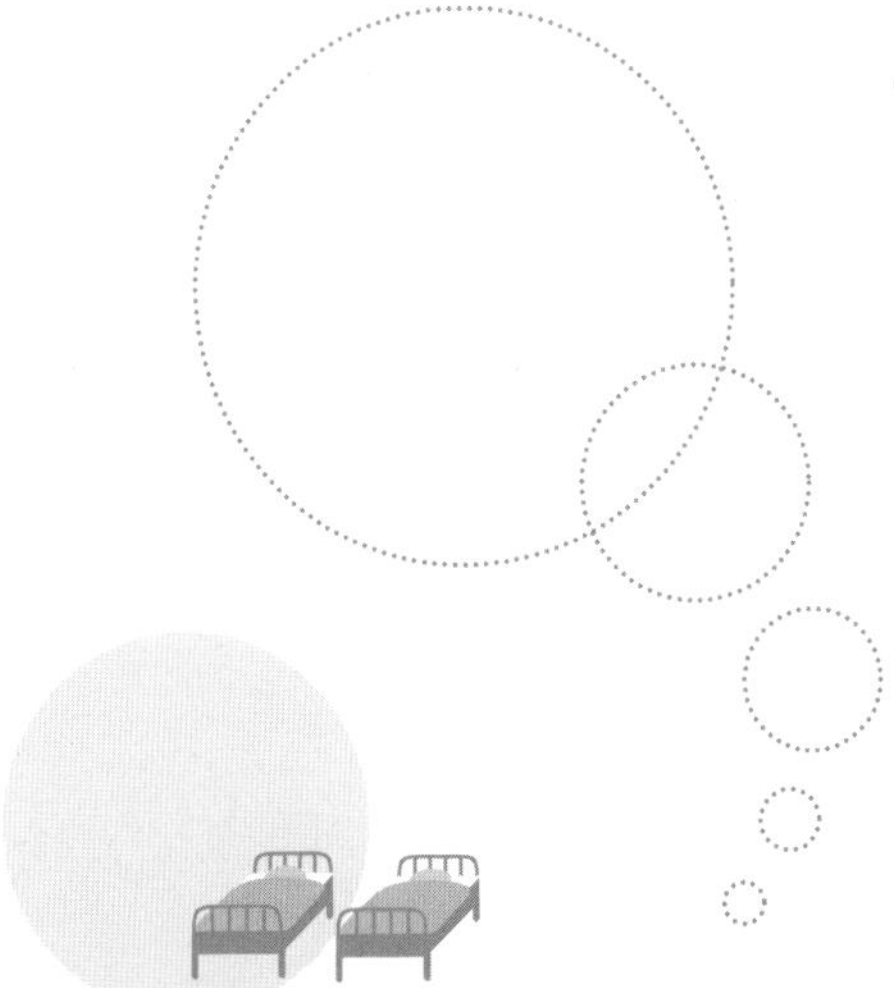

3章 さまざまな場で活躍する看護師の1日の仕事

4章 看護と処置のしくみ

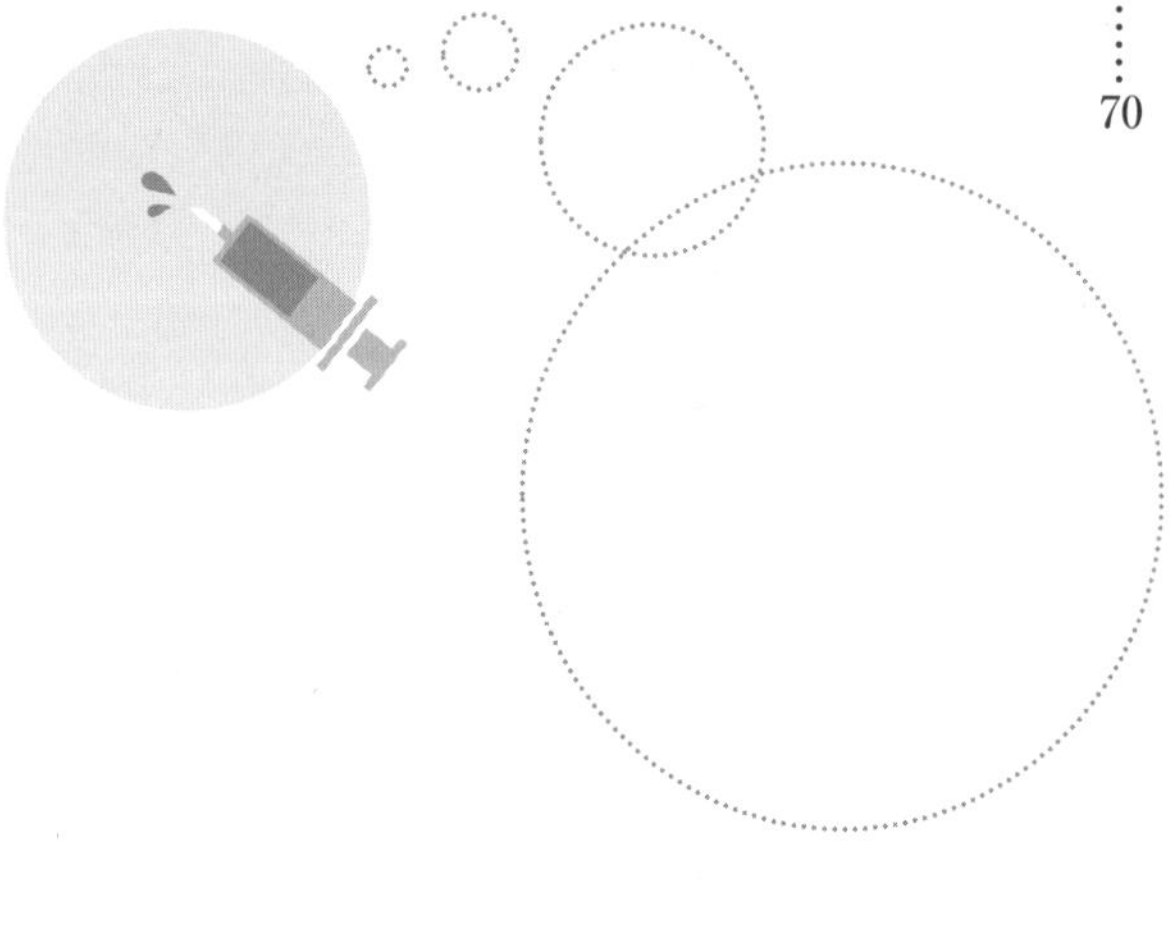

5章 看護師の仕事道具と使い方

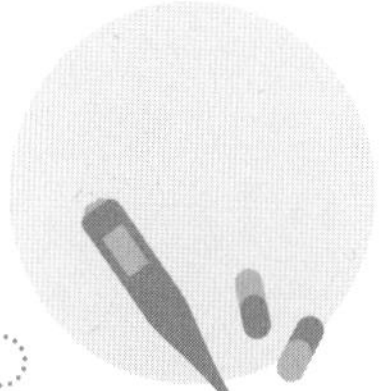

6章 看護師になるためのステップ

7章 看護計画の立て方と看護記録の取り方

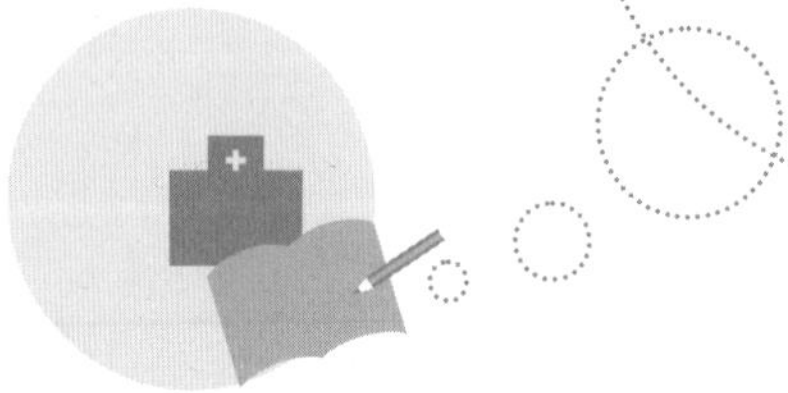

8章 看護提供方式の種類と内容

9章 看護の未来と課題

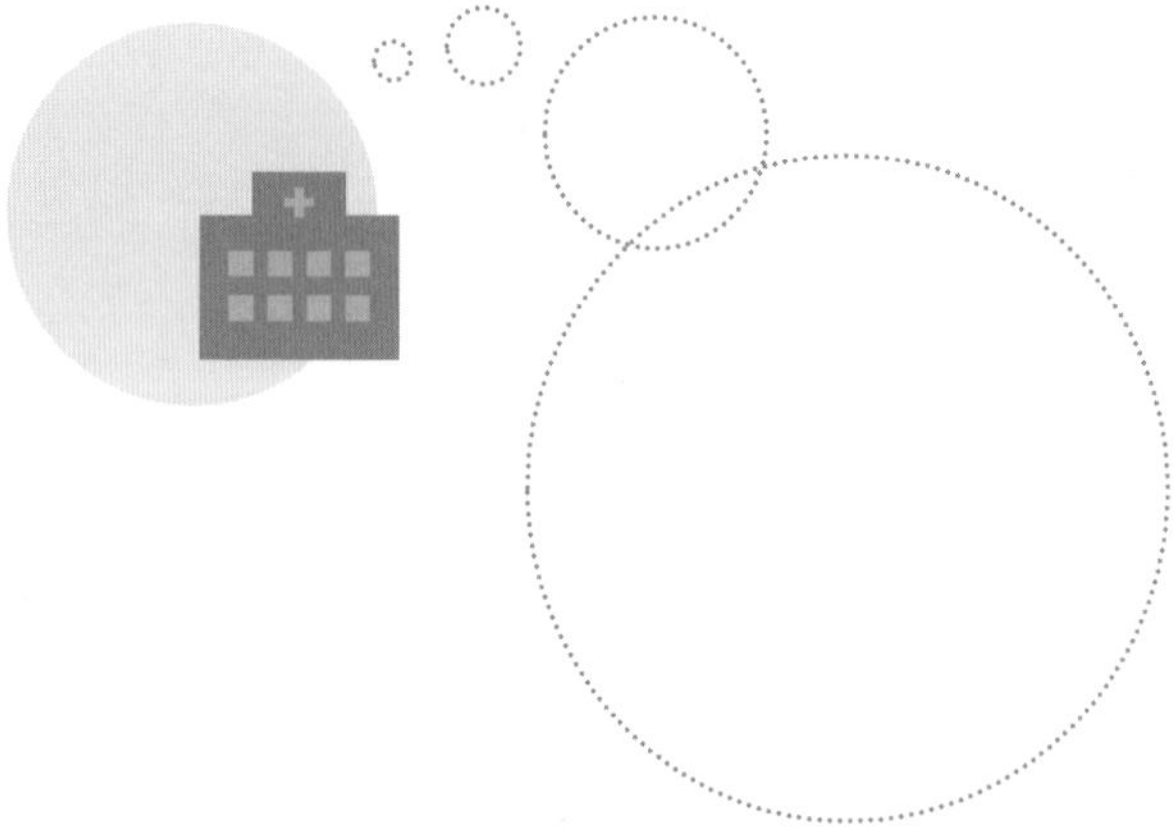

カバーデザイン◎新田由起子
イラスト◎繁田周造
本文DTP◎ムーブ（大塚智佳子）

1章

看護の歴史と基礎知識

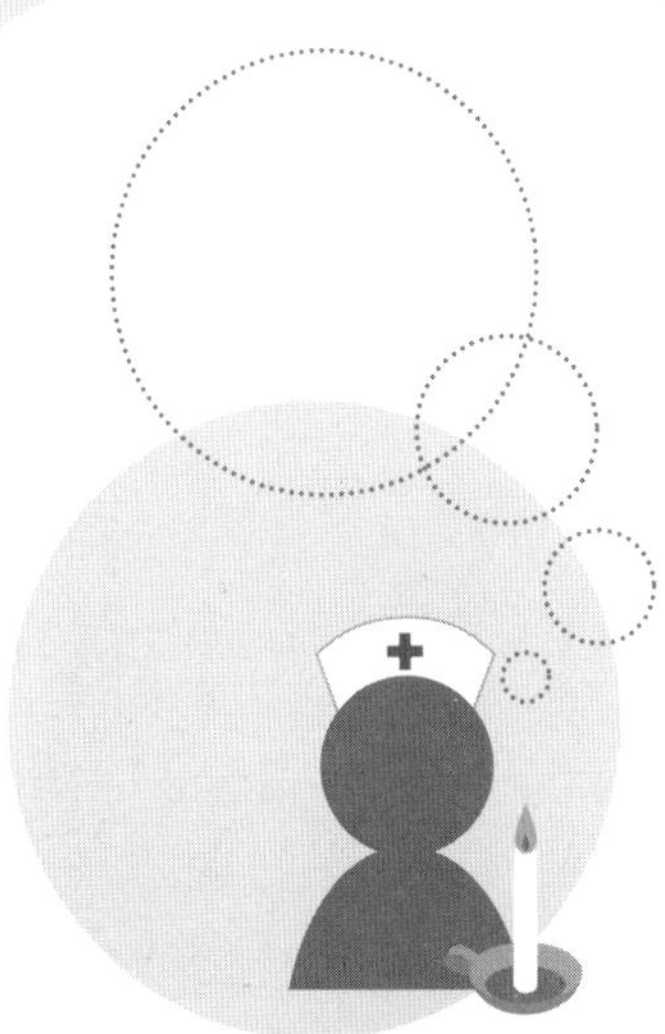

Notes on Nursing 1-1

看護の基礎知識①
看護は医療の中心

看護師は法律で定められた国家資格。どのような仕事なのか大まかにみてみましょう。

医療業界には、国家資格や民間資格を含めて、さまざまな職種の人が働いています。看護師は国家資格として、病人の看護や健常者の健康の維持・管理などを行なう職種です。

看護師を国家資格として定めた法律は「保健師助産師看護師法」といい、看護師のほか、保健師[※1]や助産師[※2]の業務や資格についても定められています。

看護師とはどんな仕事？

看護師の仕事というと、病院で病人を看護しているイメージがあります。もちろん、病院で働く看護師は多いですが、人々の健康上のニーズの変化に対応して、在宅医療や介護分野における仕事の方面にも看護師は進出しています。

また生活習慣病予防が注目される現在、病気予防などの保健分野でも看護師のかかわりが深くなってきました。

看護師の仕事は、人間の生命の誕生から死に至る人生80年にわたって関連します。また、看護は健常者の病気予防や病気に罹った人が健康な状態に戻る過程に提供されるものです。

そうした意味で、看護師は人のライフサイクル（次ページ上図参照）や健康状態に合わせてサポートする職業といえます。

広がる活躍の場

看護師の活躍の場は病院や診療所のほか、さまざまな場所に広がっています（次ページ下図参照）。

医療機関では外来診療時の援助や、患者入院時には看護計画の策定と実行、退院時には患者が自宅療養する際の生活指導も行ないます。

訪問看護では、自宅でも患者が療養できる環境を整え、入院と変わらない看護を提供します。

さらに、介護施設などで看護に従事したり、保健所などの行政サービスを行なうほか、製薬会社や医療機器メーカーの営業やインストラクターを担当する看護師も増えています。

また、看護学校や大学の教員となり後進の指導を行なう看護師もいます。

※1　保健師とは、保健指導に従事することを仕事とする者と定義されている。

※2　助産師とは、助産または妊婦等、もしくは新生児の保健指導を行なうことを仕事とする女子と定義されている。

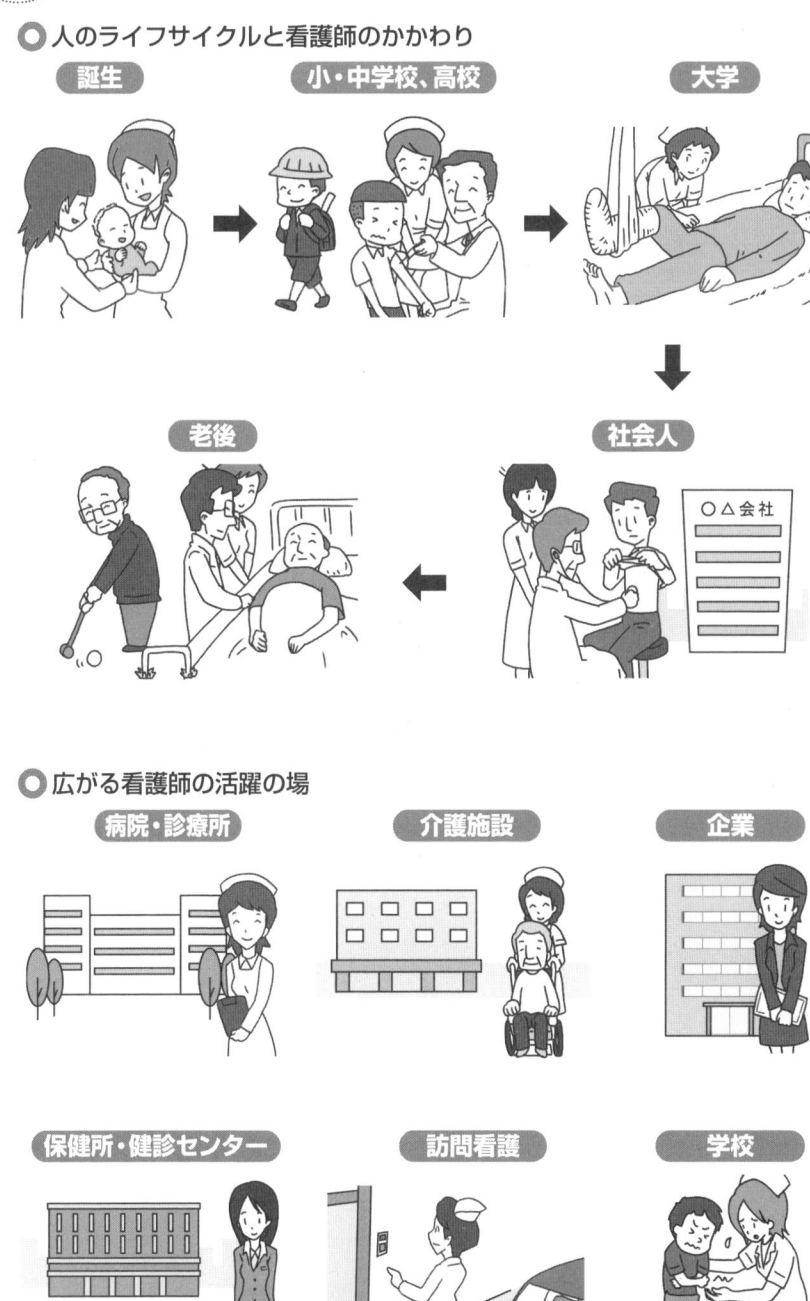

人のライフサイクルと看護師のかかわり

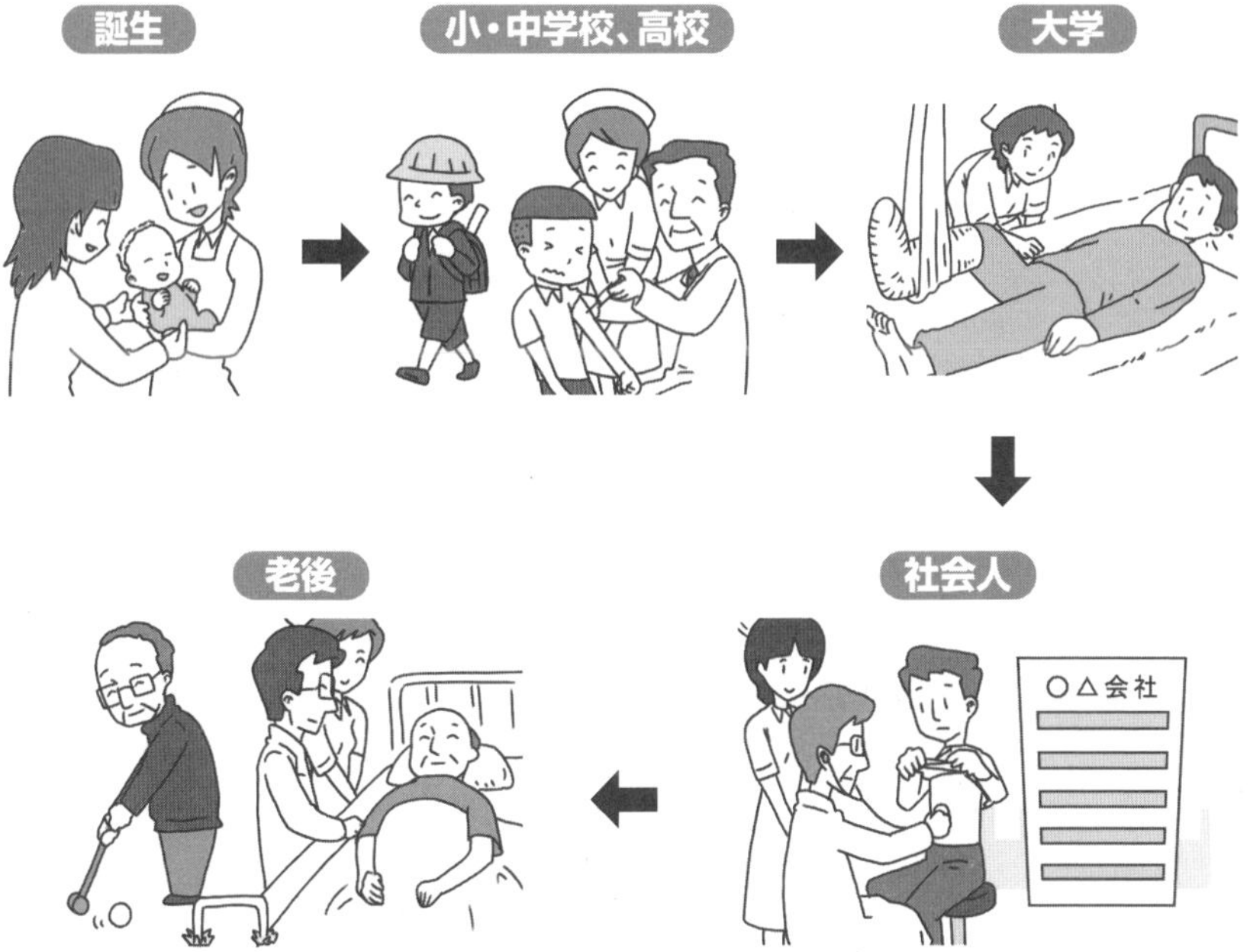

広がる看護師の活躍の場

Notes on Nursing 1-2

看護の基礎知識②
医師などとの連携

看護師の仕事内容は幅広いので、仕事をするうえで連携する人も大勢います。

医療機関では、医療従事者が各自の専門性を活かして医療を行ない、効率よく連携する「チーム医療」が重要といわれています。そのなかで、看護師は医師や医療従事者との情報交換など、業務を行なううえでの連携が欠かせません。

医師と看護師とのつながり

たとえば入院治療において、治療方針を決めるのは医師、実行するのは看護師というイメージがあります。しかし、看護師が行なう医師の指示に基づく医療行為は、日本看護協会が定義した「看護業務基準」の看護実践の内容（次ページ上図参照）の五つのうちの一つに過ぎないのです。

医師は、問診や検査結果などから治療方針を決め、薬などの治療内容を確定します。その後、看護師が点滴などを医師の治療方針に沿って行ないます。医師は患者に接する時間が短いため、看護師が患者の変化を捉え、患者の状態を医師へ報告します。医師は患者の状態を看護師からの報告や診察などにより把握し、治療の継続や方針の変更を行ないます。

この治療の過程において、看護師は医療従事者の中で患者に一番多く接し、患者の早期治癒を目指して、社会復帰のための援助を行なうことになります。

治療の過程で看護師がすることとは？

患者が受ける治療の過程では、看護師はすべての場面に登場します（次ページ下図参照）。患者が医療機関を訪れると、まず、受付の申込用紙に記入します。用紙には簡単な症状を記入する欄があり、この際、看護師が患者に症状を尋ねて記入することも多くみられます。

診察時には患者の身支度を手伝ったり、検査室やレントゲン室に誘導したりします。また、採血や内視鏡検査等の介助も行ないます。治療においては、点滴や注射、投薬、リハビリテーションなども行ないます。

このように、看護師は患者が治療行為をスムーズに受けるための重要な立場にあります。

「看護業務基準」の看護実践の内容

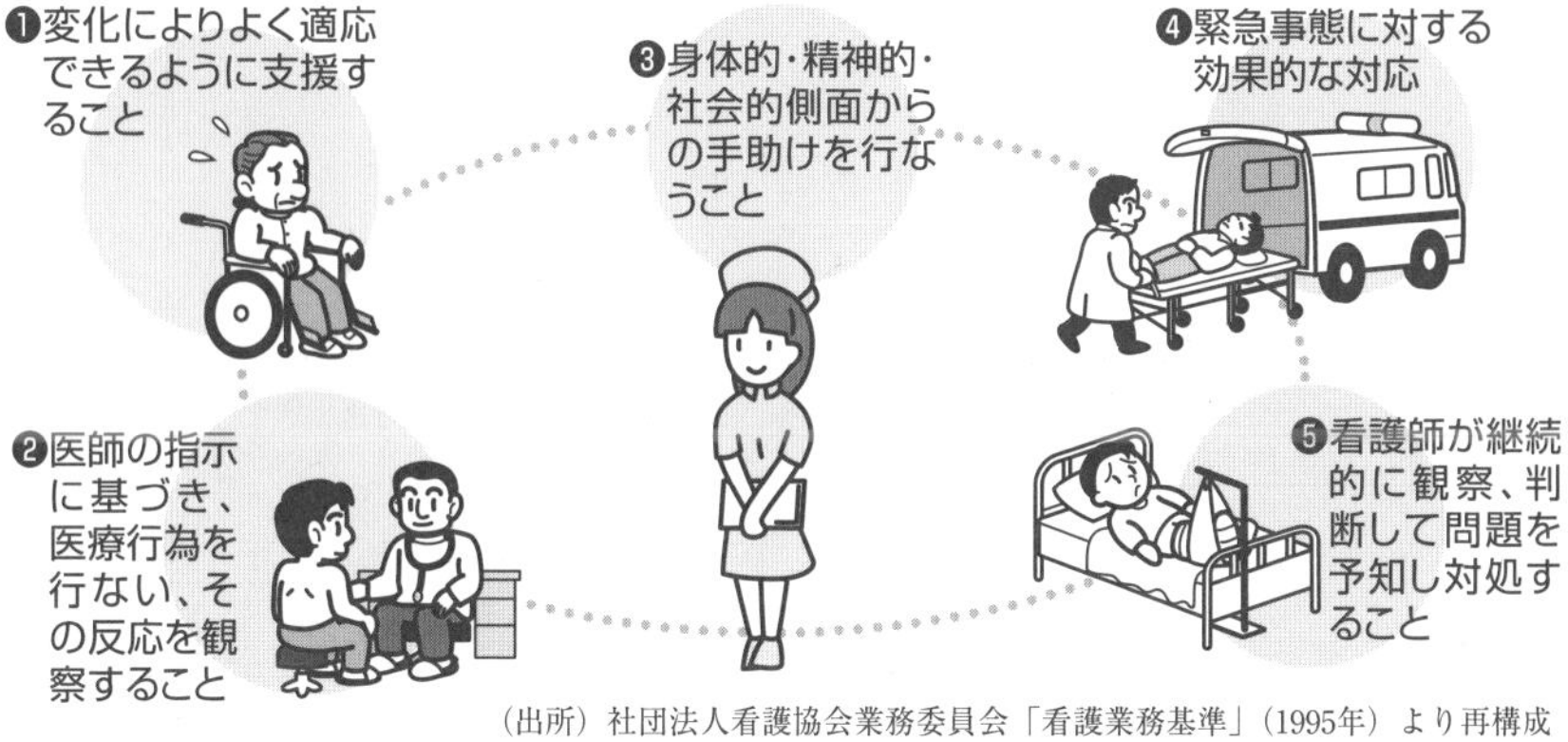

（出所）社団法人看護協会業務委員会「看護業務基準」（1995年）より再構成

一般的な外来治療の流れと看護師

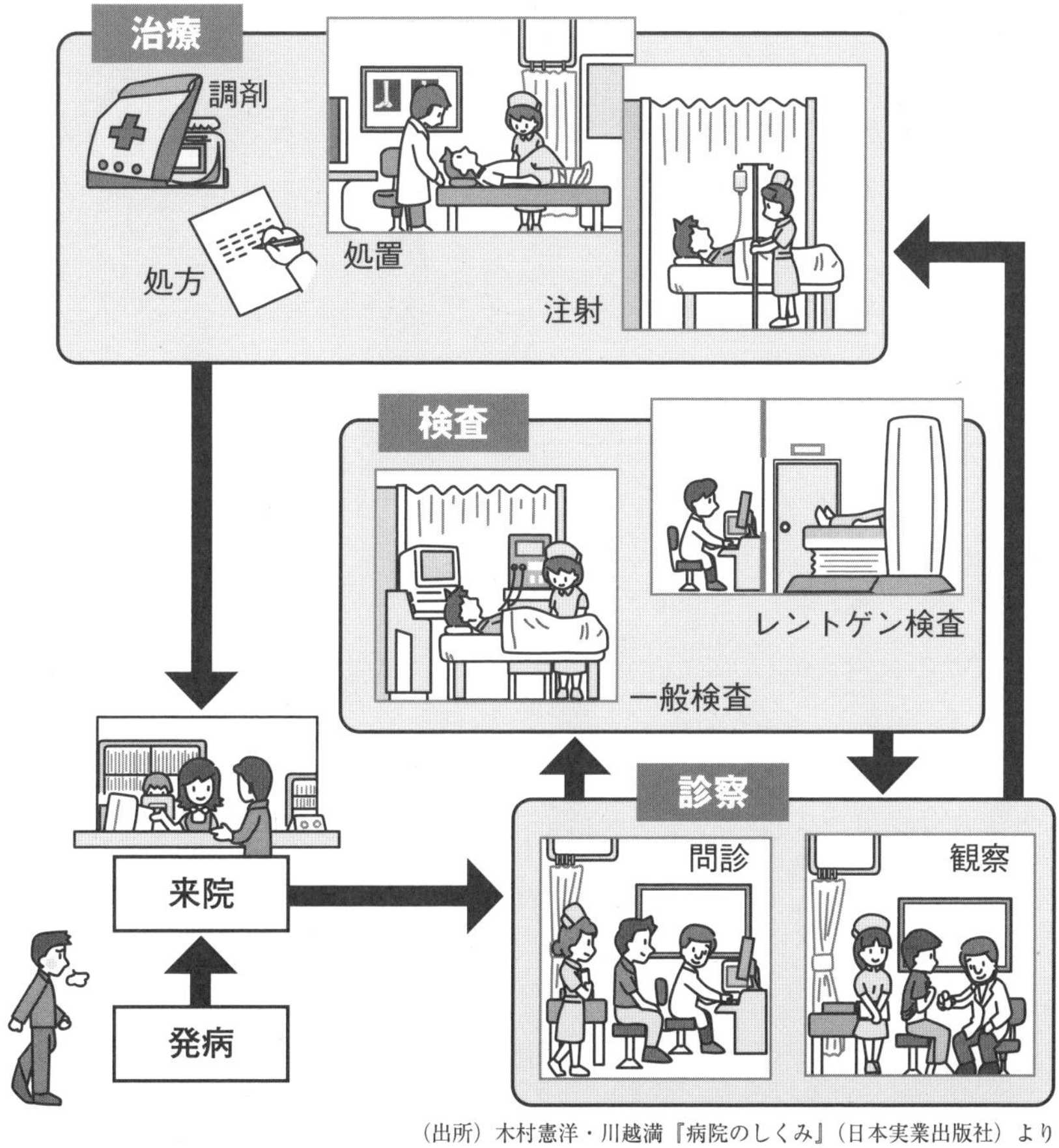

（出所）木村憲洋・川越満『病院のしくみ』（日本実業出版社）より

Notes on Nursing 1-3

看護の基礎知識③ とりまく環境の変化

看護師をとりまく環境は大きく変化し、その要因は、「医療の高度化」「医療ニーズの多様化」「医療の効率化」の三つです。

医療の高度化による変化

医療の高度化は、診療の機能分化と医療技術の進歩により実現してきました。かつての内科は、血液内科や内分泌内科、呼吸器内科など、どんどん細分化されています。胸部外科も呼吸器外科や心臓外科へと分化しています。

診療科の細分化は看護の細分化でもあります。そのため、看護師は最新医療技術を身につけていく必要があります。つまり、診療科の細分化により知識を広げることが求められ、医療技術の進展により看護師に深い知識が要求されるようになってきています。

医療ニーズの多様化による変化

医療安全や治療成績の開示など、日本国民のニーズは、医療の質の向上と患者個々人に対するテイラーメイド的なサービスが望まれています。

こうしたニーズに対応するには、より多くの人的資源の投入、医療機関の業務改善が欠かせません。看護師の重要性は治療過程の各部分に関係しているので、医療機関の業務改善は、看護部の業務改善でもあるのです。

医療の効率化による変化

医療の効率化は、限られた医療費財源の適切な配分を目指しています。当然、手厚くされる部分と削られる部分があります。

医療政策は、[※1]急性期医療に対して症例を集中させ、高密度で質の高い医療を提供することを目指しています。高密度の医療を提供すると在院日数が減少するので、医療費の効率化につながるといわれています。そのため、特定の医療機関に医療従事者が集まるように政策的に誘導しているのです。

１９８４年から日本の平均在院日数は減少し続け、ほとんどの病床を占める一般病床は84年から20年で約半分の日数になっています（次ページ下図参照）。ちなみに、今まで看護師を増員せずに在院日数の減少に対処してきたため、「燃え尽き症候群」といわれる看護師の離職も増えています。

看護師の高学歴化も

看護業界は、看護大学の増設により急速に高学歴化が進んでいます。これによりジェネレーションと学歴によるギャップが現場で生じています。

また、EPA[※2]によるフィリピン人看護師の受け入れなど、規制緩和による国際化の波も起きています。

※1 急性期医療とは、病気が発症して間もなく重篤で安定していない状態の医療。

※2 Economic Partnership Agreement：経済連携協定。

看護をとりまく環境の変化

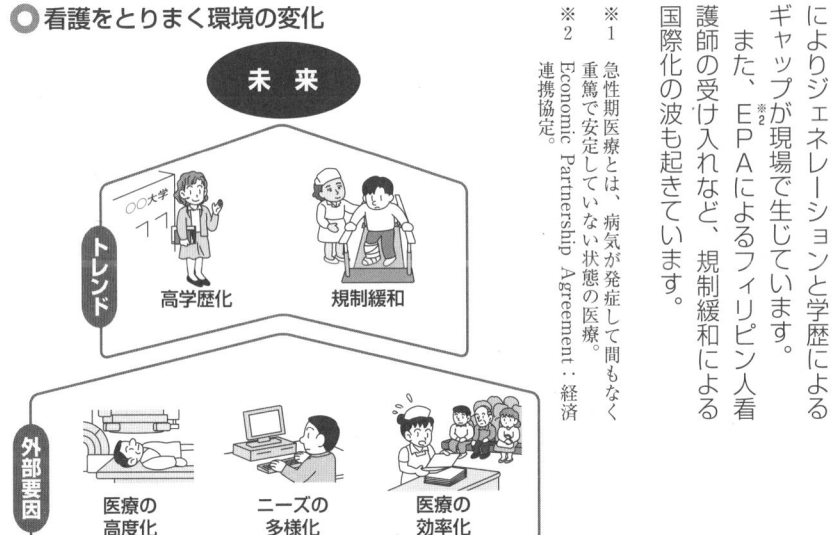

病床の種類別にみた平均在院日数の年次推移

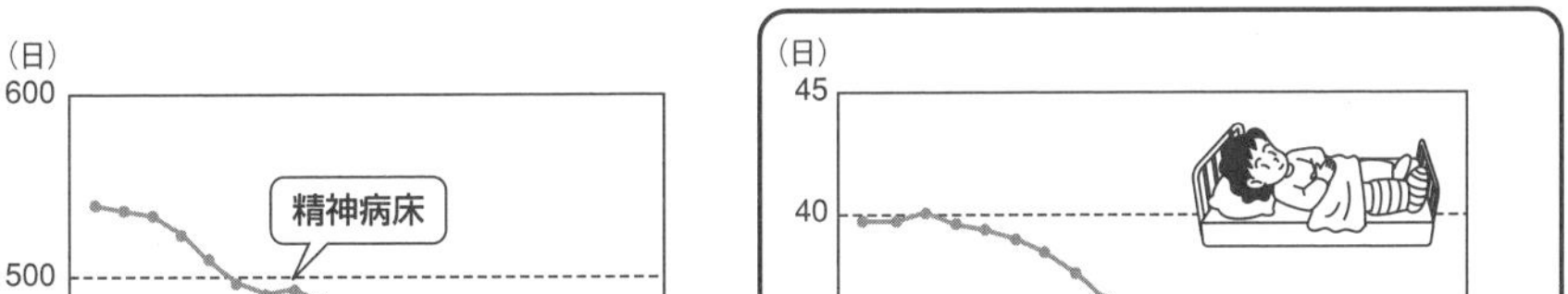

(出所) 厚生労働省

Notes on Nursing 1-4

看護の始まりから近代化まで

看護はどのようなきっかけで始まり、
仕事として発展してきたのかみてみましょう。

看護の起源

看護は、もともと養育、保育、保護などの意味をもち、母親が子供を育てていくという母性愛に基づく機能を指しています。

母性本能から自然に生まれる行動として始まった看護は、のちに家庭において家事をあずかる女性の仕事として発展し、その後、単なる母性本能による仕事ではなくなりました。看護は医学と宗教との深いかかわりの中で発展し、天職とされていました。

古代、中世時代の看護は、キリスト教やイスラム教を背景として修道士・修道女によって慈善事業として行なわれていました。

看護の基礎ができるまで

14世紀、イギリスおよびヨーロッパ大陸でペストがはやり、多数の人々を死に至らせました。また、16世紀に始まった宗教改革は、それまで西ヨーロッパをほぼ支配していたカトリック教会の勢力を衰えさせました。

その結果、イギリスとヨーロッパの多くの修道院や修道会は解散され、施療院や病院も存続できなくなりました。

さらに、都市の増大、それにともなうスラム地区の発生によって衛生状態は悪化し、追い討ちをかけるように、産業革命によって人々の健康状態はさらに悪化していきました。

看護を行なっていた修道会はカトリック諸国において活動を行なってはいたものの、それ以外の地では、無教育で下層階級の人々が看護を行なっていたため、その水準は低いものでした。

そうしたなか、志の高い修道者によって、質の高い看護が人道主義思想をもとに提供されており、引き継がれていきました。

看護の近代化

看護の近代化は、19世紀にフローレンス・ナイチンゲールの登場で始まります。

ナイチンゲールは、看護職が専門職であること、そのために看護職養成には適切な選択と訓練が必要であると考

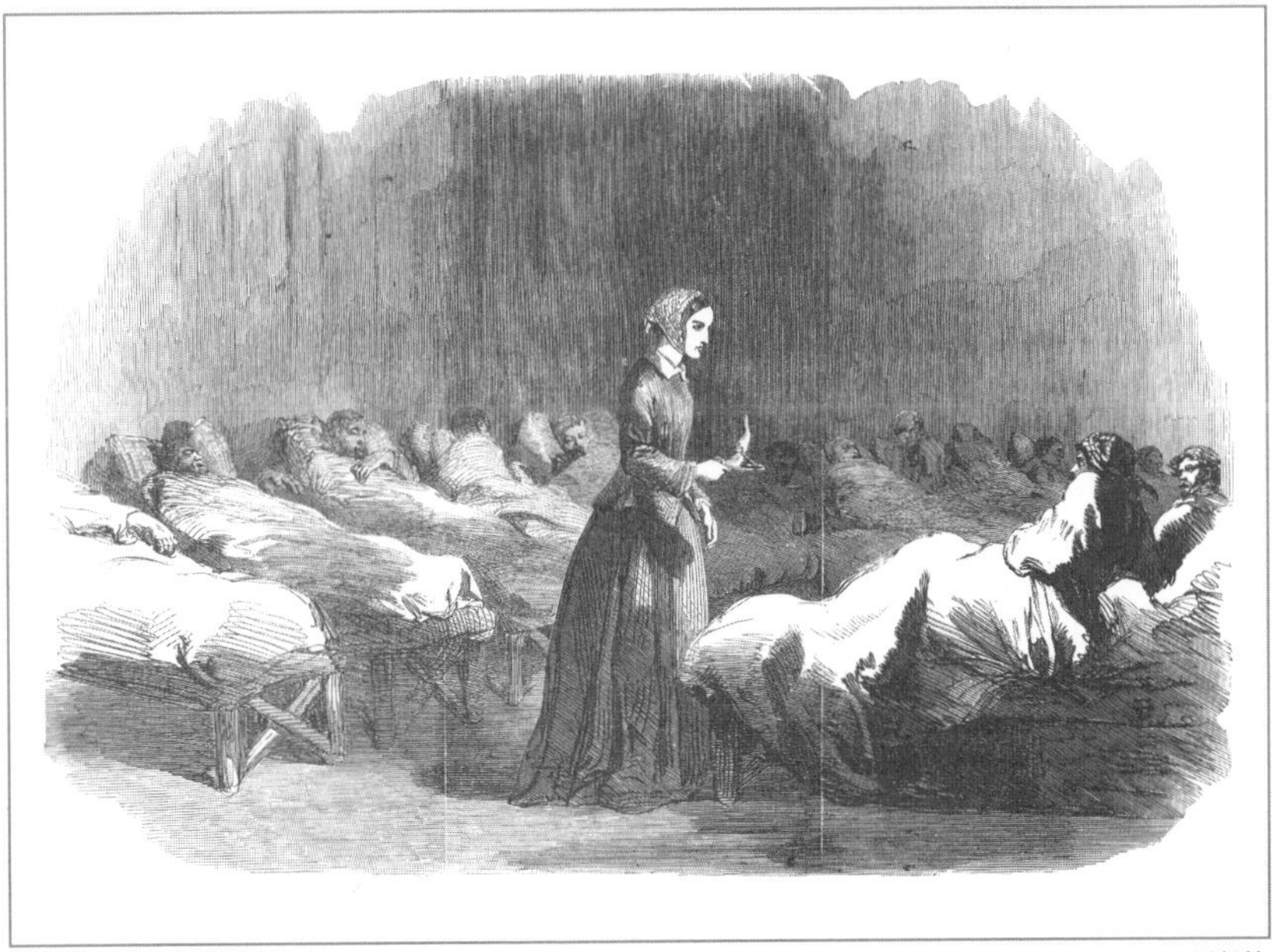

クリミア戦争で兵士の看護に
あたるナイチンゲールの様子。

©Granger／PPS通信社

えました。

彼女が看護に寄与したことの一つは、今まで修道者に限定されていた天職を拡大し、一般の人々にも魅力あるものにしたことです。

それまで、教育を受けていない人たちが、劣悪な環境のなか、最低の賃金で看護を行なっていたのです。

ナイチンゲールは、その後、クリミア戦争の現場で看護にあたり、兵士たちの死亡率を42%から2%に減らす実績をあげました。

さらに、看護学校を作り、有能な看護職を養成するための教育にあたり、多くの著書で看護の本質を多くの人に伝えました。

現代では、看護職は専門職であることを誰もが認めていますが、専門職である看護の基礎を作ったのは、ナイチンゲールであるといえます。

Notes on Nursing 1-5

「看護」の功労者①ナイチンゲール

近代看護の創始者・ナイチンゲールの功績は数多くのものがあります。もう少し詳しくみてみましょう。

近代看護の創始者といわれているナイチンゲールは、イギリス人の両親がヨーロッパ旅行を続けていた1820年5月12日にイタリアで生まれました。裕福な家庭に育ち、数学や語学、宗教、哲学などの教育を受けました。

看護師として行なったこと

ナイチンゲールは51年にドイツで看護の訓練を受けて、53年にロンドンの淑女病院の監督者になりました。その後、クリミア戦争中、自ら志願して戦地に出向き、兵士の看護にあたりました。彼女の懸命な看護姿勢は兵士たちの間で評判になります。兵士たちは、ナイチンゲールが負傷した兵士でいっぱいの廊下をトルコ風のランプを持って通るのを見て、〝ランプを持った天使〟と呼びました。

戦地の陸軍病院には教育を受けた看護師がいないことや、病院の衛生状態の悪さを目の当たりにしたナイチンゲールは、戦争から帰ったあと行動を開始します。

看護師のための教育施設を作ったり、陸軍病院の現状についての情報を統計で示した手紙で政府などに訴え、陸軍病院の衛生状態の改善に尽力しました。ナイチンゲールが書いた手紙は2万通ともいわれています。

生涯を通じて看護の改善に尽力し、80歳台までデータを集めたり、看護やヘルスケアについて書物を書いたりして、90歳で亡くなるまで看護の知識を広めていきました。

看護に対する基本的な考え

ナイチンゲールの看護に対する基本的な考え方は、人の健康には、健康的な環境、つまり、①清浄な空気、②清浄な水、③適切な排泄、④清潔、⑤陽光が大切であるということです。

また、すべての女性はいつか看護を行なう立場になるという考えのもと、一般女性を対象に、「いかに看護するか」について『看護覚え書』に記しています。

この『看護覚え書』に記載された内容は今も看護教育の基本となっています。今では、ナイチンゲールが生まれた5月12日を「看護の日」とし、看護を一般に広めるキャンペーンが行なわれています。

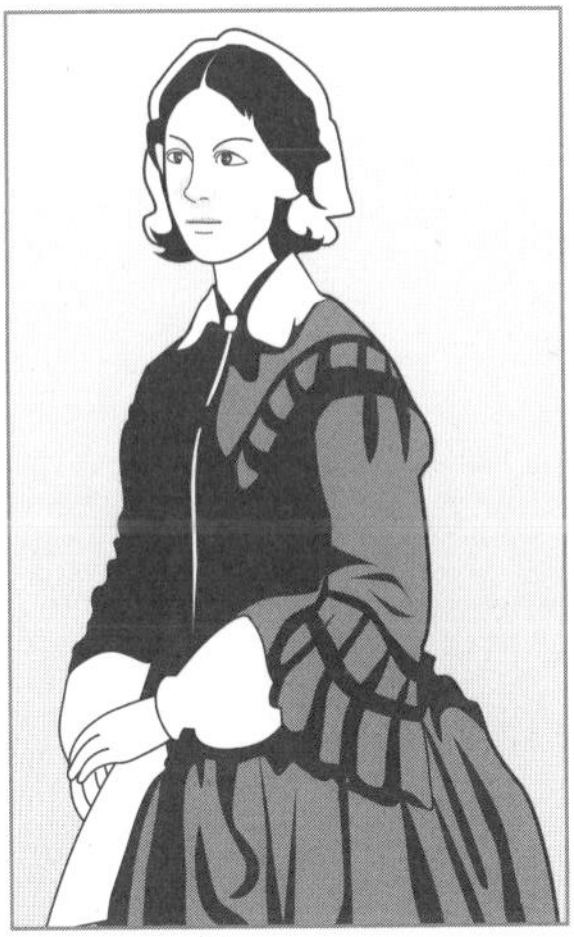

ナイチンゲール
（Florence Nightingale:1820〜1910年）

ナイチンゲールの実績

- 近代看護の創始者
- 看護師に専門教育を行なうため、ナイチンゲール看護学校を創設
- クリミア戦争に従事し、兵士の死亡率の改善と病院の衛生改善に尽力
- イギリスにおける統計学の基礎を築く
- 著書『看護覚え書(Notes on Nursing)』で看護の考え方を広く普及

ナイチンゲールの年譜

年代	主な出来事
1820年５月12日	ナイチンゲール、イタリアのフィレンツェ（英：フローレンス）で誕生。 幼少時代、数学、語学、宗教、哲学についての教育を受ける。
1851年	ドイツのプロテスタント教区にある病院施設をもつカイゼルスウェルト学園で看護の訓練を受ける。
1853年	ロンドンの淑女病院の監督となる。
1854年	当時の戦時大臣の要請を受け、トルコのスクタリに行き、クリミア戦争の傷病兵の看護にあたる。
1858年	『英国陸軍の健康、能率および病院管理に影響をおよぼしている諸事項についての覚書』出版。 『病院覚え書』出版。
1859年	『看護覚え書』出版。
1860年	ナイチンゲールのクリミア戦争での活動に国民が感謝し、4万5000ポンドの基金が寄せられる。その基金を元にロンドンのセント・トマス病院とキングズ・カレッジ病院に看護職者の教育施設を設立。
1870年	1869年6月〜70年6月までのインドにおける衛生状態の改善のために採用した基準に関する報告書出版。
1907年	メリット勲章を受章。
1910年	90歳で睡眠中に亡くなる。

Notes on Nursing 1-6

「看護」の功労者② ヘンダーソン

看護師の役割とは何かを、患者第一に考えて導き出した看護理論家です。

看護を行なうにあたり、どのように患者を捉え、援助の方向性を考えるかという考え方を示した看護理論家は今までにも多くいます。

ヘンダーソンはその中の一人であり、高い知性と豊かな人間愛をもって、看護のあり方を示した人です。

当時の保健医療の環境

1940年以降、医療における仕事内容が高度化・複雑化するにつれ、医療に携わる者の専門的な分担が必要になり、看護の役割が広範囲に求められるようなってきたのです。

こうしたなか、「患者に寄与するために保健医療の中で看護の役割は何か」「看護師でなければできない役割は何か」ということが、ヘンダーソンの課題でした。当時、看護師は患者の身の回りの世話について多くの訓練を受けているはずなのに、それらは訓練を受けていない補助者にゆだねられていて、看護師はそれ以外の多くの仕事を課せられていました。

ヘンダーソンの考え

ヘンダーソンは、看護活動の中心は、患者の基本的ニーズに対し、主として身体面のケアをすることであると考えました。

ナイチンゲールは患者が健康を取り戻すためには、環境を整え、患者自身の自然治癒力を最大限に引き出すことを重視しました。その考えをもとに、ヘンダーソンは、治療によって患者自身がもっている自然の力を促すように働きかけることが大切であると考えました。

ヘンダーソンがとらえる看護とは、患者が日常生活を営んだり、医師の治療方針に沿って治療が受けられるように患者に知識や意志を与えることによって患者を援助することです。そして、それぞれに個性のある患者に応じた計画に沿って看護することに重点をおきました。

また、看護が優れているかどうかは、看護する人が何をもたらすかによって決まるものであり、看護する者は患者への思いやりのもと、完全で熟達した技術をもち、独創的な方法で患者を援助できる人でなければならないとも主張しました。

40～60年代は、医療の概念が非常に発展した時代です。61年にヘンダーソンが看護の機能について「人間の基本的欲求への援助」と定義したことは、一夜明けて暗闇に朝日が差し込むように、看護に一筋の光が差す影響を与えたのです。

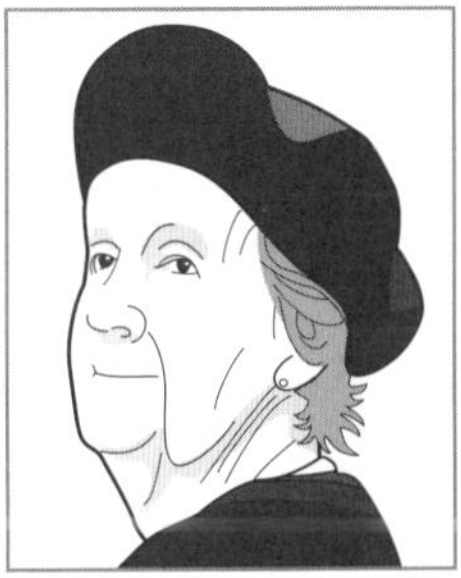

ヘンダーソン
（Virginia Henderson：
1897～1996年）

ヘンダーソンの実績

- 患者の基本的欲求の明確化
- 看護を「人間の基本的欲求への援助」と定義したこと
- 個性のある患者に応じた計画に沿って看護することを示したこと

ヘンダーソンの年譜

年代	主な出来事
1897年	ミズーリ州カンザスシティに8人兄弟姉妹の5番目の子供として生まれる。
1918年	ワシントンの陸軍看護学校に入学。
1921年	ニューヨークのヘンリー街訪問看護サービスの看護師となる。
1922年	ヴァージニア州のノーウォーク・プロテスタント病院の学校で看護を教え始める。
1927年	コロンビア大学ティーチャーズ・カレッジに入学し、看護教育の学士号、修士号を取得。
1929年	ニューヨーク、ロチェスター記念病院のクリニックで教育師長となる。
1930～48年	コロンビア大学ティーチャーズ・カレッジで教員となる。
1950年代	エール大学に移る。
1959～71年	エール大学の責任のもとに実施された看護研究インデックス作成プロジェクトの指揮をとる。
1960年	『看護の基本となるもの』出版。
1966年	『看護論』出版。 全米看護連盟より第1回クリスチャン・レイマン賞を受賞。 アメリカ看護学士院の名誉特別会員、英国看護協会名誉会員。
1983年	シグマ・シータ・タウからリーダーシップに対する最高の栄誉賞、Mary Tolle Wright Founders Awardを受賞。
1988年	アメリカ看護師協会より看護研究、看護教育、看護の専門性に対する長年の貢献に対して特別表彰を受ける。
1996年	98歳で亡くなる。

Notes on Nursing 1-7

「看護」の功労者③ オレム

患者をどう捉えるか、どう看護するかを追求した看護理論家の一人です。

オレムが受けた教育と看護実践経験

患者の捉え方や援助の方向性を考えるうえで、オレムも基本となる考え方を示した看護理論家の一人です。

オレムはアメリカで生まれ、1930年代に看護師の資格を取ります。その後、看護大学を卒業し、大学院で看護教育の修士号を取りました。

40年代に個人付き添い看護、病院での看護師、教育の職にあたりました。

59年にアメリカ・カトリック大学で看護教育の助教授となり、70年には大学を離れ、コンサルタント事務所を開いています。

オレムの考え

オレムは、自分が受けた学問や実践経験から看護に関する概念を探し求め、「人間には生命および健康を保つために、また、その影響に対処するために、セルフケア行動（自分で自分の健康を維持したり、取り戻していく行動）が必要である」と述べました。

オレムはセルフケアの必要性を看護の焦点と考え、看護が必要な状態とは、セルフケアに対する人間の要求とセルフケアを行なう能力のバランスがくずれた状態であると考えました。セルフケアの要件としては、以下の三つをあげています。

①普遍的セルフケア要件
最適な機能、健康を達成したり、維持するための基本的ニーズ

②発達的セルフケア
人の成長に関連する基本的ニーズ

③健康逸脱に対するセルフケア
病気・障害あるいはその治療に関連するニーズ

また、これに対処する看護には、次の三タイプがあると述べています。

①全代償的システム
患者ができないセルフケアを患者に代わって行なう

②部分代償的システム
患者ができないセルフケアの一部を患者に代わって行なう

③支持・教育的システム
患者がセルフケアをできるように指示・教育する

オレムのいう看護師とは、「セルフケアを欲している人間のニーズを満たすための援助や創造的な活動をする

人」であり、医療に従事する者やその他患者の援助に必要なチームとの連携によって、その人自身の家族が必要なセルフケアを管理・維持できるようになるまで看護を持続しなければならないと述べています。

オレムの考え方は、看護活動を方向づける有意義な理論として、実践・教育・研究の場で活用されています。

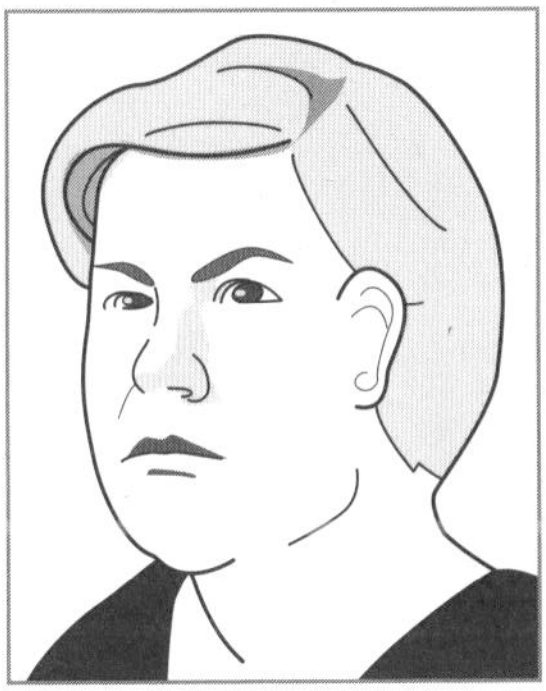

オレム
(Dorothea E. Orem：
1914年〜)

オレムの実績

- セルフケア不足理論の開発
- 看護師が行なう患者教育に基本的な考え方を示したこと

オレムの年譜

年代	主な出来事
1914年	メリーランド州ボルチモアで生まれる。
1930年代初期	ワシントンDCのプロビデンス病院看護学校で看護師資格取得。
1939年	ワシントンDCのアメリカ・カトリック大学から教育学で看護学士号取得。
1940〜1949年	デトロイトにあるプロビデンス病院の看護部と看護学校の両方で指導者の職にあたる。
1945年	教育分野で看護学修士号を取得。
1949〜1957年	インディアナ州保健委員会の病院施設内サービス部門での仕事に従事する。
1958〜1960年	合衆国保健教育福祉省の教育部局でカリキュラムのコンサルタントとして従事。
1959年	『実務看護師の教育カリキュラム開発のためのガイドライン』出版。
1971年	『看護論―看護実践における基本概念』出版。
1976年	ジョージタウン大学で理学博士号を取得。 テキサス州のサンアントニオにあるIncarnate Word 大学から理学博士号を与えられる。 看護理論へのアメリカ・カトリック大学同窓協会賞。
1988年	イリノイのブルーミントンのイリノイ・ウェズレヤン大学で人文学の博士号を取得。
現在	ジョージア州サバンナで看護コンサルテーションを行なっている。

Notes on Nursing 1-8

「看護」の功労者④ ベナー

看護師の臨床技能の修得段階を示したことで知られ、実践的な看護の知識・技術をまとめ、広めています。

幅広い看護経験をもつ

ベナーは、看護師の臨床技能の修得段階を示したことで知られるアメリカの看護学者です。

ベナーは、1960年代～80年代に学士、看護学修士・教育学博士を取得し、急性期の看護ケア、集中治療、訪問看護など、幅広い看護経験があります。82年、カリフォルニア大学サンフランシスコ校看護学部の生理学的看護学科の準教授に、89年に教授になりました。

ベナーの研究

ベナーは、長年にわたってヘンダーソンや現象学という学問の影響を受けました。看護師の臨床技能の修得段階を示したベナーの書物である『看護論――達人ナースの卓越性とパワー』は、8か国に翻訳されています。

ベナーは臨床看護を研究し、その際に看護実践での知識、つまり、実際に看護をするなかで、経験とともに身についていく知識を見つけ、それを記述しました。

また、実践と理論の知識の違いについても記述しています。ベナーは臨床看護師の経験によって得られる専門的知識や技術の発達過程を、パイロットの技能の発達過程を示す「ドレイファスのモデル」を応用して、次の五つの「熟達のレベル」に分けました。

①**初心者**…状況の関連性のある側面とない側面を判断するのが難しいレベル（看護学生のレベル）

②**新人**…状況の意味のある要素の発生に基づいたり、指導者に指摘されたりして、現実的な状態に対処するレベル（新人看護師のレベル）

③**一人前**…意識的に自分の活動をするようになるレベル

④**熟練者**…状況を全体として認知し、規則や原則によって導かれるレベル

⑤**達人**…状況を理解して適切な行動を起こすのに、もはや分析的原理に頼らなくてもよいレベル

ベナーは、実践的知識（いかにするか）を理論的知識（それを知ること）と区別し、臨床実践の場における感覚的気づきを重視しました。その研究は

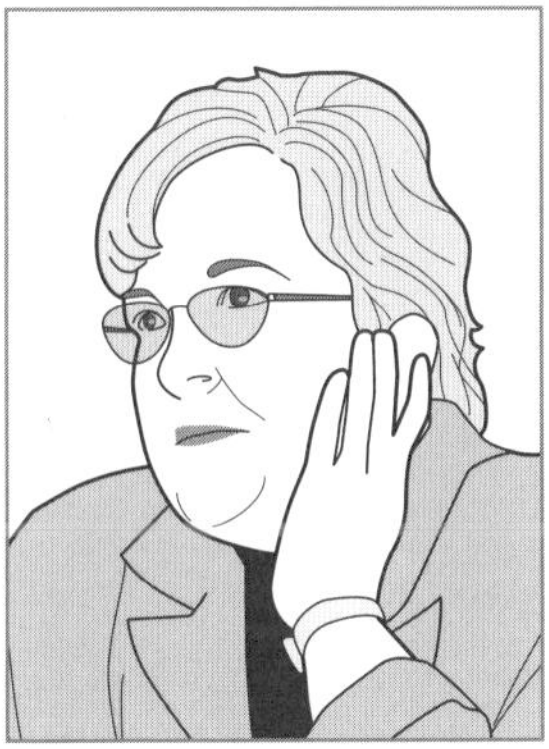

ベナー
（Patricia Benner）

ベナーの実績

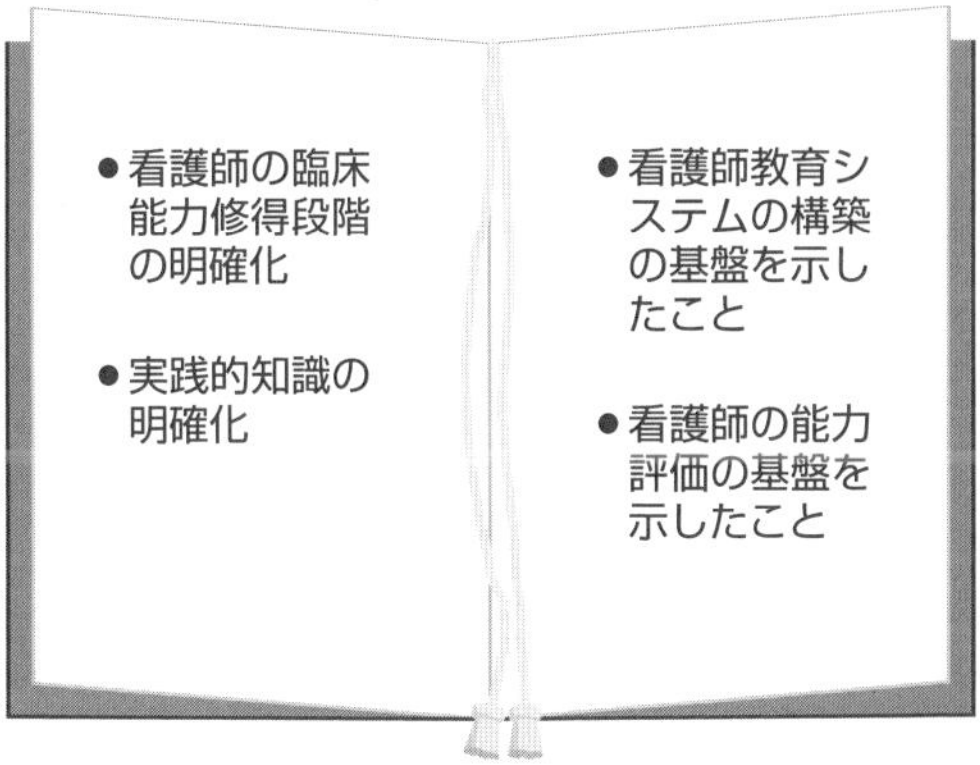
●看護師の臨床能力修得段階の明確化
●実践的知識の明確化
●看護師教育システムの構築の基盤を示したこと
●看護師の能力評価の基盤を示したこと

多くの実践に携わる看護師の支持を得て、看護実践、看護教育、看護研究に多大な影響を与えました。

このベナーの発達過程は現在、病院の中での看護師の教育体制を考えたり、看護師の能力を評価する場面で応用されています。

ベナーの年譜

年代	主な出来事
1964年	パサデナ大学で看護学を専攻し、学士号を取得。
1970年	カリフォルニア大学サンフランシスコ校の看護学部で内科・外科看護を専攻し、修士号を取得。
1982年	カリフォルニア大学バークレイ校でストレスとコーピングを専攻し、博士号を取得。
1982年	カリフォルニア大学サンフランシスコ校看護学部の生理学的看護学科の準教授となる。
1984年	『看護論――達人ナースの卓越性とパワー』出版。
1989年	カリフォルニア大学サンフランシスコ校看護学部の生理学的看護学科の教授となる。
1989年	教育分野のリーダーシップに対し、アメリカ看護連盟のリンダ・リチャーズ賞を授与。
1990年	カリフォルニアの看護管理者組織から看護研究と看護教育に対し、優秀賞を授与。
1995年	カリフォルニア大学サンフランシスコ校より看護科学・研究に貢献する教員であると認められ、ヘレン・ナーム研究講義賞を授与。
現在	数多くの賞を受賞し、執筆、講演等に活躍中。

Column 1

日本の看護の歴史と原点

ヨーロッパで看護がキリスト教の精神をもとに行なわれていたのと同様、日本での看護は6世紀なかば、「仏教の精神」「慈悲の心」から生まれ、病人や貧しい人の世話をするということに始まりました。つまり、日本の看護は、僧侶や高貴な人々によってはじめられたといえます。

平安時代から鎌倉時代に移ると、僧侶以外に医術を専門の業とする人が現われました。江戸時代に仏教の勢力が衰えると、仏教に支えられていた看護活動は少なくなり、職業医師の指導による看護が始まりました。

江戸末期になってからは鎖国政策が廃止され、急速にヨーロッパからの文化が日本に入り、ナイチンゲールの精神をくむ看護教育が始まりました。

明治時代には、現在の東京慈恵会医科大学や東京大学医学部附属病院、日本赤十字社、札幌天使病院、聖路加国際病院の前身ができました。

昭和に入った第二次世界大戦後、敗戦国日本は連合軍総司令部（ＧＨＱ）の占領下に入り、医療についてもＧＨＱの指導を受けます。1945年にＧＨＱ公衆衛生福祉部が設けられ、アメリカ人の軍医サムス少佐が公衆衛生局長に就任しました。これが現在の厚生労働省の始まりです。

ＧＨＱ公衆衛生福祉部の中に看護課が設置されると看護職であるオルト少佐が課長に就任し、改革方針として以下のことを打ち出しました。

①日本の医療・公衆衛生関係行政組織の中に看護を独立させる

②看護教育の制度を整備すると同時にその水準を高める。それには新たな法律が必要である

③全国的な看護の職能団体の設立を助成する必要がある

その後45〜52年までの間にさまざまな改革が進み、国立病院や国立療養所が設けられるなど診療設備の充実が図られました。また、ＧＨＱは多くの病院を視察し、看護職について「看護婦の仕事は第一患者の看護、第二医師の補助（ただし召使いではない）、第三器械器具の手入、保存（これは小使いや雑仕婦の仕事ではない）であるのに各病院や療養所で器具器械が錆びていたり、ゴミが積もっているのは看護婦が自分の仕事を自覚してやっていない証拠である。医師はもっと看護婦に協力してほしい。日本の医師は偉くなりすぎて看護婦を雑用に使う傾向がある」と指摘しています。

看護課主導の改革としては、保健師助産師看護師法の制定、看護学雑誌の創刊、看護協会ニュースの発行も行なわれ、これらは現在でも引き継がれています。

2章

看護師の仕事とスキルアップ

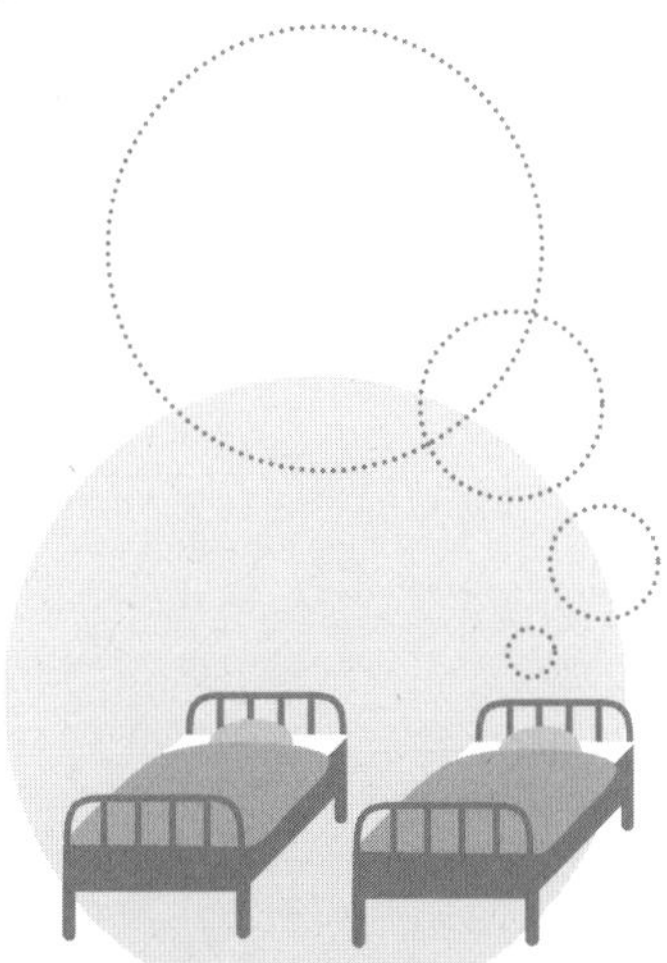

Notes on Nursing 2-1

保健師助産師看護師法は看護師の〝憲法〟

看護師は国家資格ですから、資格についてや仕事の内容などは法律によって定められています。

「私は看護師です」と名乗り、その仕事をするには、当然、資格が必要になります。

看護師は国家資格ですから、法律によって国（准看護師の場合は都道府県）が認可する資格です。これを取り決めている法律を「保健師助産師看護師法（保助看法）」といいます。

どんな目的で制定された？

保健師助産師看護師法の目的は、第1章総則・第1条「この法律は、保健師、助産師及び看護師の資質を向上し、もつて医療及び公衆衛生の普及向上を図ることを目的とする」と記されているとおりです。

1948（昭和23）年に定められた当初の名称は「保健婦助産婦看護婦法」でした。しかし、「看護婦」「看護士」と、男女で資格名称が異なっており、看護職も男女共同参画社会の理念にあった名称にするのがふさわしいとの考えから、2001（平成13）年、「保健婦」を「保健師」に、「助産婦」を「助産師」に、「看護婦」を「看護師」に名称が変更されました。

法律の主な内容

法律の内容については、「第1章総則」「第2章免許」「第3章試験」「第4章業務」「第5章罰則」をみるとわかります。

「第1章総則」では各資格が定義され、たとえば看護師は、次のように定義されています。

「この法律において『看護師』とは、厚生労働大臣の免許を受けて、傷病者若しくはじょく婦に対する療養上の世話又は診療の補助を行うことを業とする者をいう」

「第2章免許」をみると、各資格を取るには、試験に合格して免許を取得し、さらに免許の登録が必要であることや、免許の取り消し等について述べられています。

「第3章試験」では、各資格の試験を受験するための要件があり、また「第4章業務」では、各資格者のみがその業務に携わることができる（一般に業務独占という）などと、その業務の専門性を約束しています。

「第5章罰則」では、各条を犯したときの罰則が規定されています。

保健師助産師看護師法の概要

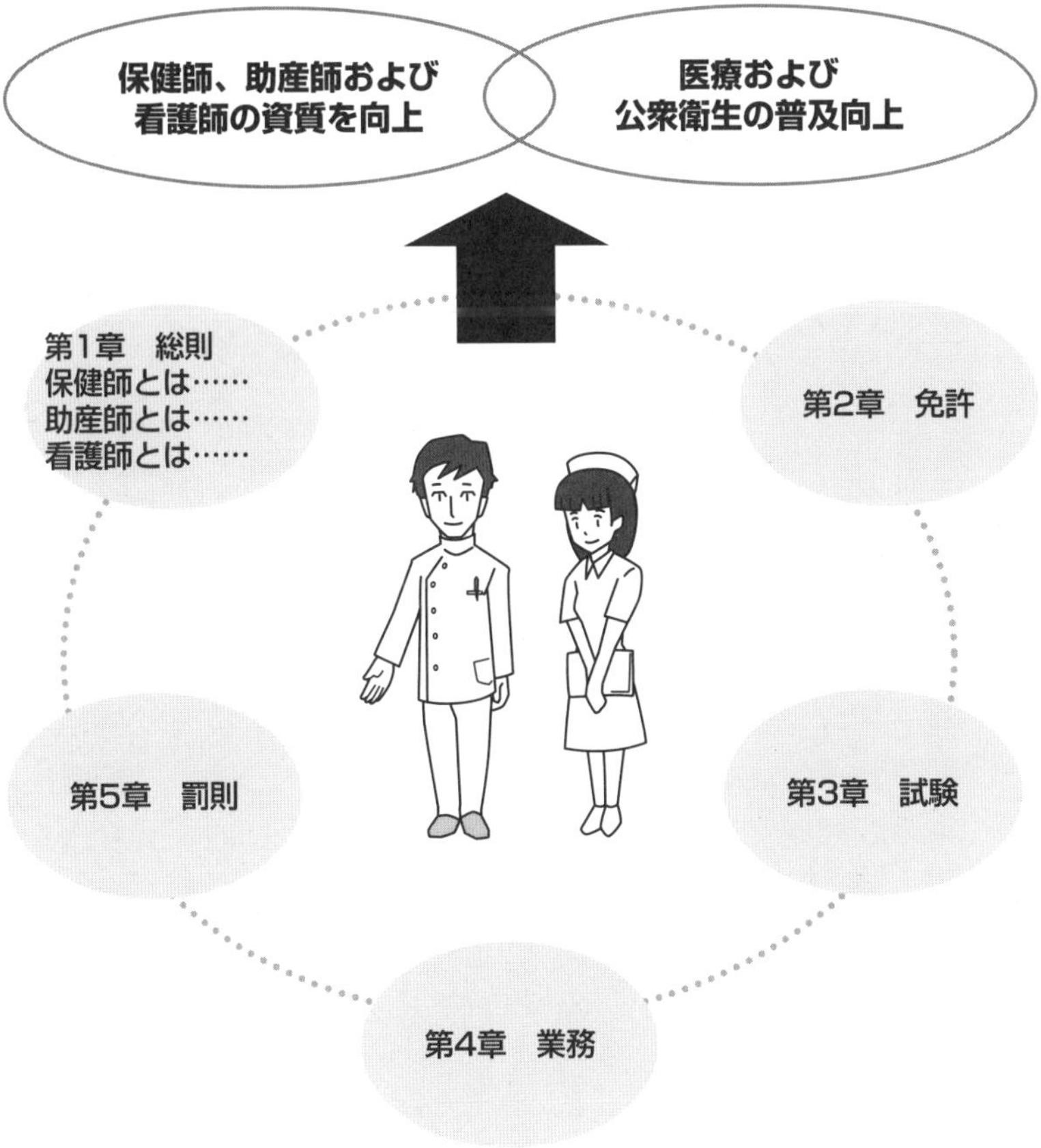

06（平成18）年度改正に向けて

05（平成17）年4月から、「医療安全の確保に向けた保健師助産師看護師法等のあり方に関する検討会」が開催され、改正に向けた議論が始まっています。

今もなお、時代に即した内容になるよう、検討が進められています。

Notes on Nursing 2-2

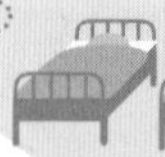

看護師の仕事の範囲と内容

医師をはじめ看護師も人の命をあずかる重要な仕事。仕事の内容についても厳密に決められています。

看護師の仕事内容は、保健師助産師看護師法の中で、「療養上の世話又は診療の補助を行うことを業とする者」と定義されていますが、これを具体的にみていきましょう。

「療養上の世話」とは？

入院中の患者は、治療に専念するため、さまざまな身の回りの援助が必要となります。これが、「療養上の世話」です。

たとえば、①入院生活を送るための部屋の準備（環境整備）、②栄養に関する援助（食事介助や栄養状態の管理）、③排泄に関する援助、④清潔を保つための援助、⑤移動や休息にかかわる援助、⑥精神的・肉体的な苦痛を取り除き、安楽に生活を送られるようにする援助、などがあげられます。

しかし、患者の身の回りの援助を何となく行なっているのではありません。看護師は医療の専門知識を活用し、その患者の症状や疾患の状態、治療の状況を踏まえて援助を行ないます。

「診療の補助」とは？

患者がスムーズに効果的な治療が受けられるよう、看護師が患者の状態を把握しておくことは重要な仕事です。そのために、血圧や体温、尿量や食事摂取量、そして血糖などを測り、記録、報告をします。

そして、医師の診断による治療計画に基づいて、飲み薬や点滴を投与・管理したり、手術や検査のための準備や前処置をし、手術、検査後には経過観察なども行ないます。

そのほか、入院中や退院時に薬や治療の補足説明、栄養に関する質問に答えたり、患者やその家族の意向をくみとって医師への相談も行ないます。

「診療の補助」とは、医師により実施されるべきであると解釈されている「医業の範囲」以外の医療行為を指します。

しかし、「医業の範囲」は明確に規定されておらず、厚生労働省では「医師の医学的判断及び技術をもってするのでなければ人体に危害を及ぼし、又は危害を及ぼすおそれのある行為」と解釈しています。

たとえば、数年前まで静脈注射は「診療の補助」の範囲ではないと解釈されていましたが、事実上、看護師が静脈注射を実施している医療機関が多いとの報告を受け、看護師の教育水準の向上も認められたことから、2002（平成14）年に、看護師が静脈注射をすることが公に認められました。

看護師の仕事はさまざま

ベッドメイキング

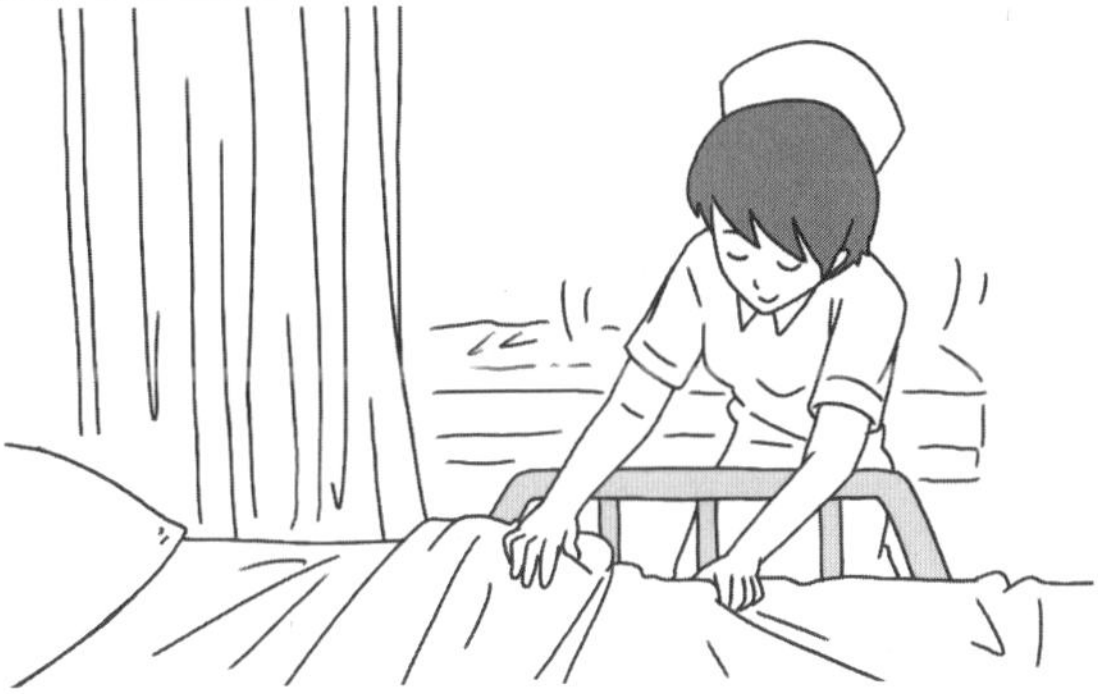

食事介助

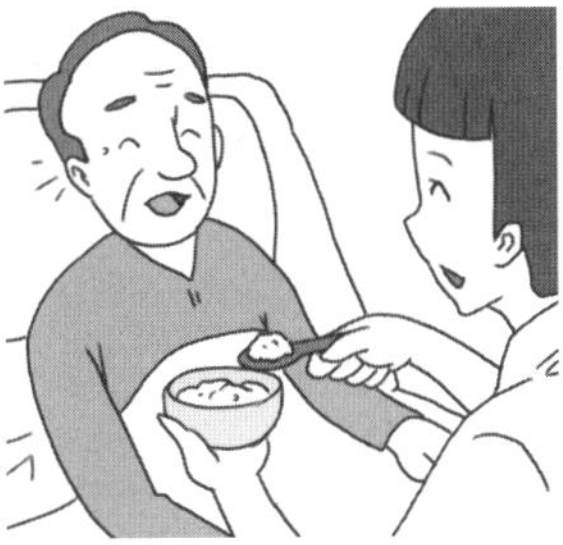

入浴介助

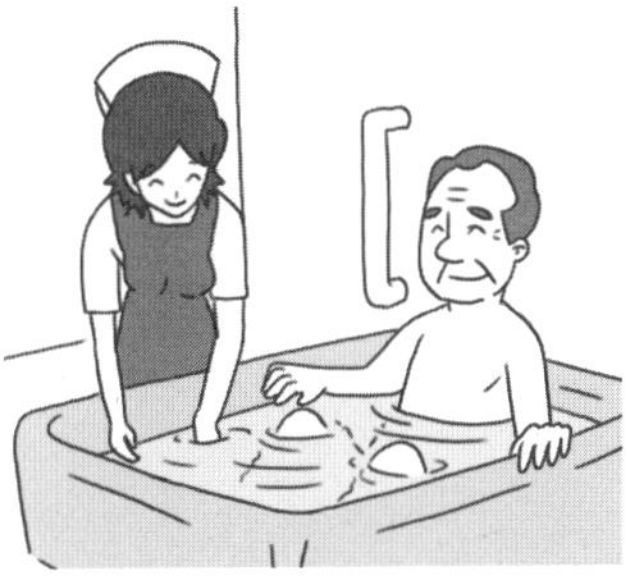

移動や休息の援助、歩行訓練

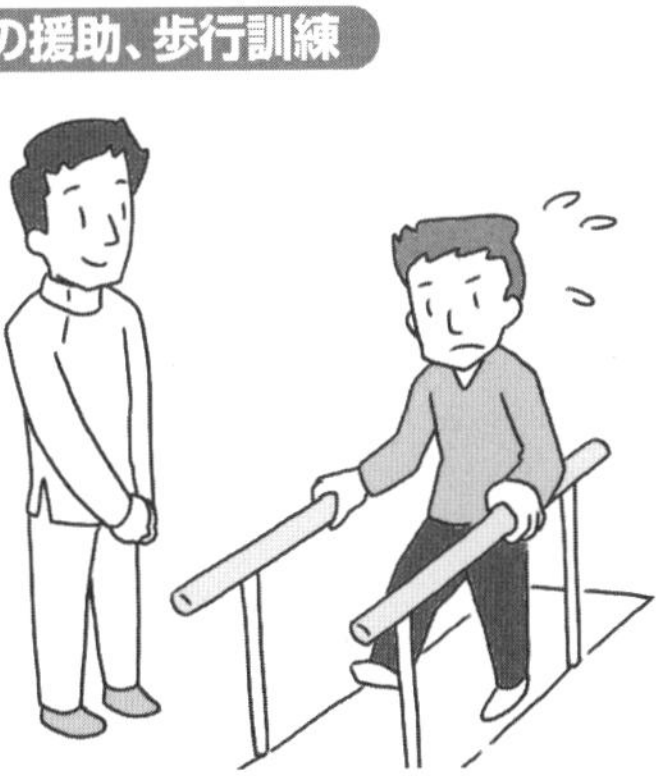

Notes on Nursing 2-3

保健師の仕事の範囲と内容

保健師の仕事内容は勤務する場所によって異なります。また、時代とともに介護分野での仕事も生まれています。

地域の保健師の仕事内容

保健師は保健師助産師看護師法第1章第2条で次のように定義されています。

「厚生労働大臣の免許を受けて、保健師の名称を用いて、保健指導に従事することを業とする者をいう」

具体的に、どのような仕事なのかみてみましょう。

保健師が活躍している場所は、地域の保健所・保健センター、企業、学校などがあり、それぞれ仕事内容が微妙に異なります。

地域の保健所・保健センターでの仕事は、主に次のようなことがあげられます。

・初めて妊娠をした母親、両親を対象とした指導や相談、訪問業務
・新生児とその親を対象とした指導や相談、訪問業務
・育児に関する指導や相談、母親や両親を対象としたコミュニティ作り
・HIV抗体検査や健康相談、健康診断、企業からの受託検診、節目検診など
・精神保健相談
・高齢者を対象とした保健活動

このように、地域の住民が健康的な生活ができるように、相談や指導を行なっています。

時代とともに広がる仕事内容

2006（平成18）年度の介護保険法改正により、各市町村では地域包括支援センターの整備が義務づけられました。そこでも保健師の活躍が望まれています。具体的な仕事としては以下のとおりです。

・地域の高齢者の総合相談支援、権利擁護
・介護予防ケアマネジメント
・各種高齢者福祉サービスの申請受付、相談

この仕事内容をみると、これまでの保健師の業務から、さらに介護の分野までその範囲が広がっています。

さらに、企業で働く保健師もいます。その仕事内容としては、次のようなものがあげられます。

・従業員の健康管理（とくに生活習慣病の予防や指導）
・従業員のメンタルヘルスチェック

以前は、労働者の労働災害や事故防止に重点がおかれていましたが、近年、過労による発病や病気の悪化、精神疾患の増加などから、その役割が重要視されています。

また、学校で働く保健師は、学生や学校教職員の健康管理が主な仕事になります。保健師の資格をもっていると、都道府県の教育委員会に申請すれば、自動的に養護教諭二種免許状を取得することができます。

保健師と社会のかかわり

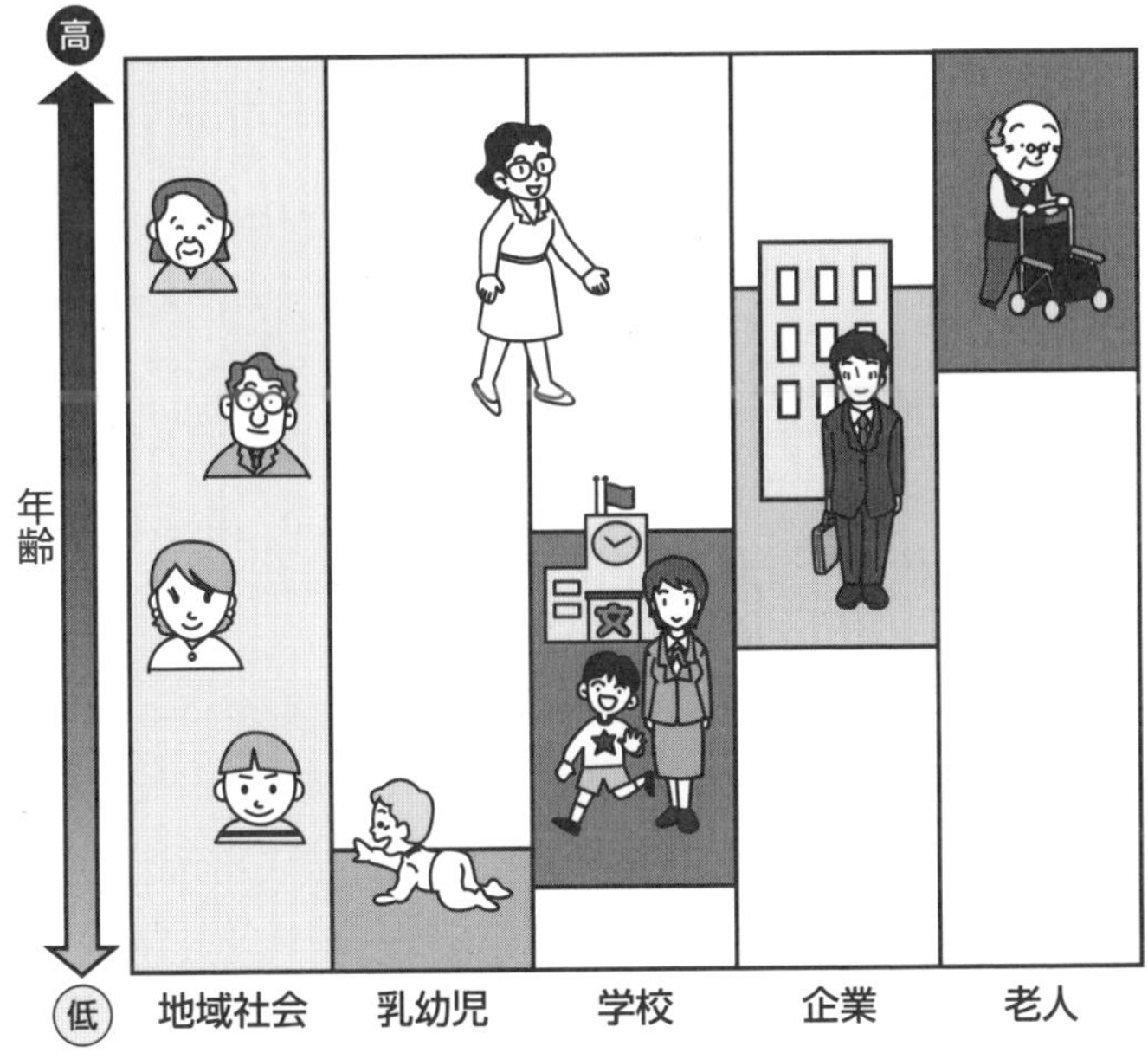
高
年齢
低
地域社会
乳幼児
学校
企業
老人

保健師の仕事

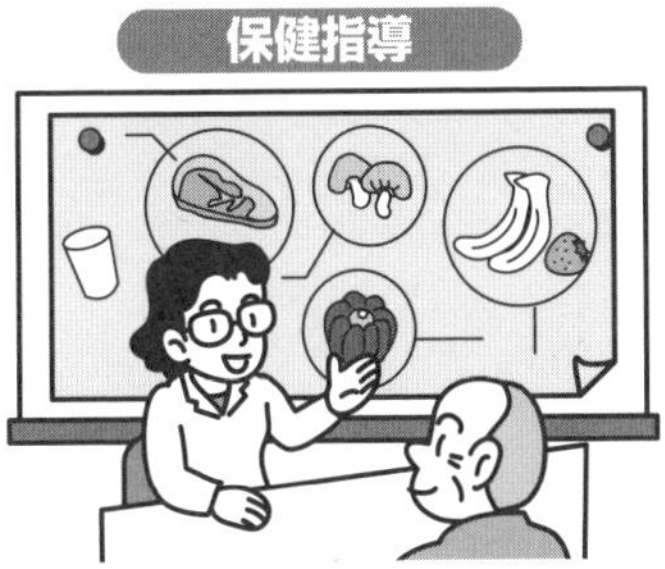
保健指導

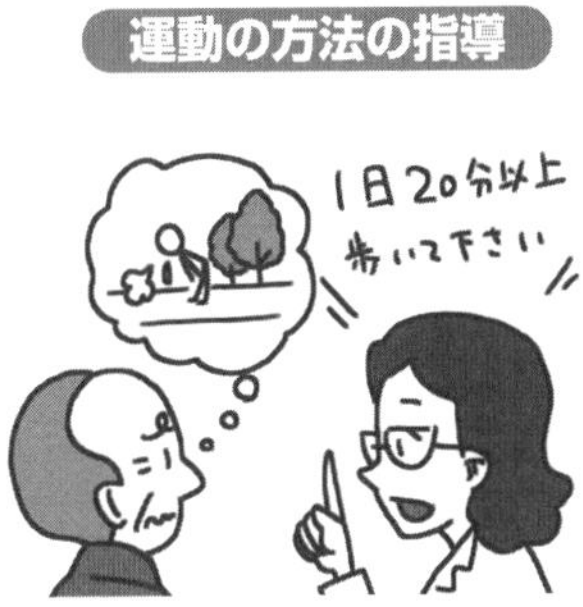
運動の方法の指導
1日20分以上
歩いて下さい

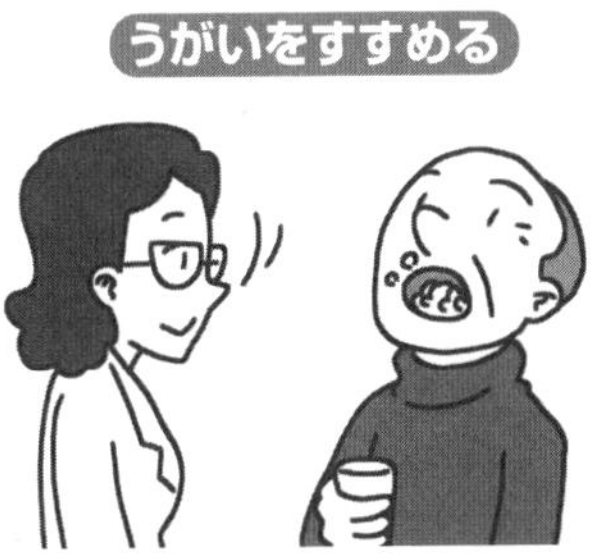
うがいをすすめる

Notes on Nursing

2-4

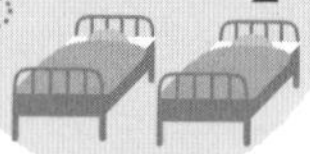

助産師の仕事の範囲と内容

昔の「産婆さん」の仕事を行なうのが助産師。出産機会が減るなか、その役割も見直されています。

助産師は、保健師助産師看護師法第1章第3条で次のように定義されています。

「この法律において「助産師」とは、厚生労働大臣の免許を受けて、助産又は妊婦、じょく婦若しくは新生児の保健指導を行なうことを業とする女子をいう」

定義からわかるように、女性にのみ許された資格です。

助産師の仕事内容

「産婆さん」という言葉を聞いたことはありますか？　江戸時代から昭和初期までは、お産の場面では産婆さんはなくてはならない人でした。この時代は、自宅で出産するのが主流だったのです。

現在、99％は病院や診療所などの施設内でお産が行なわれ、助産師の多くが病院や診療所で働いています。助産師は、施設内で妊婦が安心して出産できるように、出産前の指導から相談、出産の援助、産後すぐの女性（じょく婦）や、新生児の観察・世話や指導までをこなしています。

以前の「産婆」からイメージするような仕事内容から、「産科医の重要なパートナー」というイメージに変化しています。

助産師に期待されること

現在の日本では少子高齢化、核家族化が進行し、妊娠、出産、育児についての肯定的な認識が低くなりつつあります。

そこで、助産師にはその専門性を活かし、思春期の女子から中高年の女性までを対象に、女性のライフサイクル全般での指導や援助なども期待されています。

また、新婚をはじめとする夫婦への家族計画の相談指導など、仕事の幅はますます広くなってきています。

産科医不足の問題

助産師は、助産院を独立開業することができます。そうした開業助産師の力を借りて、妊婦は自宅分娩、助産院分娩を選択することもできます。

しかし産科医師不足から、助産院で

妊娠から出産までの助産師のかかわり

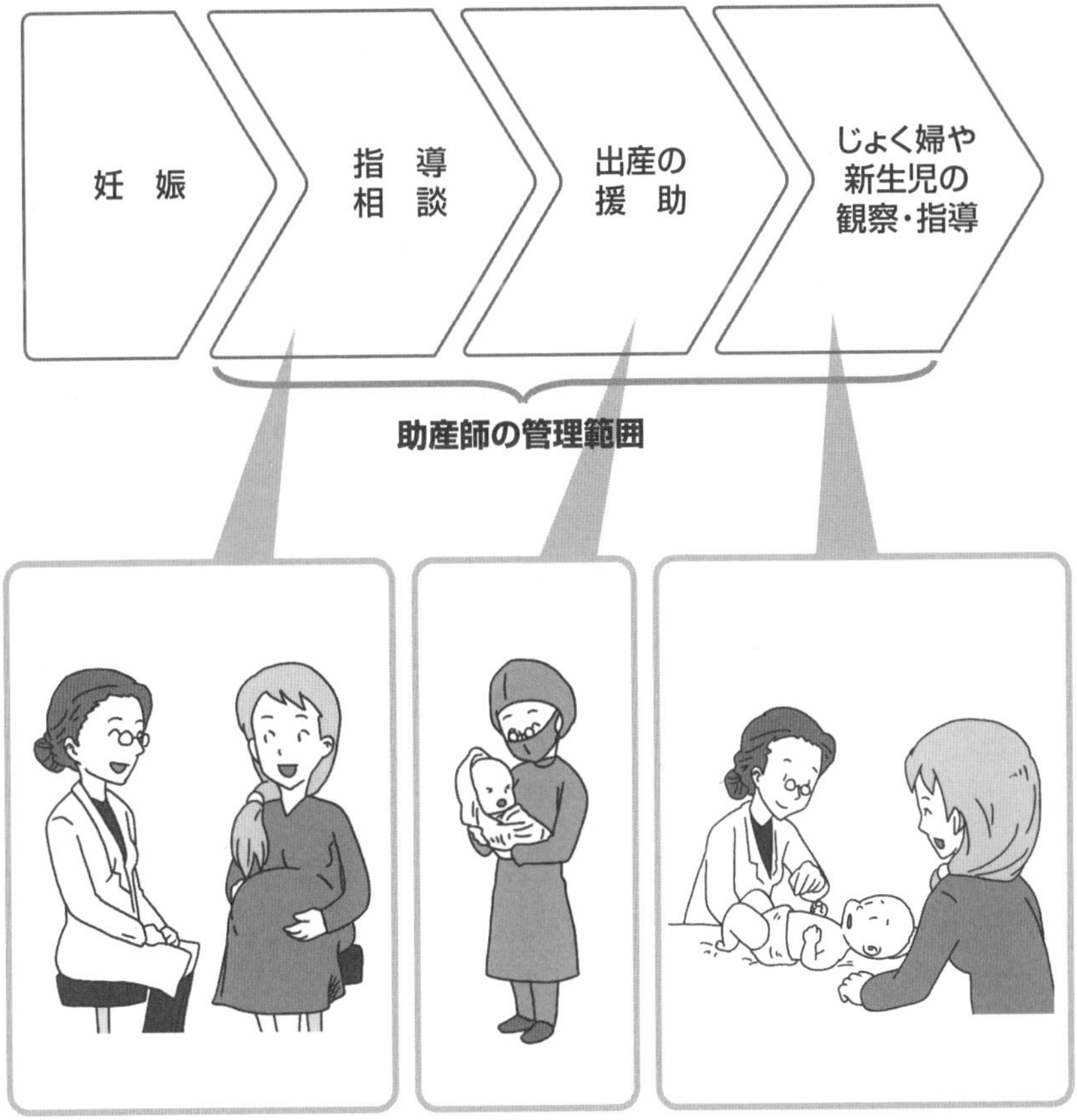

は他の専門性をもつ医師を嘱託医とすることや、緊急時に対応できる連携病院を確保しにくいことが現在の課題となっています。

一方、病院等の施設に就業する助産師不足から、助産にかかわる行為（内診）を看護師の仕事として行なっている病院があることがわかってきました。これを認めるか否かが現在、議論されています。

准看護師の仕事の範囲と内容

看護師の補助業務を行なう准看護師ですが、現在では高度な看護が求められ、制度の一本化が課題となっています。

そもそも准看護師とは？

准看護師は、保健師助産師看護師法第1章第6条で次のように定義されています。「この法律において「准看護師」とは、都道府県知事の免許を受けて、医師、歯科医師又は看護師の指示を受けて、前条に規定することを行うことを業とする者をいう」

「前条」とあるのは第5条の看護師の定義のことで、業務内容は看護師の業務とほぼ変わりません。ただ、「都道府県知事の免許を受けて、（中略）看護師の指示を受けて」と規定されている点が異なっています。

つまり、准看護師が行なうことができる業務内容は看護師と変わりません。しかし、看護師は主体的に看護を行なうことのできる企画力について学習しますが、准看護師にはその教育はなされません。

もともと、准看護師の制度は1951（昭和26）年、中学校を卒業要件として看護師の補助業務を行なう人を養成するために創設されました。その当時の看護師不足は深刻なものであり、早急な養成が必要だったのです。

准看護師になるには？

准看護師になるには、中学校を卒業後、准看護師養成所（2年間）もしくは、高等学校衛生看護科（3年、定時制4年）を卒業し、各都道府県知事が行なう「准看護師試験」に合格する必要があります。

そのため、最短では17歳で准看護師として臨床の場に出ることができるのです。さらに、養成校などへ進むことにより、看護師へステップアップする道もあります。

准看護師問題とは？

准看護師は、看護師と変わらない業務内容をこなしているにもかかわらず、給与水準が看護師と比較して低かったり、リーダーや主任など責任のともなう役職に就けないなど、差別感が生じています。

そこで、95（平成7）年から97（平成9）年にかけて、「准看護婦問題調査検討会」が開かれ、調査の結果、さまざまな問題点が議論されました。

・医療機関で働きながらの学業を強い

看護師と准看護師の違い

	看護師	准看護師
資　格	国家資格	都道府県資格
業務範囲	医師、歯科医師の指示を受けて看護業務をする	医師、歯科医師、看護師の指示を受けて看護業務をする
活躍の場	病院、診療所	病院、診療所
養成期間	3年以上	2年以上
将来性の予想	将来的にも“引く手あまた”	将来的には不安定

准看護師の資格取得ステップ

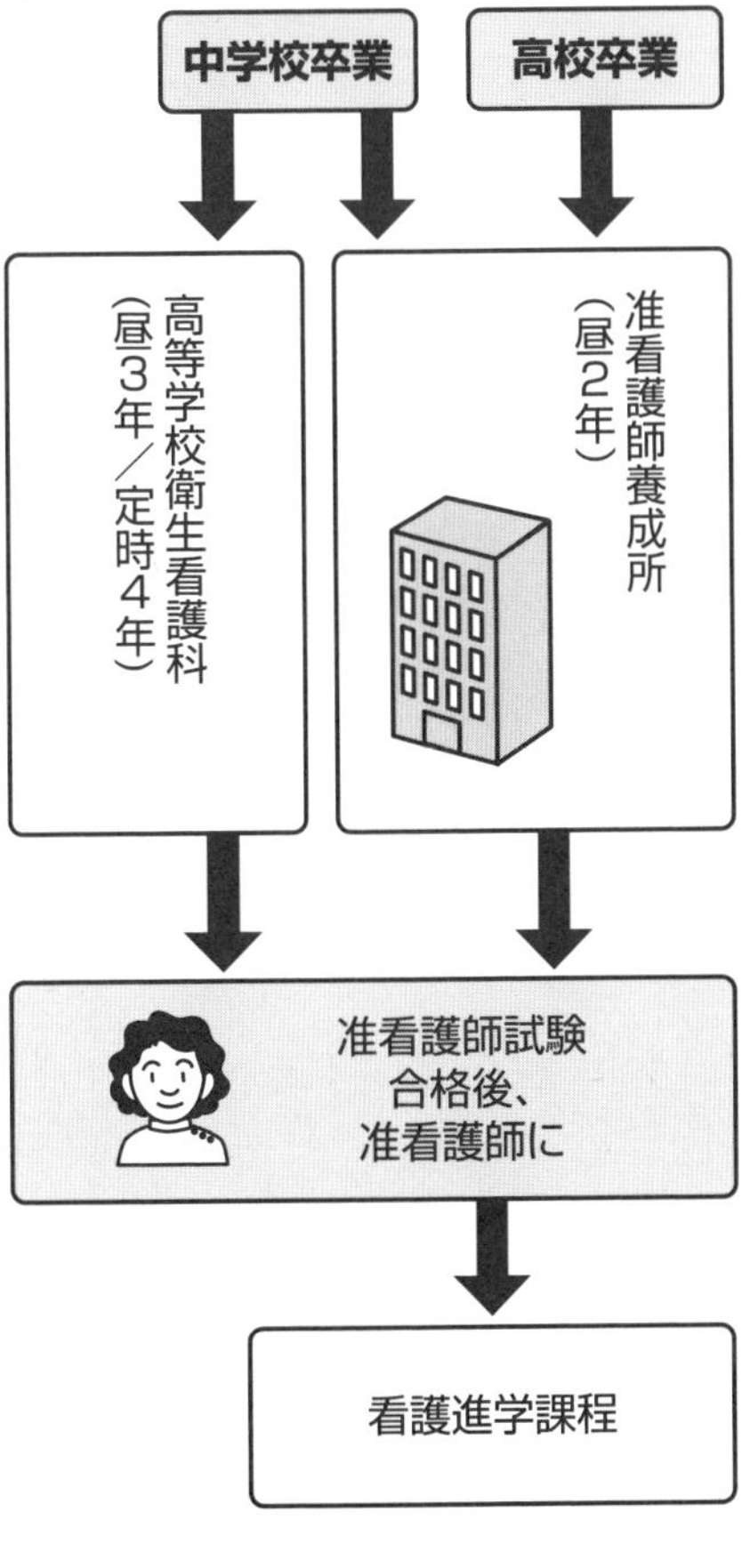

られる
・奨学金制度の問題（お礼奉公といわれ、卒業後決められた期間の就業を余儀なくされる）
・学生であるにもかかわらず、看護師のみに許可されている業務を実施している
以上は、とくに改善すべきであるとの報告が出されています。

しかし、日本医師会では「国民・患者が安心して暮らせる社会を作るために、これからも准看護師制度を守っていきます」と、准看護師制度擁護の立場を崩していません。

病院や国民の需要は准看護師から看護師へとシフトしていることから、日本看護協会では准看護師制度廃止と看護師制度への一本化をうたっています。

Notes on Nursing 2-6

看護師の質向上を図る認定看護師制度

看護師の専門知識が高められるよう、日本看護協会から認定を受けた看護師による看護師支援の制度です。

「日本看護協会認定看護師制度（認定看護師制度）」は、日本看護協会が設けている看護師の水準を一定以上に保つための制度です。

その総則の中で「特定の看護分野において、熟練した看護技術及び知識を用いて、水準の高い看護実践のできる認定看護師を社会に送り出すことにより、看護現場における看護ケアの広がりと質の向上をはかることを目的とする」と規定されています。

たとえば、看護師の資格を取得して病院に勤めると、まず新卒研修など総合的な研修を受けます。その後、配属先の病棟で、最初は先輩看護師について実務を経験しながら、看護師としての職能を身につけていきます。

さらに研鑽を積む場としては、日本看護協会が主催する研修センターなどさまざまあります。

ところが、数年同じ病棟などで働くと、「さらに高度な知識を得て、患者さんやその家族のために役立ちたい」と思うようになったり、日々の多忙な業務で専門知識の習得が困難と感じたり、また、所属する病院の代表として専門性を高めるよう指示されることなどが出てきます。

こうした場合に、活用されるのが認定看護師制度なのです。

認定看護師とは？

認定看護師になるには最低6か月（講座履修と実習）の通学で教育を受ける必要があり、職場を休むことや、通学できる範囲内に研修機関がなければ宿泊も伴います。こうした事情から、職場の深い理解がないと、研修に参加することは難しいといえます。

最近では、「病院内で褥瘡対策のチームを作っている。もしくは作る予定である」「がん治療の専門チームの立ち上げを考えている」などと、病院組織上の意向があって派遣されることも多くみられます。

認定看護師はその専門性を活かせる病棟に配属されたり、病棟をまたいで活動するチームなどに配属されています。そこで、とくに専門的な看護の必要な患者を直接看護したり、現場の看護師にアドバイスやコンサルテーショ

認定看護師になるための資格と手順

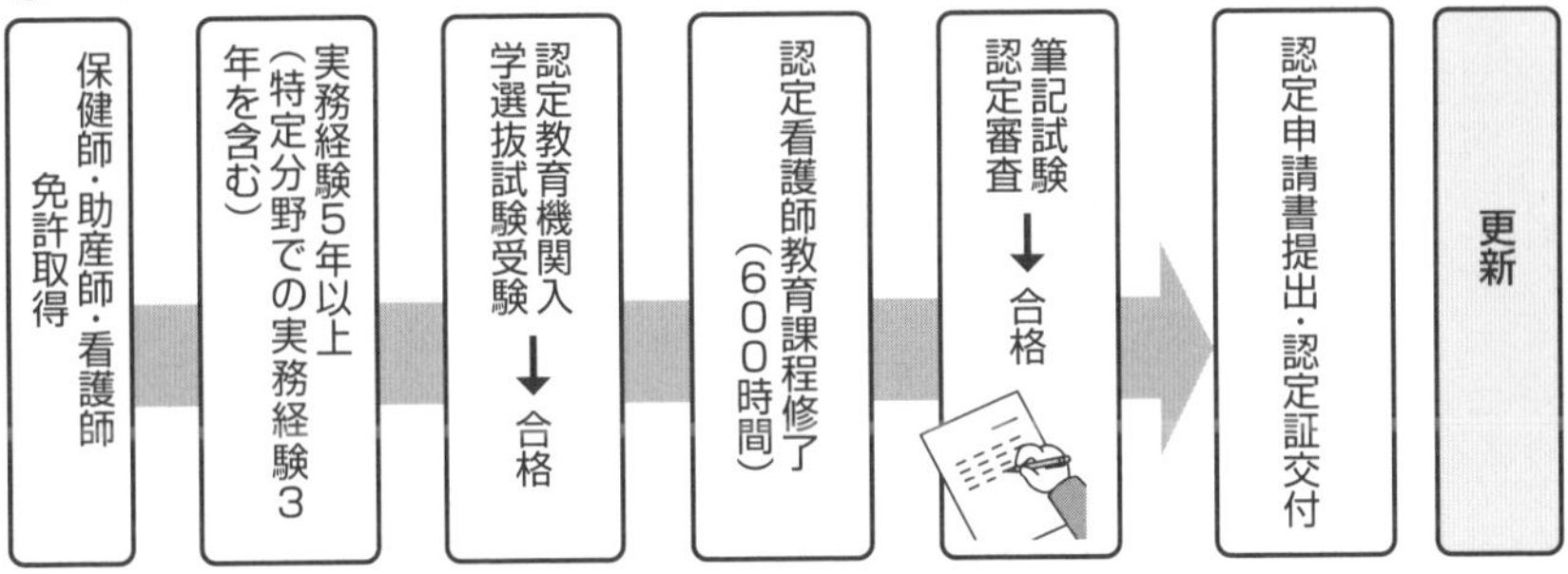

認定看護師の登録数

（2006年9月現在）

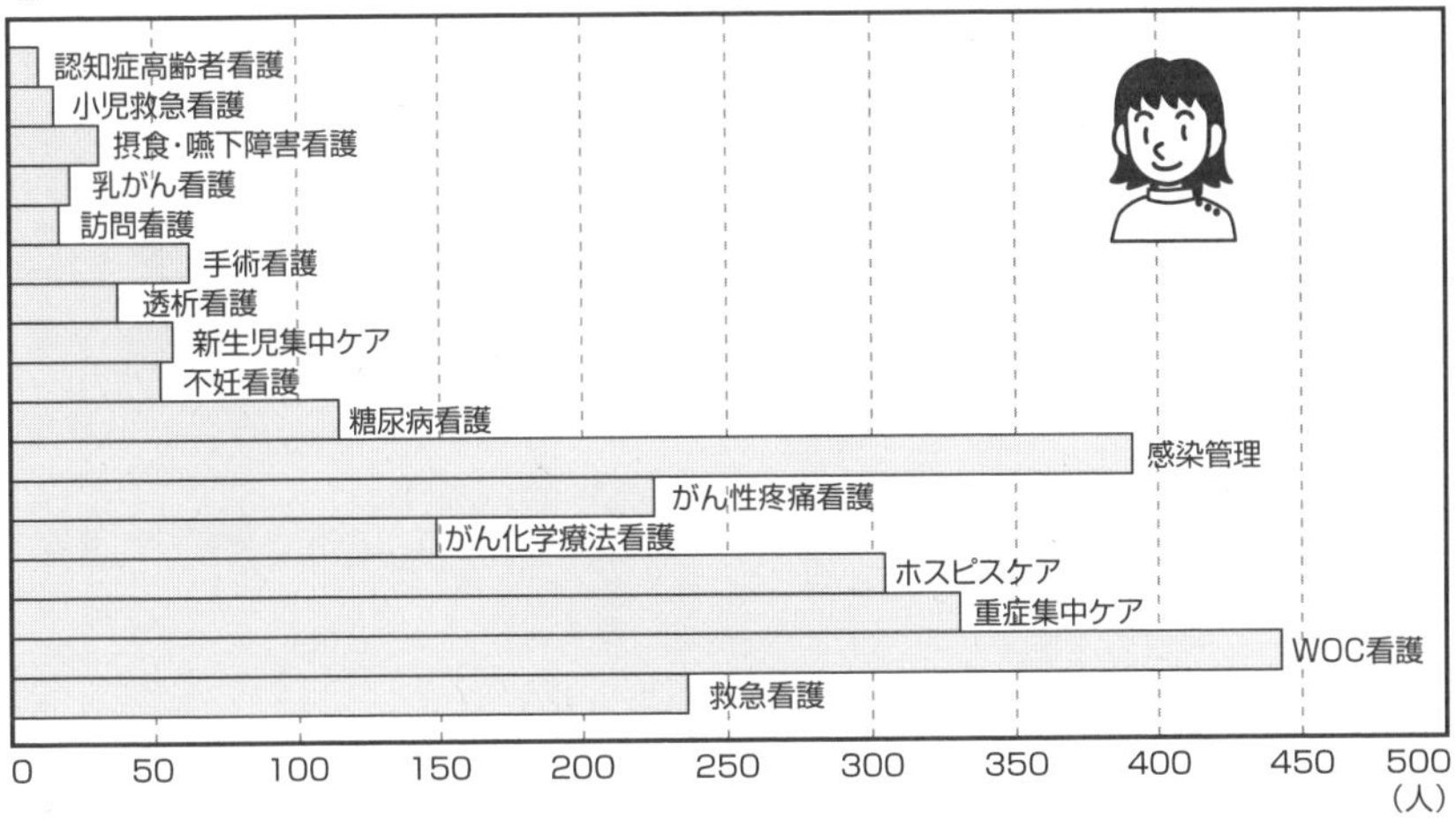

（出所）日本看護協会ホームページ

ンを行ないます。

認定看護分野について

現時点では、次の17分野が特定されています。

①救急看護
②創傷・オストミー（ストーマ）・失禁（WOC）看護
③重症集中ケア
④ホスピスケア
⑤がん性疼痛看護
⑥がん化学療法看護
⑦感染管理
⑧訪問看護
⑨糖尿病看護
⑩不妊看護
⑪新生児集中ケア
⑫透析看護
⑬手術看護
⑭乳がん看護
⑮摂食・嚥下障害看護
⑯小児救急看護
⑰認知症高齢者看護

Notes on Nursing 2-7

高度な知識・技術を育む専門看護師制度

近年、医療の高度化はめざましく、これに対応できる看護知識・技術が求められています。

専門看護師制度が設けられた経緯

看護大学が増え、同時に看護大学院も増えています。看護師も他業界の職種と同じく高学歴化が進み、大学院への進学率は高まっています。

その理由は、高度化する医療に対応できる知識・技術を身につけた看護師が求められているからです。

これまでは、大学院修了後は大学に残り、そのまま研究を続けて研究者の道を歩むか、看護師の教育者となる道しかキャリアアップの方法はありませんでした。

そこで、日本看護協会では大学院の特定の専攻科を専門看護分野と認定し、専門看護師制度を創設しました。この制度を創設した目的は、高度な専門性をもつ専門看護師が働きやすい現場環境を整えることにより、医療現場の看護の質を上げることです。

ただ、「修士課程を修了しなければならないこと」「ハードルが高い書類審査があること」などから、現在、国内で登録されている専門看護師の数は2006（平成18）年11月時点で189名です。

大都市圏では数十名の登録者がある一方で、まだ1名も登録者のいない都道府県もあります。

専門看護師の仕事内容

専門看護師は病院などに所属し、その専門性を活かして活躍しています。

主な業務としては、病棟看護師では解決できないような患者やその家族の問題に対して専門的なサポートをしたり、病棟や職種を超えた院内人材・資源のコーディネートなどがあげられます。

また、医療職や患者とその家族への教育や、心理面・社会面でのサポートも行ないます。専門分野の看護の発展のための研究活動を継続的に行ない、病院内で行なわれる研究活動のリーダーシップも取ります。

また、医師に代わって、外来患者の面談に応じたり電話相談などを受ける病院もあります。

専門看護分野の認定

現在、次の9分野が認められています。

専門看護師になるための資格と手順

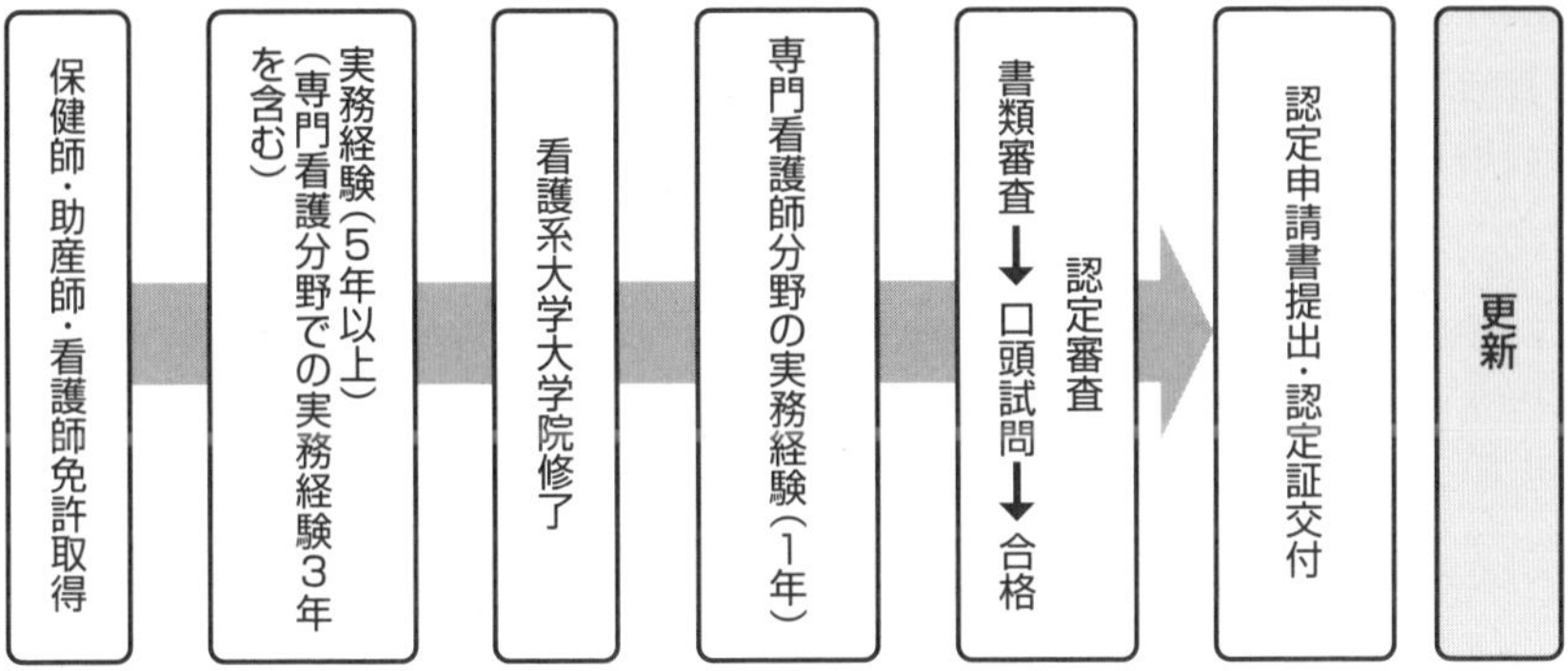

専門看護師の登録者数

（2006年5月現在）

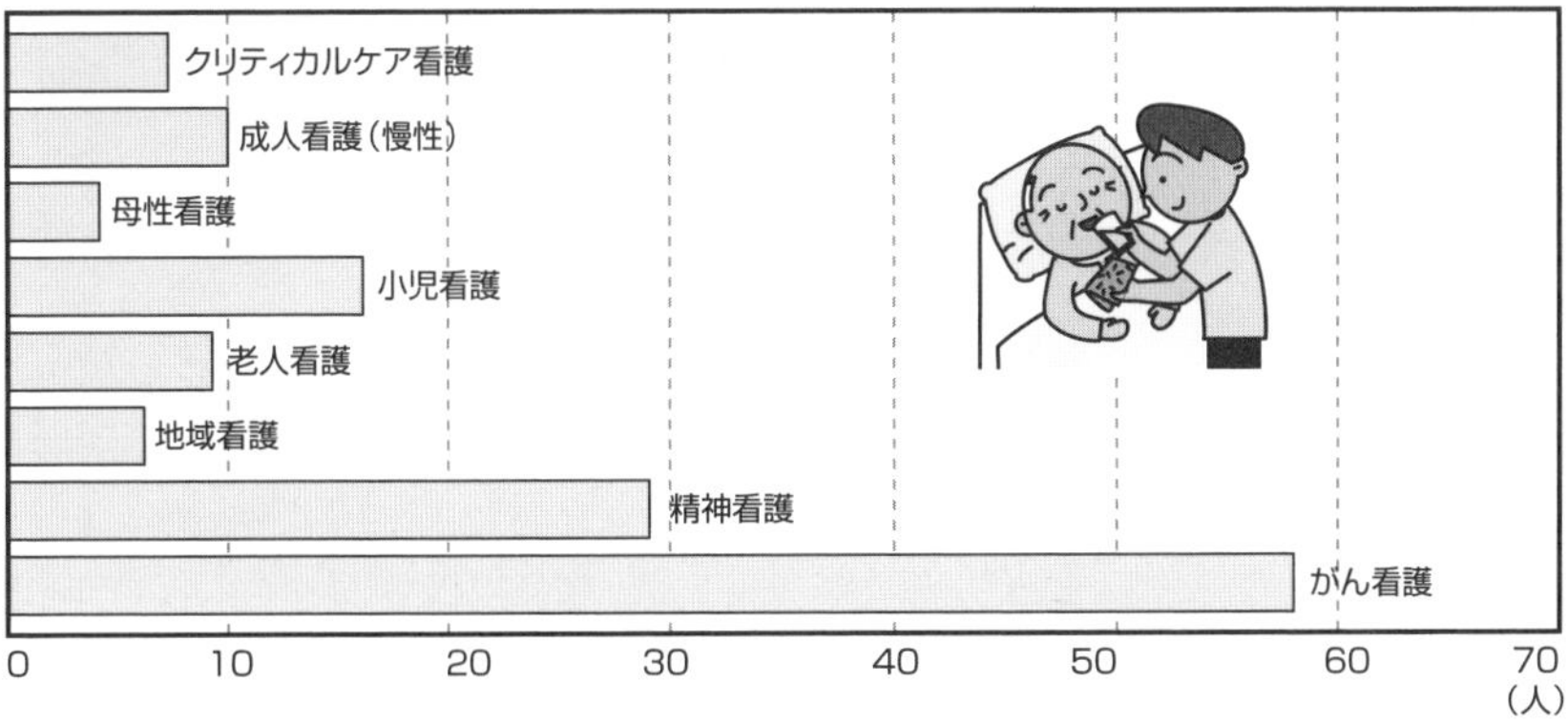

（出所）日本看護協会ホームページを参照して作成

①がん看護
②精神看護
③地域看護
④老人看護
⑤小児看護
⑥母性看護
⑦成人看護（慢性）
⑧クリティカルケア看護
⑨感染看護

Notes on Nursing

2-8

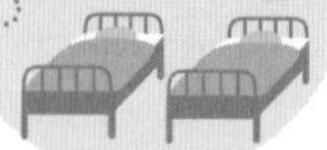

看護協会の活動内容

看護協会は、「質の高い看護」の実現に必要な環境の向上をめざしさまざまな活動を行なっています。

日本看護協会は保健師、助産師、看護師、准看護師の有資格者による職能団体として「よりよい看護の提供」を目的に、設立されました。１９４６（昭和21）年のことです。

現在、58万人の看護職が加入し、全国47都道府県看護協会が法人会員として活動をしています。

日本看護協会の事業活動

日本看護協会の主な事業には、以下のような活動があげられます。

・安全な看護の提供と質の向上

医療が高度化するなか、看護職による医療事故に対応したり、医療事故の発生を防止することは臨床現場にとっても大きな取り組みの一つとなっています。そこで協会では、独自に「看護職賠償責任保険制度」を確立し、補償制度を設けています。

また、医療事故を未然に防ぐため、看護業務基準や行動指針の作成、普及、その教育を行なっています。

・政策の提言とその実現

国民の医療、保健、福祉を支える専門職として、国民が安心してサービスが受けられるように、現場の看護職の声をさまざまな形で反映し、政府の審議会や検討会など政策決定の場に参画し、提言を行なっています。

また、「病院看護職職員の需給状況調査」などの調査や研究を進めています。

・在宅医療・訪問看護の推進

医療費、介護報酬の適正化とともに、在宅療養や在宅介護が進むなか、地域で働く看護職の活躍が期待されています。そのため、在宅ケアや訪問看護の普及・向上のため、調査研究・研修・サービスの質の評価などを㈶日本訪問看護振興財団とともに行なっています。また、協会自身が訪問看護ステーションを開設しています。

・看護職への支援体制

災害が発生した際には、看護ボランティアの調整や支援を行ないます。また、看護職の人材確保と就職促進を目的に、関連事業として中央ナースセンターを運営しています。

・生涯教育の推進

専門看護師制度（2章−7参照）や、

看護協会の事業活動の内容

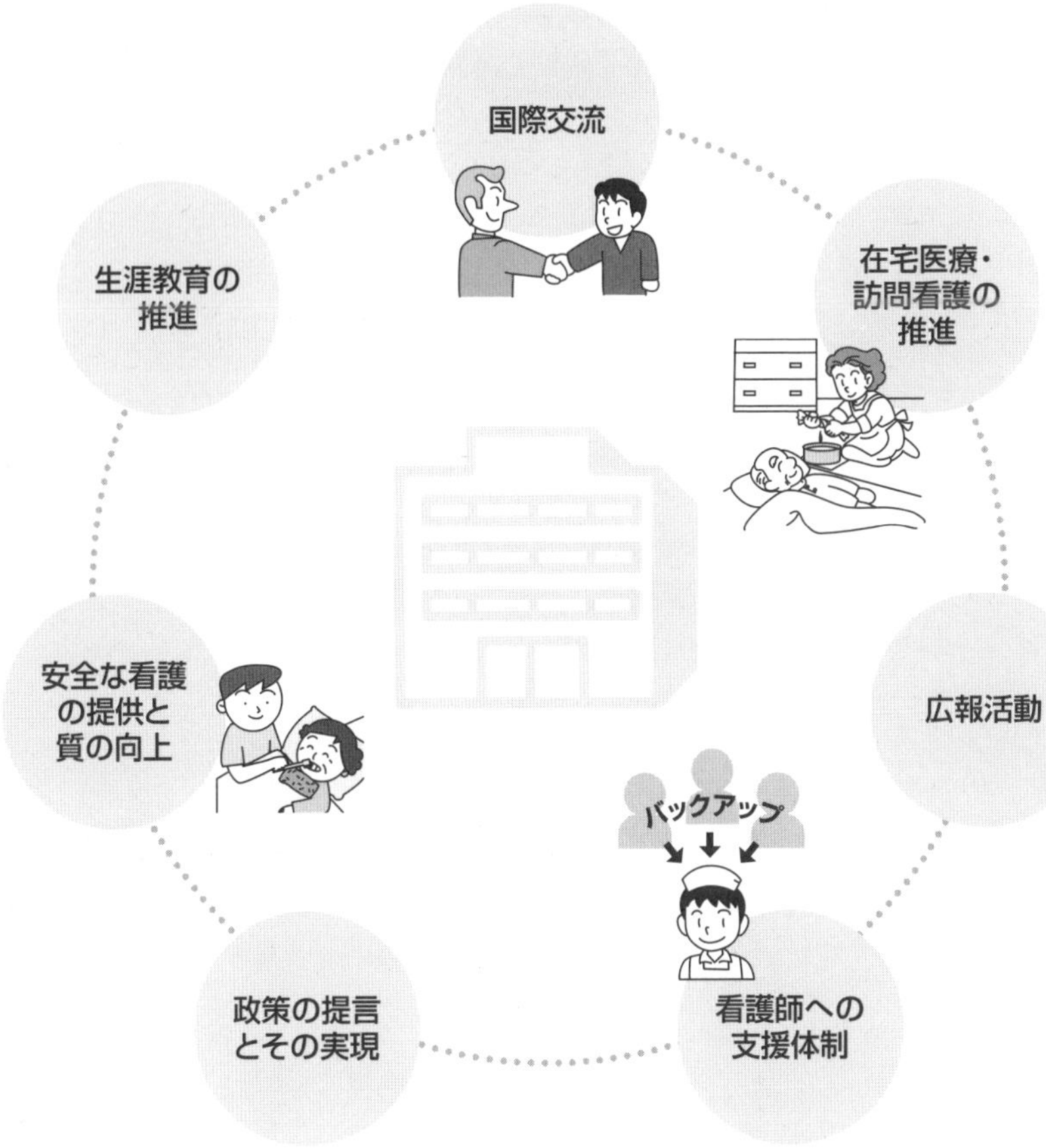
国際交流
在宅医療・訪問看護の推進
広報活動
バックアップ
看護師への支援体制
政策の提言とその実現
安全な看護の提供と質の向上
生涯教育の推進

認定看護師制度（2章―6参照）により、専門性の高い看護職の認定を行なっています。

看護教育研究センターと神戸研修センターの2か所を運営し、より質の高い看護を目指し、年間を通して教育事業を行なっています。また、日本看護学会を専門領域別に開催しています。

・国際交流

国際看護師協会（ICN）、国際助産師連盟に加盟し、支援活動や情報交換など国際活動を行なっています。

・広報活動

看護や看護師の活動を社会に広く理解してもらうために広報活動を行ない、毎年5月12日の「看護の日」（90年に厚生労働省制定）前後の1週間、「看護フォーラム」などを開催しています。

Column 2

看護教員になるためには？

看護師の養成・教育機関には、専修学校、短大、大学の 3 種類に大きく分けられます。どの教育機関でも看護師の資格を取ることができます。

学校教育法では、各学校の目的の違いを以下のように説明しています。

- 専修学校「職業若しくは実際生活に必要な能力を育成し、又は教養の向上を図ること」
- 短期大学「深く専門の学芸を教授研究し、職業又は実際生活に必要な能力を育成すること」
- 大学「学術を中心として、広く知識を授けるとともに、深く専門の学芸を教授研究し、知的、道徳的及び応用的能力を展開させること」

つまり、専修学校では実践的に活躍できる人材養成を、大学では研究を行なうことを目的としています。短大はその中間にあたります。

各学校はそれぞれの目的に合った教員を採用し、専門学校教員は看護職として働いた経験で、大学教員は研究実績などで判断されます。

専修学校など実践者を養成する教育機関の教員採用では、看護師として働いた経験（臨床経験）で判断されますが、一般的に 5 年以上が求められます。また、病院などの臨床現場で実習指導者として実践教育にどの程度携わっていたかなども評価対象となります。

一方、研究機関である大学教員には「助手、講師、助教授、教授」（2007年度からは助手、助教、（講師）、准教授、教授と名称変更予定）がありますが、職位によって求められる能力は変わります。いずれも研究機関の教員となるので、最低でも大学卒業の学歴は必要です。大学院（修士課程、博士課程）の学歴は、高く評価されます。研究歴や教育歴も評価されるので、大学の助手、講師等の経験がある場合は研究歴、教育歴とみなされます。

論文数は多いほど評価は高くなりますが、その質でも評価され、論文の掲載雑誌の種類により評価が変わります。国際雑誌に示されている「Impact Factor」（世界でどの程度注目された雑誌かを示す指標）が高い雑誌に論文が掲載されると、1 本の論文であっても何倍にも評価されます。

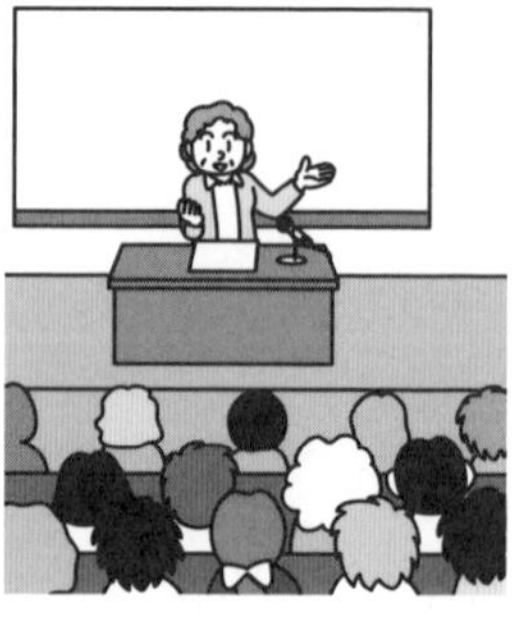

いずれにせよ、人を育成するわけですから最も大切なのは人間性です。そのため必ず面接が行なわれ、人物評価も重視されています。

3章

さまざまな場で活躍する看護師の1日の仕事

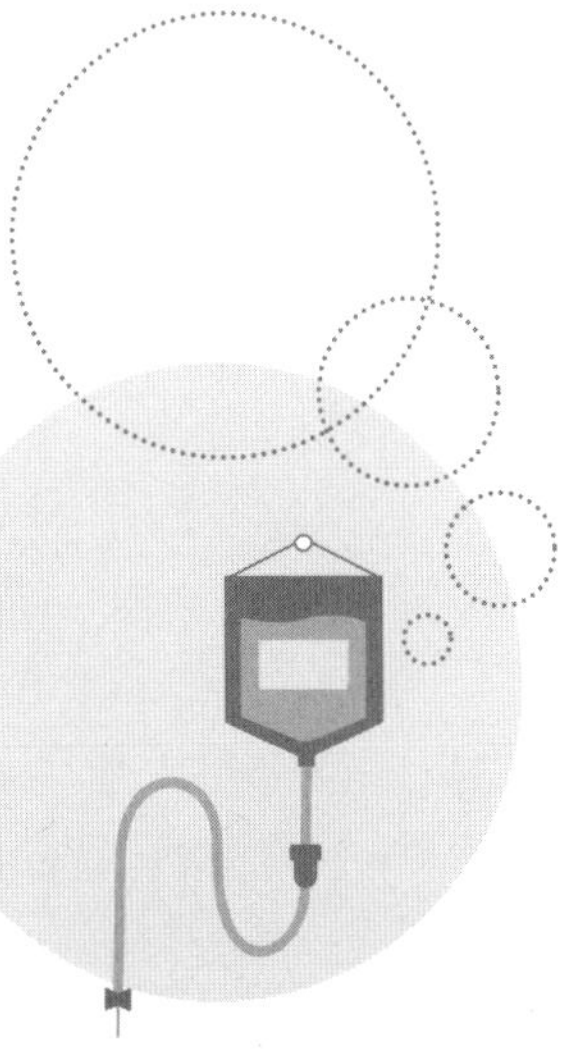

Notes on Nursing 3-1

病院内での看護師の仕事①外来看護師

外来看護師Aさんの1日

外来は患者が医療機関を訪れたときに最初に診療を受ける場所。多くの患者を診療するため、限られた時間の中で正確に処理していく必要があります。

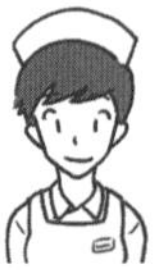

看護師Aさんは、内科外来勤務の看護師です。出勤は、いつも業務が始まる時間よりいくぶん早めです。

◆

外来診療前は朝礼があり、昨日の夜間と早朝の救急患者についてや、本日の外来の専門外来や予約の検査、看護師長会の報告事項などの申し送り[※1]があります。今日は、気難しい大学病院医師の外来があるため、気を抜かないようにとの申し送りがありました。Aさんは本日、外来のリーダーのため少し緊張気味です。

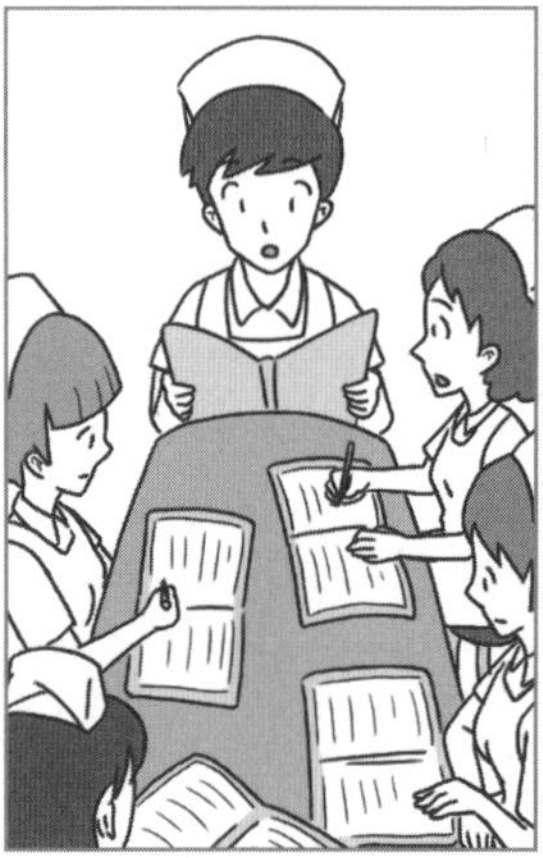

朝礼が終わり、各診察室で使用する医療機器などを用意して医師を待ちます。事務が患者の受付を始めると外来待合室は騒がしくなります。受付が始まると看護師の仕事も始まり、Aさんは、外来の司令塔として積極的に動きます。

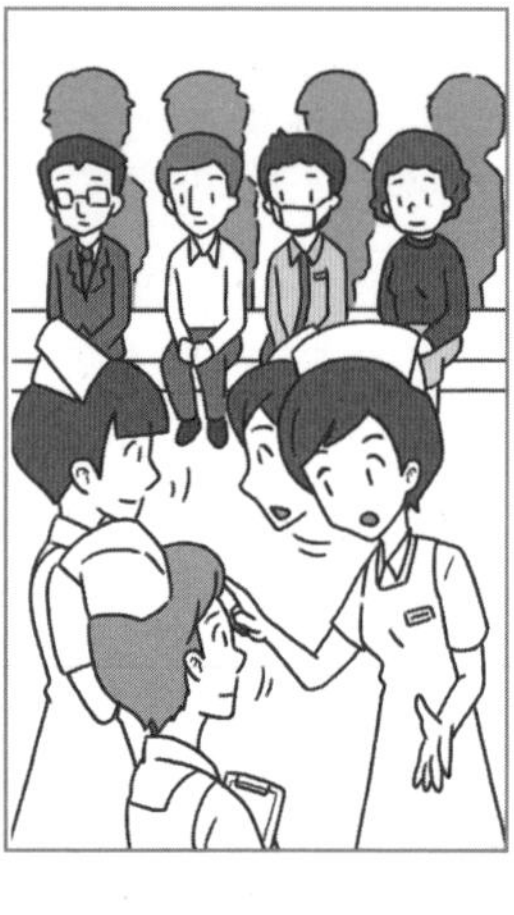

まず、受付が終わった検査予約の患者の血圧測定や身体に異常がないかなどを聞きます。糖尿病の血液検査などの場合は、朝食をとっていないか確認します。

さらに、外来で体調が悪そうな患者については、順番を早めることや処置室で横になってもらうなどの判断もします。患者の状態によっては、診察時間前に医師を緊急に呼び出さなければなりません。

　Aさんの病院は、電子カルテが導入されていないため、ファイルになった紙のカルテが診察室に回ってきます。

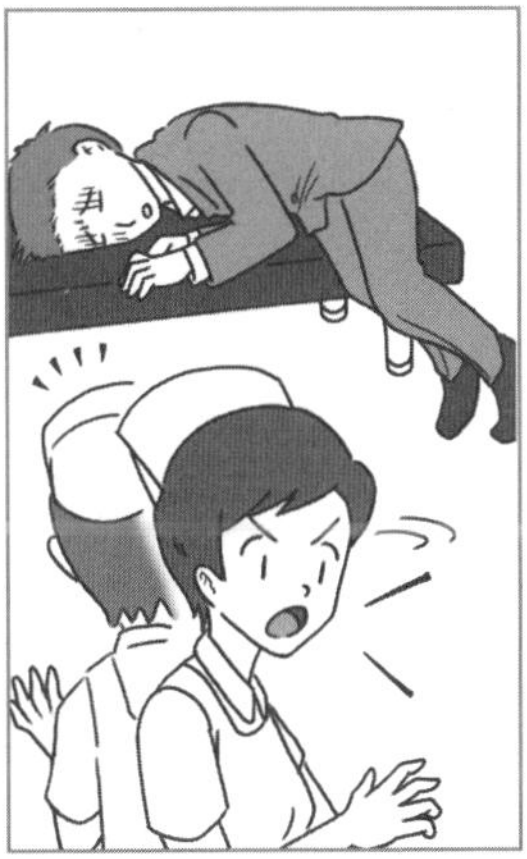

Aさんは、診察前に血圧や検温をしておく患者をカルテから見つけ出し、ほかの看護師に手伝ってもらいながら測定します。カルテに気になる点があれば、Aさんはカルテを手に患者のもとへ話を聞きに行きます。これにより、医師がスムーズに診察を行なうことができます。

　Aさんは、点滴が問題なく行なわれているか処置室の様子をうかがい、場合によっては、手の空いている人員を処置室に回す判断も行ないます。

　Aさんは、インフルエンザの疑いがある患者が処置室にいるのを見て、看護師にマスクをするよう促しました。そして、「処置室にいる患者の状態を把握していないと処置室の担当は務まらないのよ」と、若手の看護師に注意しました。

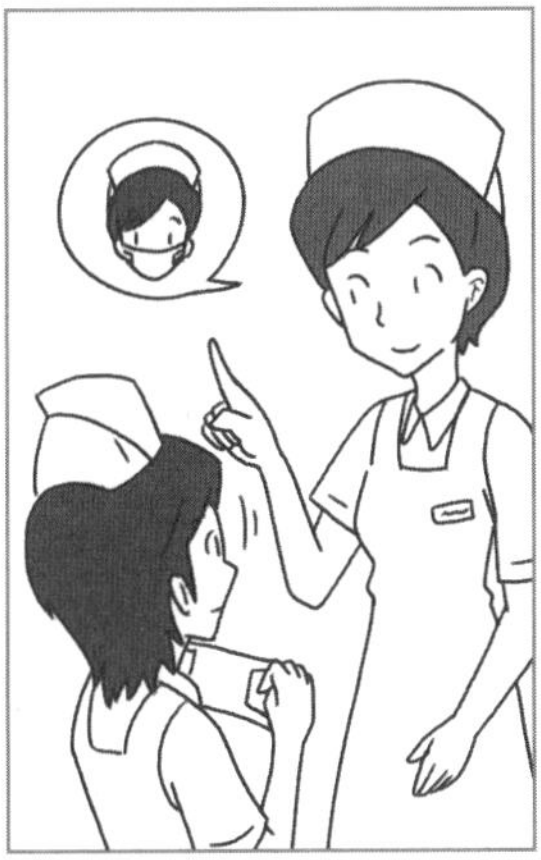

　その後Aさんは、外来から緊急入院になる患者がいたため、外来で検査を済ませて病棟まで※2ストレッチャーを押していき、病棟看護師へ申し送りをしました。

　午前の外来のピークが過ぎ、Aさんも食事を済ませ、外来の仕事へ就きます。本日は忙しかったため、昼食は午後2時を回ってしまいました。午後は、医療安全の会議への出席と、看護研究の資料作りなどの業務にあたりました。

外来とは

　病院の外来診療を表現すると、一期一会といった表現が適切かもしれません。入院診療は長い時間病院に滞在し、患者と医療従事者が十分にコミュニケーションを取る時間がありますが、外来診療は、「3時間待ちの3分診療」といわれるように時間に追われている環境です。

※1　看護師の重要な業務の一つ。看護師は、勤務を交代するときに必ず申し送りを行なう。これにより業務の引継ぎや患者の状態を全員が把握できるよう努めている。

※2　ストレッチャーとは担架のこと。病院では、台車つきのベッドで患者の搬送などに利用する。

Notes on Nursing 3-2

病院内での看護師の仕事②
病棟看護師

病棟看護師Bさんの1日

テレビドラマに出てくる看護師は、ほとんどが病棟看護師です。白衣の天使のイメージは病棟にあるのです。

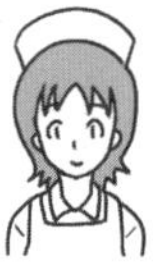

病棟看護師Bさんは、経験5年目の看護師で、外科病棟を担当しています。師長からも信頼されているため、新人の教育も任されています。

◆

Bさんは普段、若手の見本となるように、早めの出勤を心がけています。出勤後すぐに病棟に行き、担当の患者に変化がないか、カルテで確認します。その後、朝の申し送りが始まります。

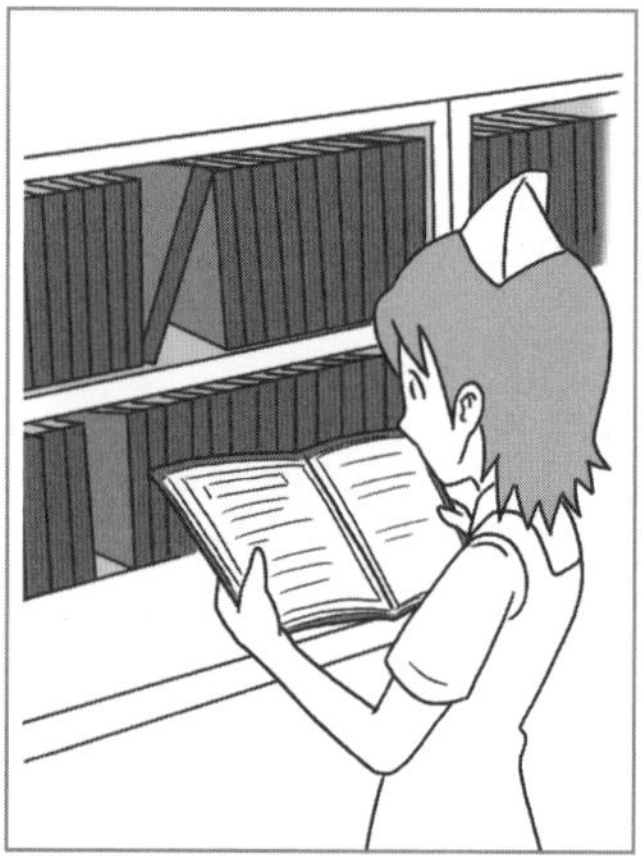

朝の申し送りとは、夜勤の看護師から日勤の看護師に患者の状態・変化などについて引継ぎをすることで、カルテや夜勤看護師のメモをもとに口頭で申し送られます。自分の担当患者だけでなく、念のために他の看護師が担当する部屋の患者についても聞きます。

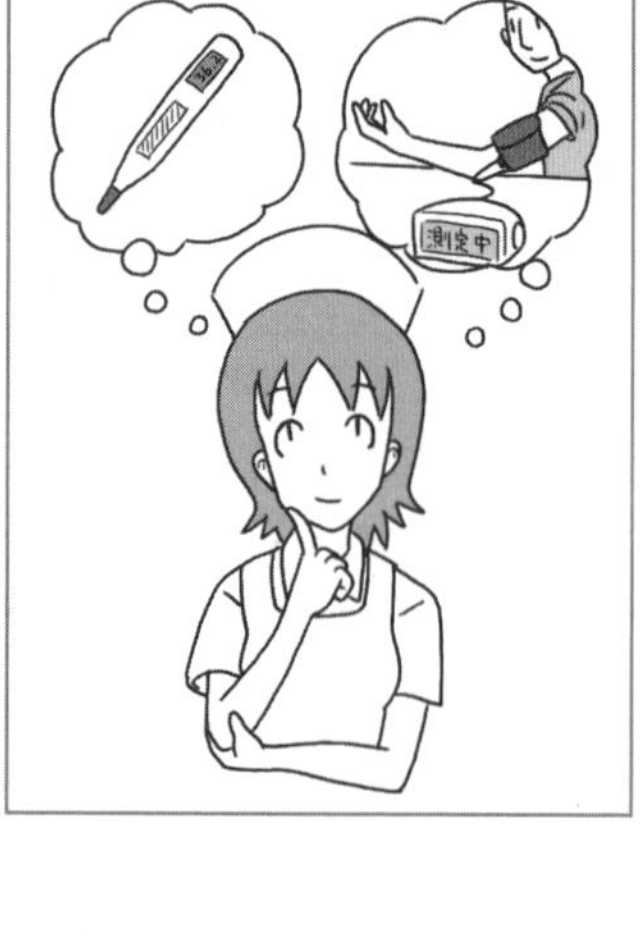

病棟業務は、1日のスケジュールが大まかに決まっています。朝の検温や血圧の測定に始まり、点滴、処置、検査、手術の送り出し、午前の記録、患者の昼食、午後のカンファレンス（小会議）、午後の点滴、午後の処置、午後の記録、夜勤看護師への申し送りといったスケジュールで業務が流れてい

きます。

Bさんは、病室二つを担当してるため、毎日のスケジュールを管理することにストレスを感じるときも……。点滴を注射している最中にナースコールが鳴ることもしばしばなので、正確で迅速な動作が要求されるのです。

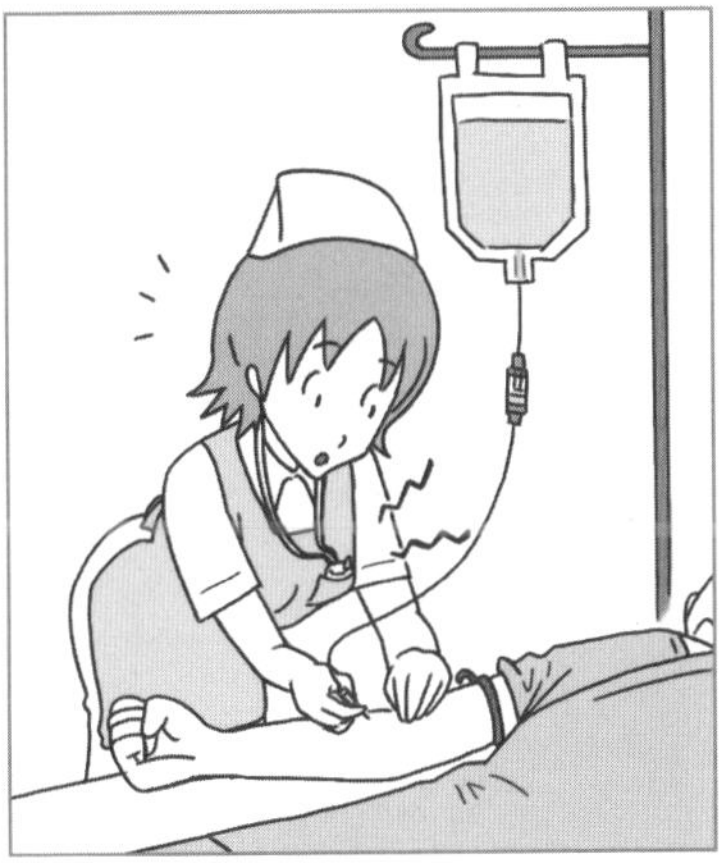

この日は午前中、担当病室から退院する患者がいるので、退院までに医師や薬剤師の説明が終了しているか確認したり、持ち帰りの内服薬が正しい日数分あるかなど確認します。退院時は忙しくなりますが、患者が無事退院となると、Bさんはうれしくなります。

午後のカンファレンスで、看護師全員に対して、最近手術後の感染症が多いのできちんと手洗いをする旨、師長から指導がありました。

カンファレンス中、外来から緊急入院の内線が入りました。Bさんの担当病室には空きがあるため、そこに入院するようです。その患者は入院後、夕方に虫垂炎の緊急手術をすると連絡がありました。患者が病棟にストレッチャーで運び込まれ、Bさんはアナムネ※を取り、緊急手術の準備をしました。

病棟とは

病院の入院診療は、医療機関としての病院機能が最大限に発揮される部門です。重篤な患者が多く、手術や強い薬、大がかりな検査機器を使用して治療を行なっています。

そのため、患者の病状の変化だけでなく、精神的な変化にも気を配る必要があります。ちょっとした気使いで患者が救われるなど、病棟は人と人のコミュニケーションの場といえます。

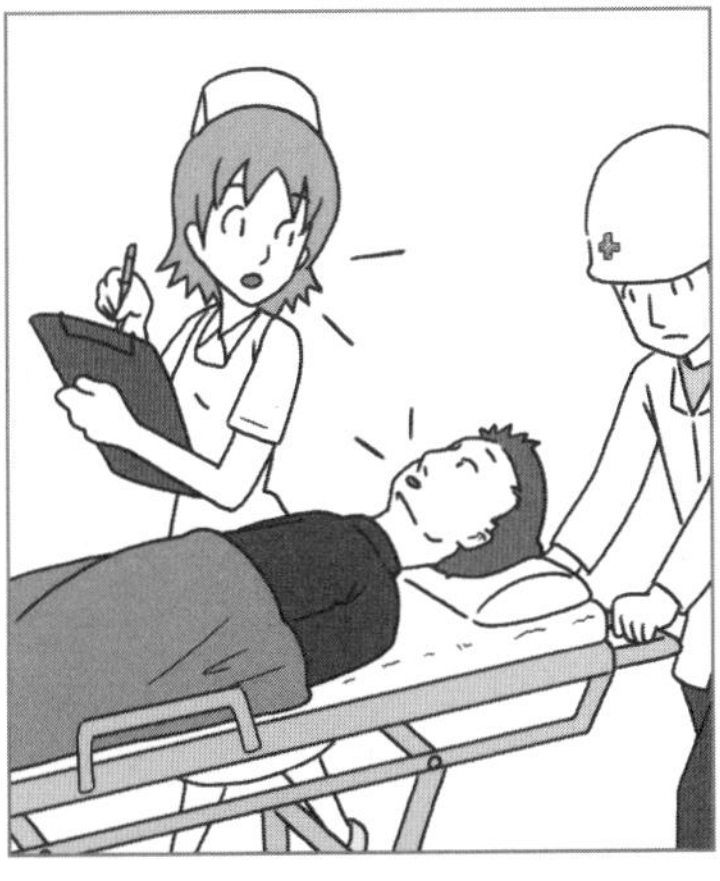

夕方、手術は無事に終わり、患者が病棟に戻ってきたときはもう残業時間です。患者の状態を確認して看護記録に残し、夜勤の看護師に引き継いでから帰宅しました。Bさんは明日、夜勤のため夕方の出勤です。

※ アナムネとは、看護師が入院時に行なう問診。患者の既往歴や家族歴などさまざまな情報を聞き取り、看護計画へ利用する。

Notes on Nursing
3-3

病院内での看護師の仕事③ 手術室看護師

手術室看護師Cさんの1日

入院や外来と並ぶ重要な部門として手術室があります。手術室は、手術という高度な医療技術を患者に提供する場です。

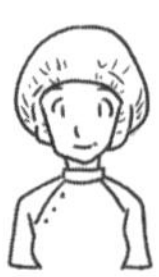

手術室看護師Cさんは師長です。毎日、20件程度の手術と中央材料室を管理しています。

◆

Cさんの最近の課題は、手術室の稼働率向上です。外科をもつ病院の収入は手術件数で決まるといわれ、昨今の病院経営の課題となっています。

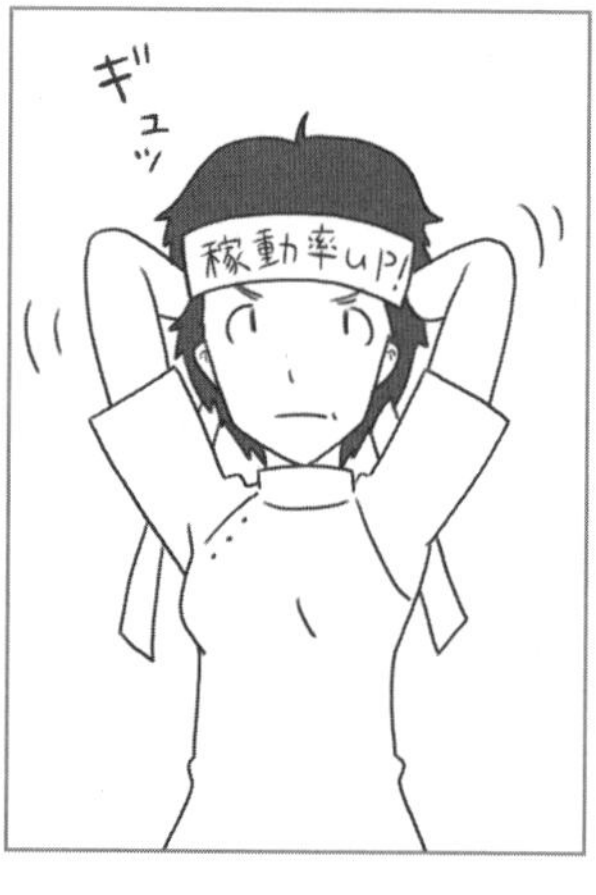

手術室の部屋数や看護師の人数を増やすことができない現状では、手術室を効率よく利用する必要があります。

一方、Cさんの病院のように救急診療を行なっている病院では、いつでも手術ができるよう、いくつかの手術室を空けてスタンバイしておかなければなりません。「手術室を空けつつ稼働率を上げる」という矛盾する課題に、悩ましい日々が続きます。

Cさんは朝礼で、今日行なわれる手術のチーム編成と患者の状態について、看護師に確認しました。また、中央材料室の管理も任されているため、衛生材料の滅菌が滞りなくされているか確認しました。

朝礼終了後、手術の前室に、今日最初に手術を受ける患者が、病棟から送られてきました。

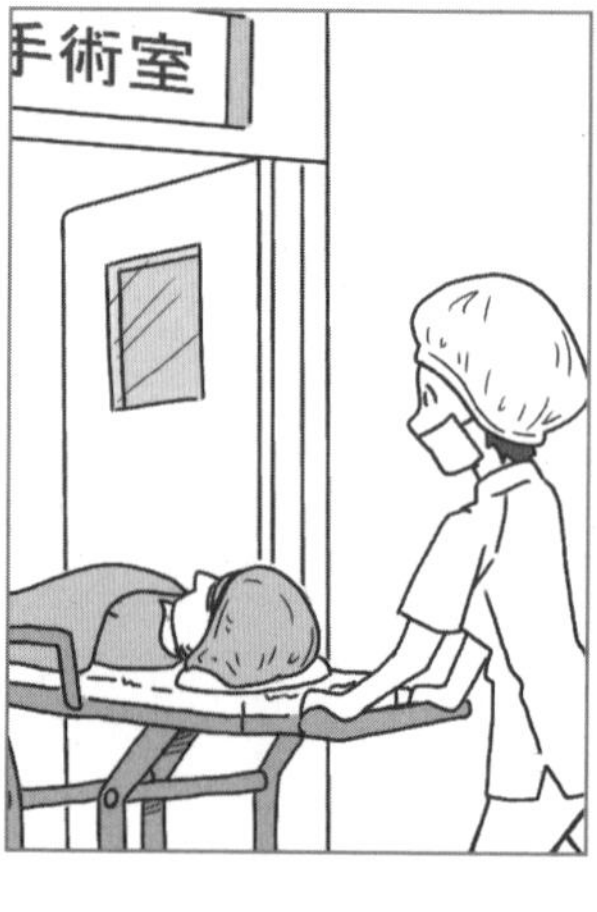

病棟看護師から申し送りを受け、安全確認のため患者の名前を確認し、手術室へと運び込みました。その後、患者に手術前の処置が行なわれ、医師が到着するのを待ちます。

手術が始まると、看護師は医師が使用するメスなどの医療機器を医師へ手渡したり、使用済みの医療機器を決められた場所に置きます。

手術が終わると、使用後の医療機器の数量が手術前に用意した医療機器の数量と同じかどうか確認します。当然、ガーゼの数なども使用数と廃棄する数が合っているか確認します。もし、数が合わないと患者の体内に置き忘れてしまった可能性も出てくるからです。

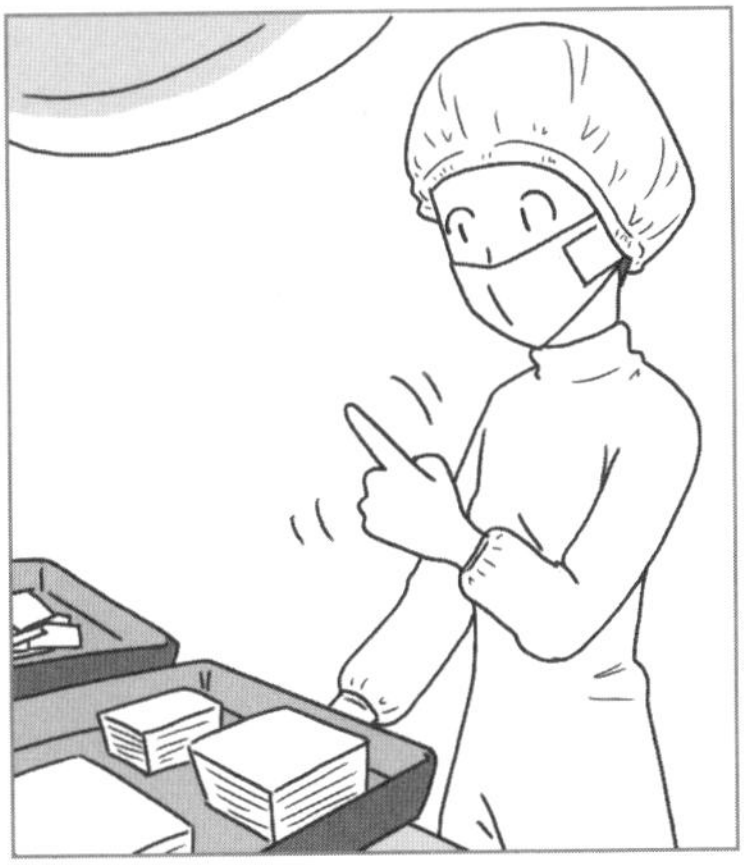

Cさんは、今日の心臓手術に立ち会います。心臓の手術は、手術に携わる人数や医療機器が多くなるだけでなく、医師や看護師、臨床工学技士など、さまざまな職種との連携も重要です。場合によっては、10時間以上もかかることもあります。

開始から8時間後、無事手術が終わり、患者をリカバリールームへ運び込み、担当の看護師にバトンタッチしました。

夕方に内線が鳴り、外来から虫垂炎の患者を緊急手術するとの連絡が入ったため急遽、手術室と人員を手配しました。人手が足りないためCさんも残業で手伝いました。

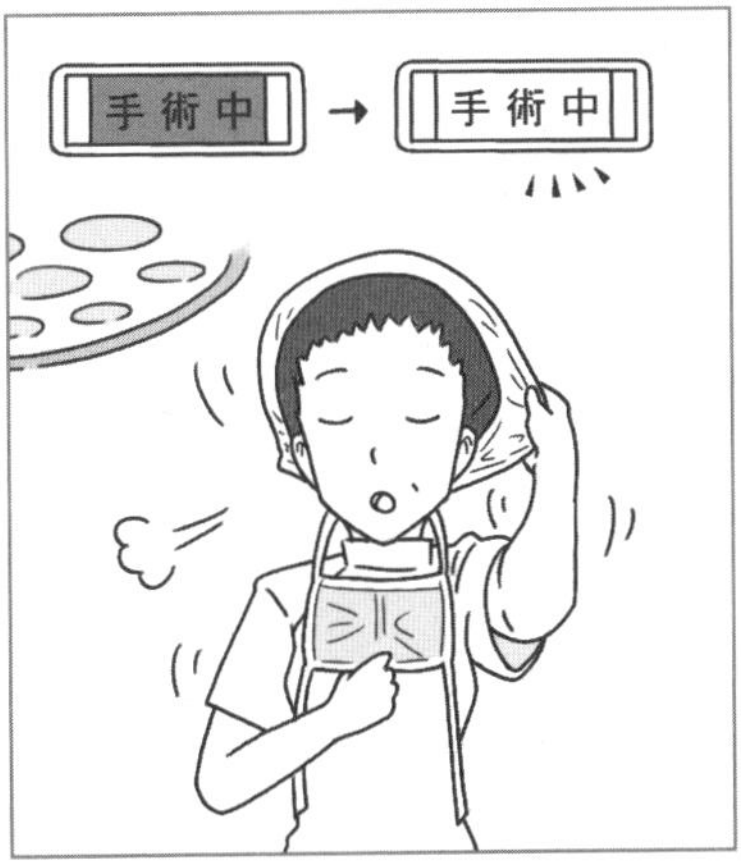

結局、手術が終わったのは夜になってからでした。

手術看護師とは

病院を舞台にしたテレビドラマなどでは、必ずといっていいほど手術シーンが出てきます。入院患者のすべてが手術室を利用するわけではないのですが、患者にとって手術は一大イベントです。

そんな緊張する場面で、医師とチームで手術を成功させるのは看護師次第ともいえるでしょう。

Notes on Nursing
3-4

介護施設・サービスでの看護師の仕事①
介護施設の看護師

介護福祉施設看護師Dさんの1日

医療機関と比べ人数は少ないものの、「介護福祉施設」「介護老人保健施設」「介護療養施設」などの介護施設で働く看護師もいます。

Dさんは、中規模の介護福祉施設に勤める看護師です。介護福祉施設は看護師が少なく、ほとんどは介護職員で構成されています。

◆

介護職員は、介護福祉士やヘルパーの資格をもっています。Dさんの仕事は、介護福祉施設に入所している利用者の医療処置や投薬と健康管理です。

朝出勤すると、Dさんは夜勤※1の介護職員Eさんから夜間に問題がなかったかどうかの申し送りを受けます。

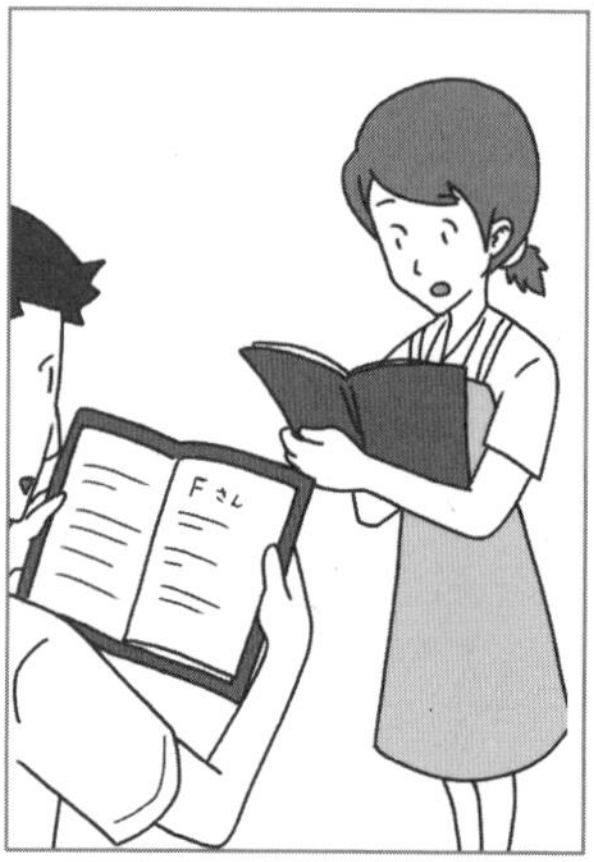

このとき、施設利用者のFさんが深夜、熱を出したので氷枕をしているとの報告を受けました。早速、Fさんの様子を見に居室へ行き、検温などを行ない状態をみました。Fさんは肺炎かもしれないとDさんは思いました。この日は偶然、介護福祉施設の顧問医※2が午後に回診に来るので、その際に指示を受けようと考えました。

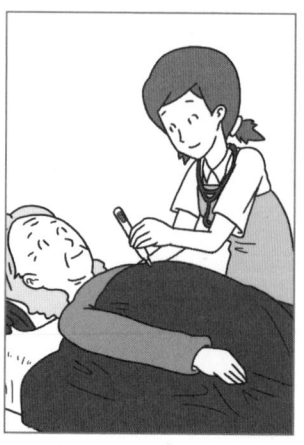

その後、併設のデイサービスでは利用者の送迎に大忙しだったので、デイサービスでの援助もしました。ここでは、入浴介助の前にバイタルサイン※3を測り、状態の判断を行ないました。

Dさんは昼食休憩を終えると、顧問

医G医師の到着を待ちました。G医師には午前中、Fさんの熱の件を電話で伝えてあったので、スムーズに回診が

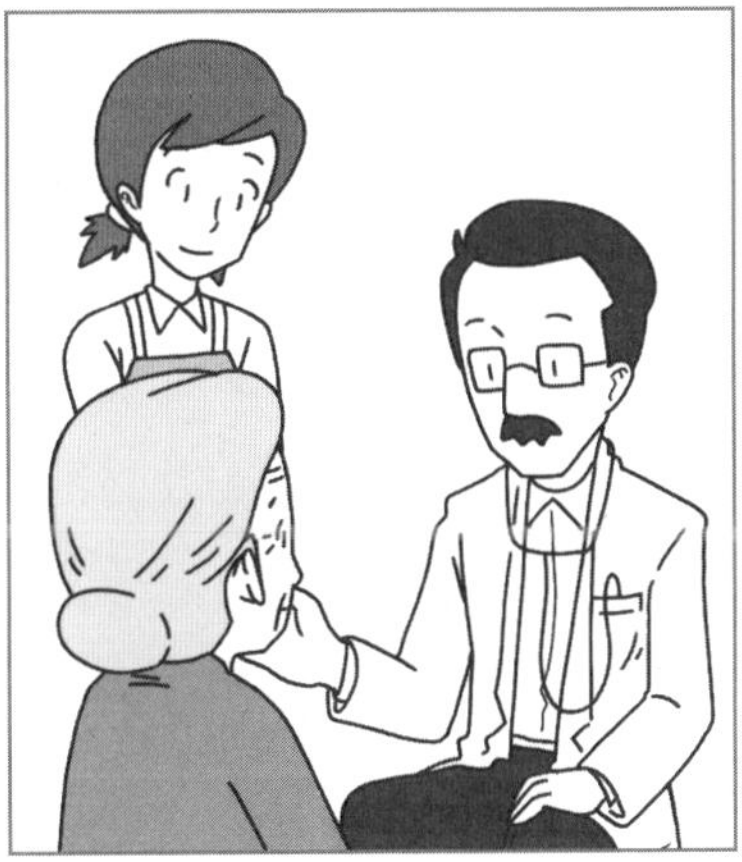

終わりました。結局、Fさんには解熱剤が処方され、様子観察となりました。回診の後、顧問医と介護職員を交えてケースカンファレンスをいくつか行ないました。この中で、ケアプランを変更しなければならないケースが少しありました。

午後は、利用者のレクリエーションで童謡を歌ったり、ボールや風船を使って身体を動かします。ただ、最近では介護福祉施設でも寝たきりの利用者が増加し、レクリエーションに参加できる利用者が少なくなっています。

いつも元気なHさんの動きが悪いので様子を観察していると、どうやらお腹が痛いようです。腹部を押すと特定の場所に対して痛がるので、顧問医に電話で相談したうえ、近隣のA病院へ連れていくことになりました。

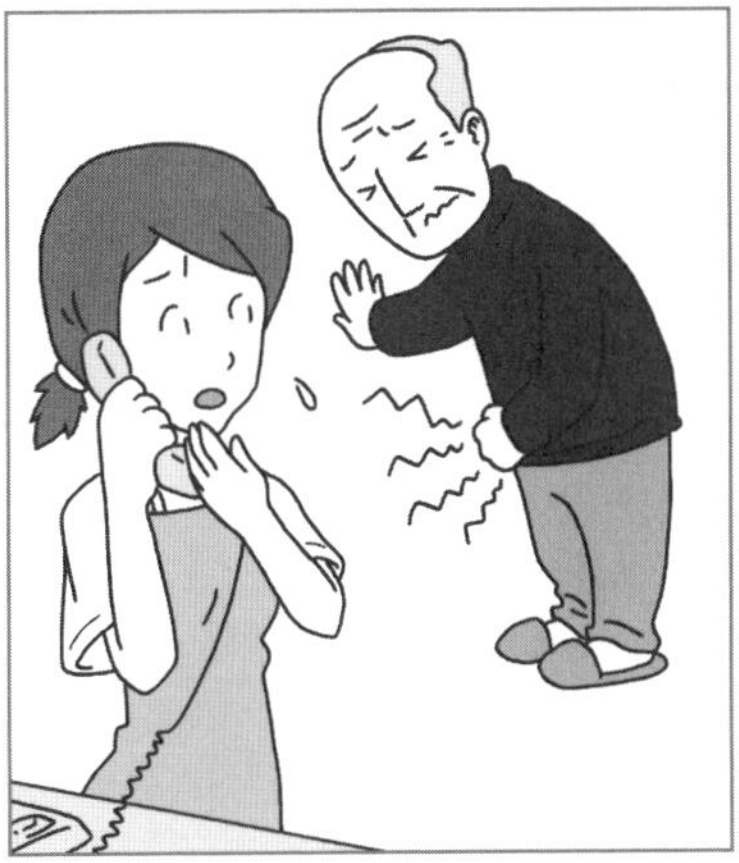

Dさんは、A病院の外来に介護職員と2人でHさんに付き添います。A病院の診断は、緊急手術が必要な急性虫垂炎であるとのことでした。A病院に緊急入院となったことをHさんの家族に伝え、Dさんは施設へ帰りました。

夜は、近隣の介護職員の交流会があるので早めに施設を出ました。

介護施設の看護師とは

介護施設には医師がほとんど従事しません。一番多いといわれる介護老人保健施設でも常勤は1名程度です。そのため、入所者の健康管理や責任を負うのは看護師です。

介護施設は、利用者の重症化が進み、寝たきりも多くなっているため、医療的な処置も必要です。介護員と連携して効率的で安全に介護や看護を行なうことが求められています。

※1 介護福祉施設では介護職員のみが夜勤し、夜間緊急時には連絡を受けた看護師が助言することで対応するケースも多い。

※2 介護福祉施設は、週に2回顧問医が回診に来る。各介護福祉施設には、常勤の医師がいない代わりに顧問と契約している。

※3 血圧、脈拍、呼吸、体温などのこと。

Notes on Nursing 3-5

介護施設・サービスでの看護師の仕事②訪問看護ステーションの看護師

訪問看護ステーション所長Jさんの1日

在宅医療の進展により、訪問看護の重要性は高まり責任も重くなっています。訪問看護を行なう看護師は経験豊富でバイタリティある人が求められます。

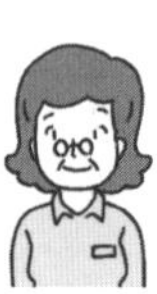

看護師の経験を活かし、訪問看護ステーションの所長となったJさんは、訪問看護を始めて10年になりました。

◆

J所長が訪問看護ステーションを始めた頃よりは、訪問看護の知名度も上がってきました。いまでは、訪問看護を受けるなら、J所長のところにしたいと言われるくらいになっています。

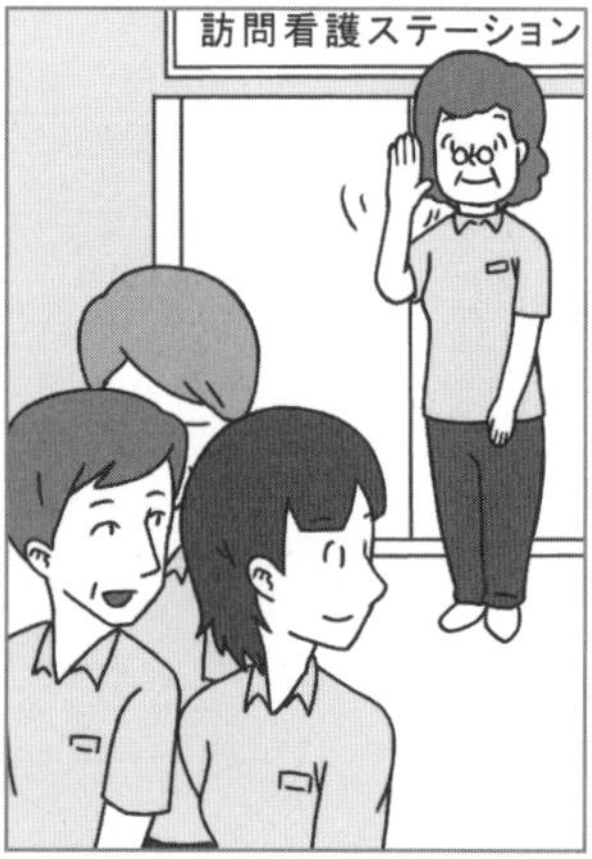

最近では神経難病や末期がんの利用者への訪問看護依頼が多いため、夜間の出動も増えています。とくに、2006年の診療報酬改定後からは夜間の出動が増加しています。

今日は、年に一度の神経難病利用者の外出の日。利用者は自力で歩くことも呼吸することもできないため、訪問看護ステーションの看護師3名による大がかりな外出となりました。

とくに問題も起こらずに外出が終わり、ほっとするJ所長です。別れ際に利用者から「ありがとう」のひと言をもらい、看護師3人は、うれしくて涙が出るような感動を覚えました。

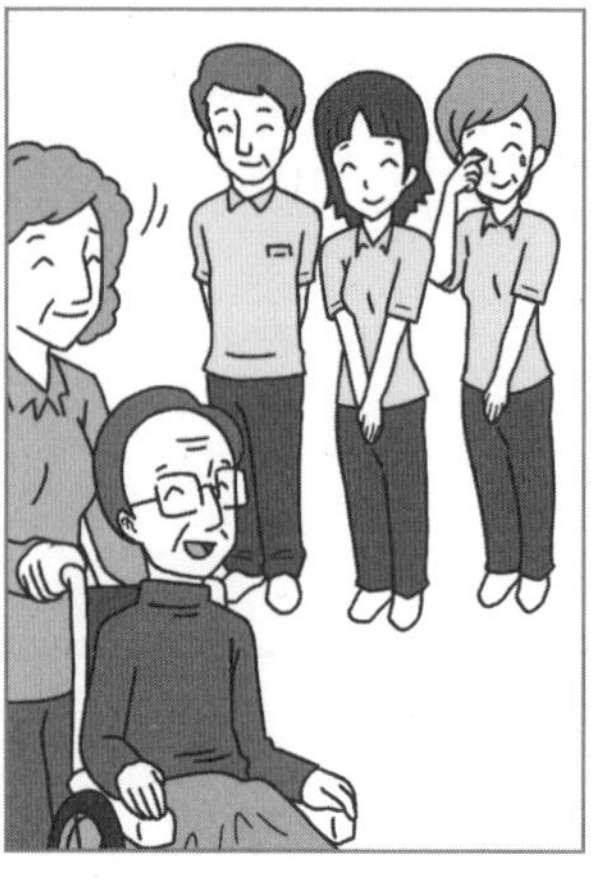

外出から戻ると、Jさんと他の看護師は月末の報告書作成に取りかかりま

す。この訪問看護ステーションでは、70名の患者を抱えているため、報告書を書くだけでも2日もかかります。

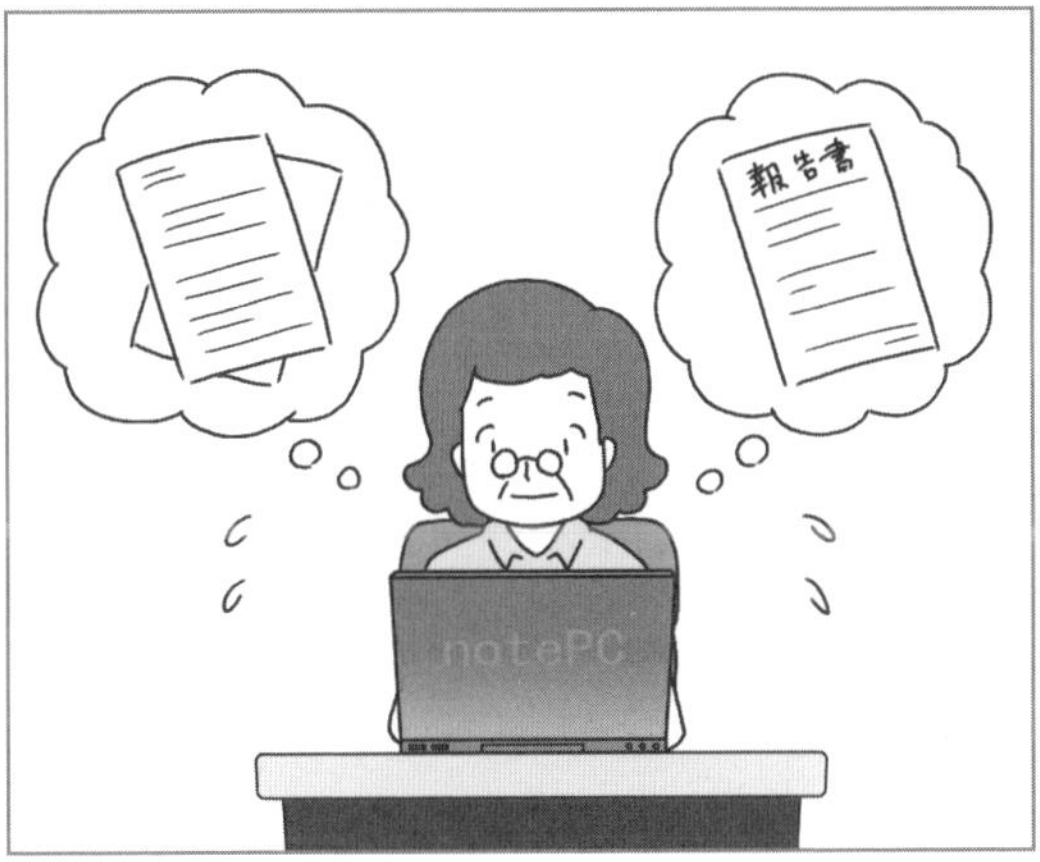

また、月末には、ケアマネジャー[※1]へ実績報告もしなければなりません。そして、月初になるとレセプト[※2]がやってきます。

J所長は、月末月初はいつもこんな調子なので、ブルーになります。

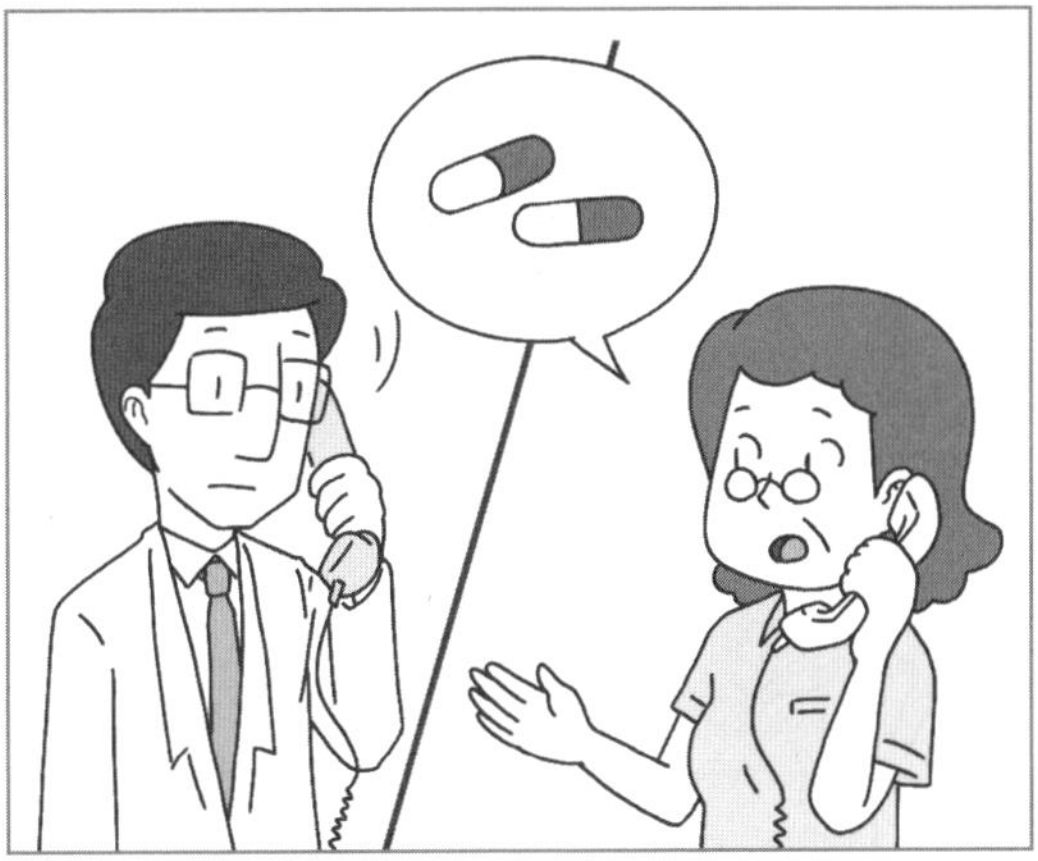

夕方、緊急で訪問看護を行なうことになりました。利用者から痛みがひどいと訴えがあったからです。主治医に連絡し、鎮痛剤の処方を要請して薬局に届けてもらいました。

訪問看護ステーションとは

訪問看護ステーションは、病院から退院した患者などに対し、医師からの指示のもと、看護師などが療養上の世話や点滴・注射、処置などを行ない、居宅で療養中の利用者に看護を提供して利用者のQOL[※3]の向上を図るための施設です。

また、リハビリ専門職と共同してリハビリの提供なども行なっています。対象となる利用者は慢性的な疾患をもつ患者から、がんなどのターミナルケアや神経難病の患者です。

※1 介護保険対象の患者については、訪問看護を実施した日や回数をケアマネジャーへ報告しなければならない。

※2 診療報酬や介護報酬を保険機関へ請求する請求書のようなもの。

※3 QOLとは、Quality of Lifeの略で生活の質のことであり、QOLの向上は患者にとって重要なこととされている。

介護施設・サービスでの看護師の仕事③ 介護支援事業者

ケアマネジャーKさんの1日

介護支援事業者は介護保険における介護サービス利用者へのケアプランを作成するなど、介護サービスを適切に受けるための支援を行なう事業者です。

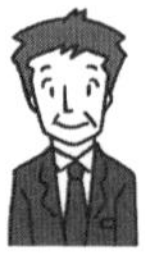

ケアマネジャー[※1]のKさんは、介護支援事業者として会社を設立し、営業を行なっている元病院看護師です。

◆

Kさんは病院を定年退職してから、地域で在宅療養している方々の役に立ちたいと思い、介護支援事業者として健康相談や在宅療養上の相談にのりながら、ケアプラン[※2]を作っています。

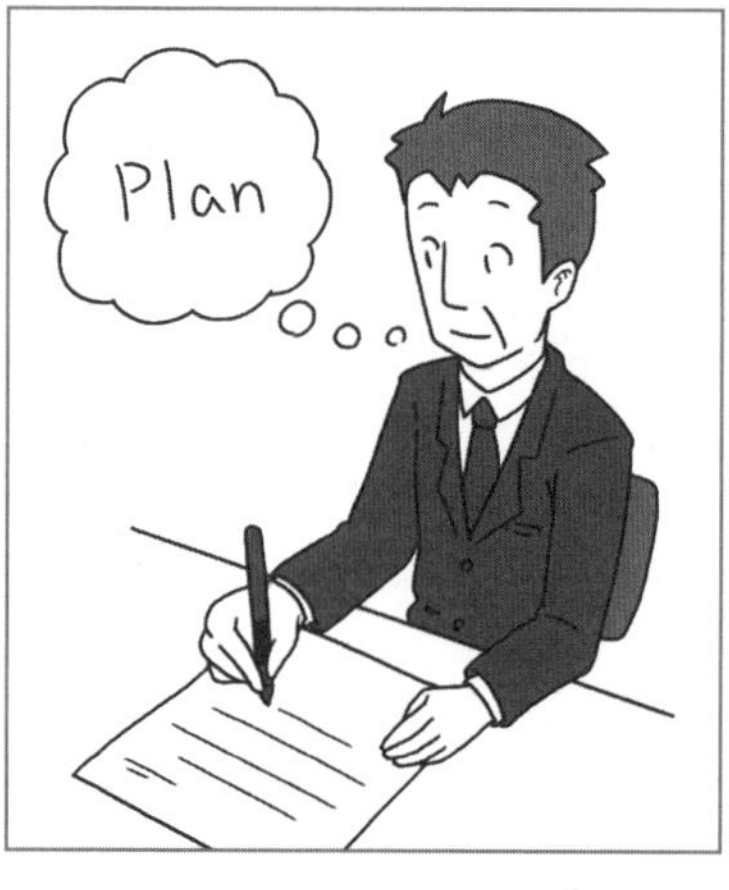

ケアプランの作成には、患者の介護度とそれによる給付限度額をもとに、患者に必要と予想される介護サービスの量と種類を決めて、地域の介護サービス事業者とのスケジュール調整を行なうことです。

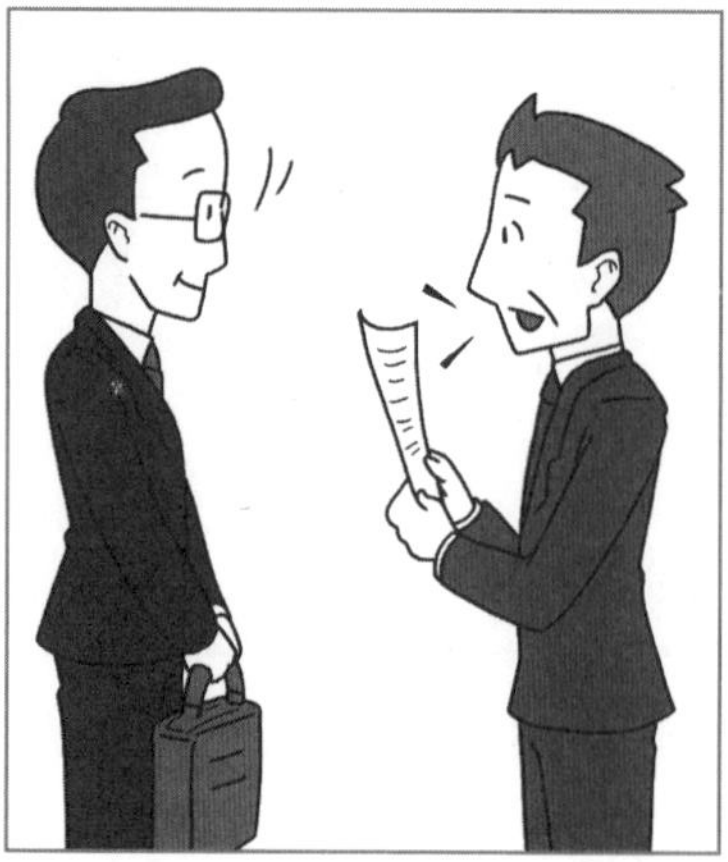

簡単にいうと、決められた金額内で介護サービスを提供してくれる事業者と折衝し、スケジュール調整するということです。

Kさんは、地域のケアマネジャーの会合や医療機関との交流会には必ず顔を出します。ケアマネジャーは、地域の情報をもっていないと最適なケアプランを作成できません。また、表面上の情報だけでなく、裏情報にも精通しておく必要があります。地域の医療機関から、「地獄耳」といわれているKさんです。

　今日は、利用者の訪問を行ない、介護サービス利用者の主治医L医師にも面談に行きました。世間話を交えながら介護サービス利用者の病状についてL医師と意見交換しました。

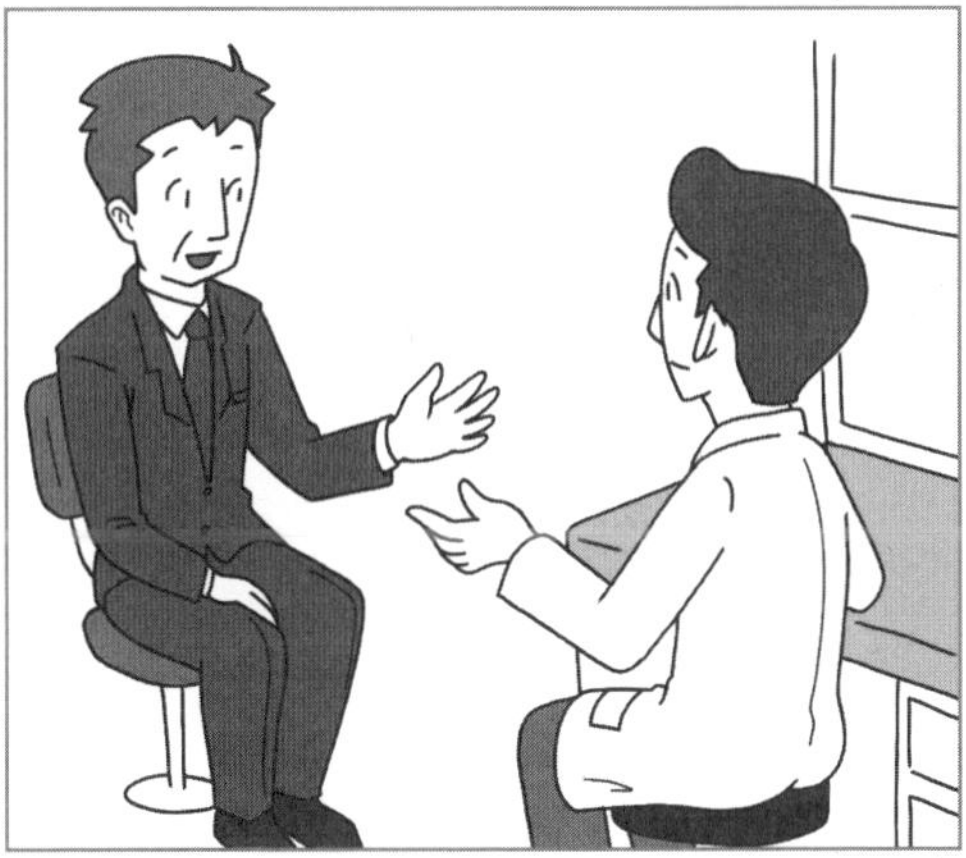

　その後、別の開業医M医師と訪問看護ステーションの看護師を交えてケアカンファレンスを行ない、今後の方針の確認をしました。

　夕方になり、訪問看護ステーションの看護師から、「利用者の調子が悪くなったので、B病院に入院することになった」との連絡を受けました。

　Kさんは心配なのでB病院に行き、診察に同席しました。結局、入院となったので、退院後にケアプランを作り直すことになりそうです。入院したB病院の主治医と病棟師長に名刺を渡し、Kさんは帰宅しました。

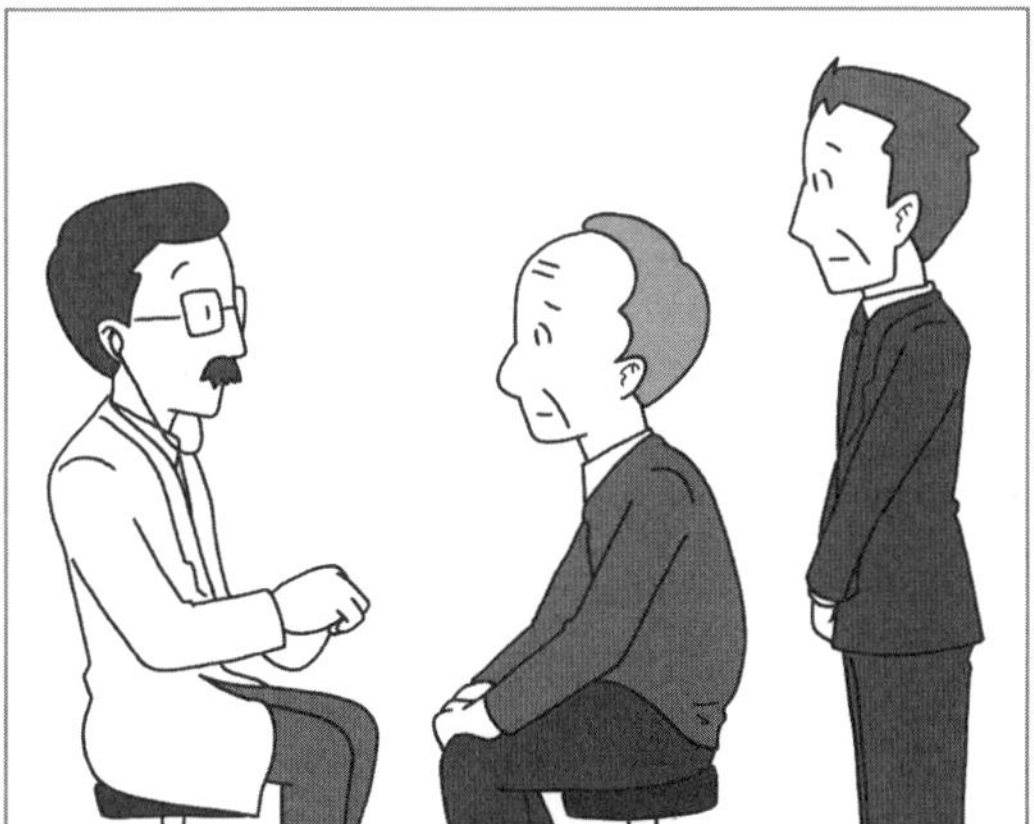

介護支援事業者とは

　介護サービスは、介護支援事業者が作成したケアプランにより、介護サービス利用者各人に適した介護サービスが提供されます。

　ケアプランは介護支援事業者のケアマネジャーが作成します。ケアマネジャーは、医療と介護の現場を見渡すことができる看護師が適切であるといわれ、実際にケアマネジャーとして活躍する看護師も増えています。

※1　ケアマネジャーとは介護支援専門員のこと。介護支援専門員実務研修受講試験に合格して研修を受けて初めて介護支援専門員の業務を行なうことができる。

※2　ケアプランとは、介護支援計画のこと。

その他で活動する看護師の仕事①医療コーディネーター

医療コーディネーターNさんの1日

健康相談・治療相談から医師との代理面談まで行なう医療コーディネーターは密かなブームとなっています。これからの看護師像の1つかもしれません。

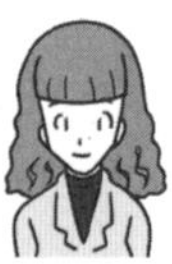

医療コーディネーターのNさんは、健康相談・治療相談から、診療の同行、医師との代理面談まで、さまざまなことを行なっています。

◆

本日の午前中、Nさんは契約している患者Oさんと病院に行くことになっています。Oさんはがんを告知されて、どんな治療を選択するか、悩んでいる患者です。

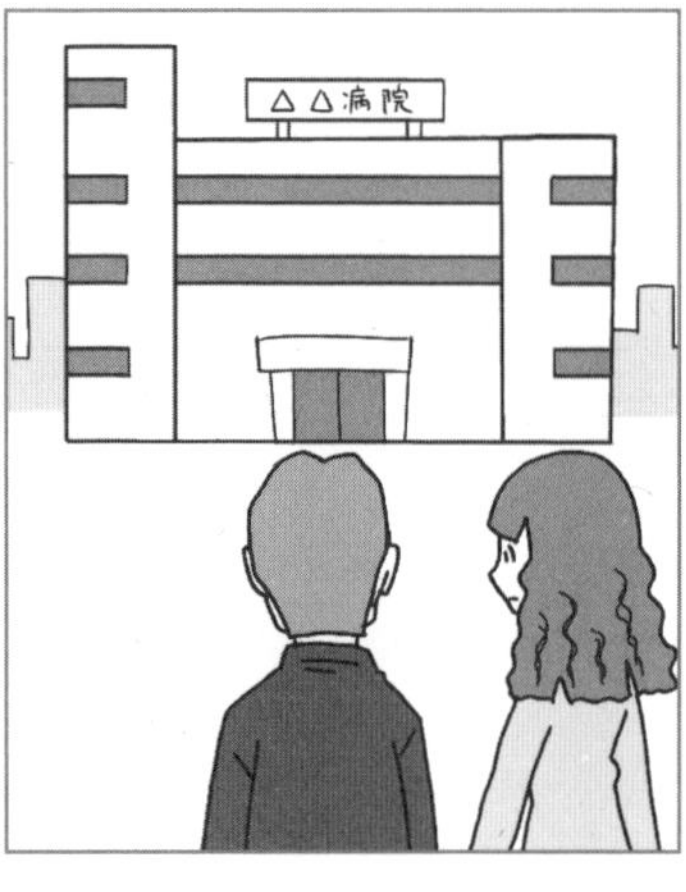

Oさんは、自分の病気に対する医師からの説明が専門用語が多くてよく理解できなかったのですが、本で調べたら手術方法が何種類かあることがわかりました。それでも、詳細がわからなかったので悩んでいたところ、友人から医療コーディネーターに相談したらどうかとすすめられ、Nさんに相談しに来たのです。

Nさんと Oさんは、メールを介して何度かやり取りしました。Oさんの病気のことや手術のことについて、Nさんはていねいに答えました。

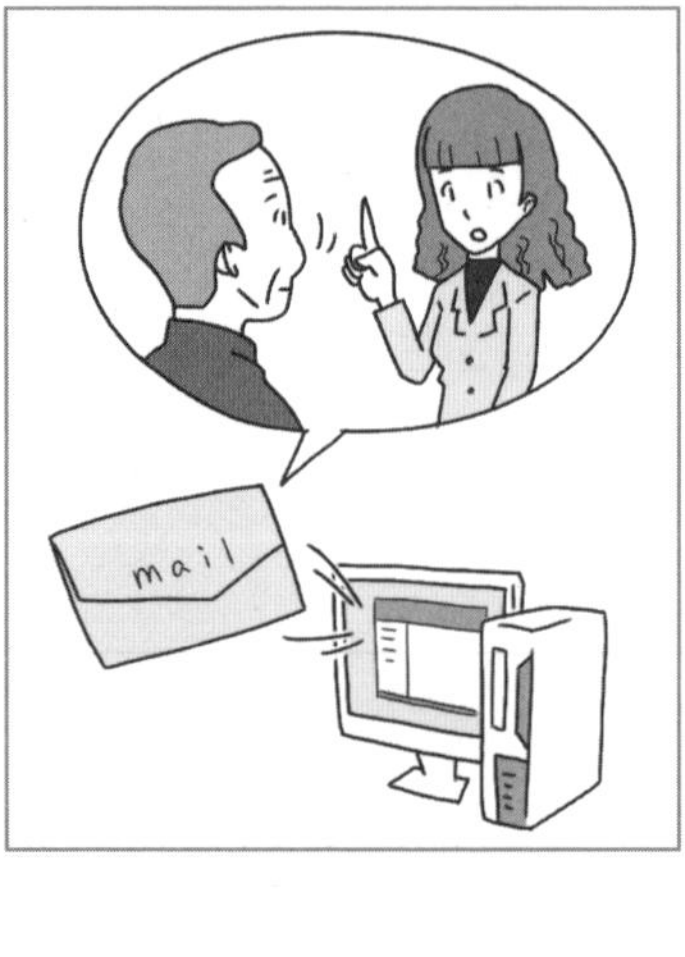

その対応に納得して、OさんはNさんと契約したようです。

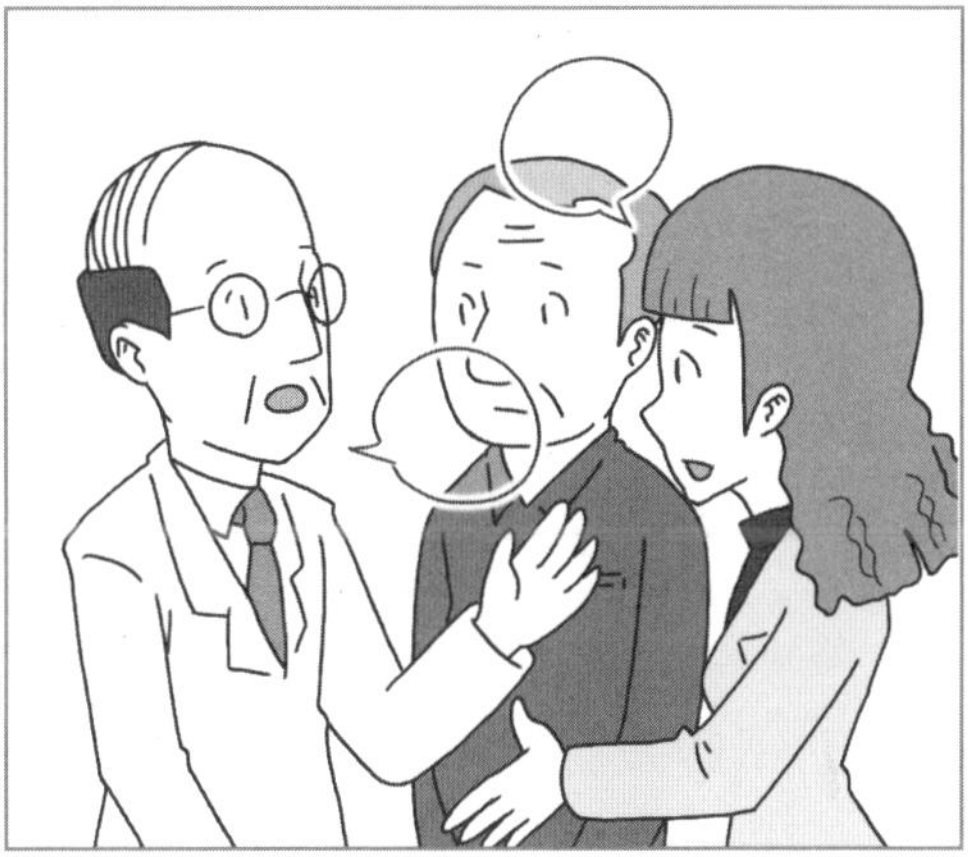

その後、Ｏさんの診察への同行と手術後の治療方針についてもＮさんはＯさんの主治医と相談しています。

Ｎさんは、Ｏさんと病院の待合室で合流して診察を受けました。主治医は、元看護師が付き添ってきたことに少々驚いたようです。

Ｏさんは、主治医がいつもよりていねいに説明してくれていると感じたといいます。手術後の方針もスムーズに決まり、ＮさんはＯさんから感謝の言葉をもらいました。

Ｎさんが自宅に帰ると、別の問い合わせメールが来ています。相談の内容は、病院に入院している家族のことについてのようです。その病院の医師や看護師の治療に対して不信感があるので、相談にのってもらいたい、場合によっては転院をしたい、とのことです。

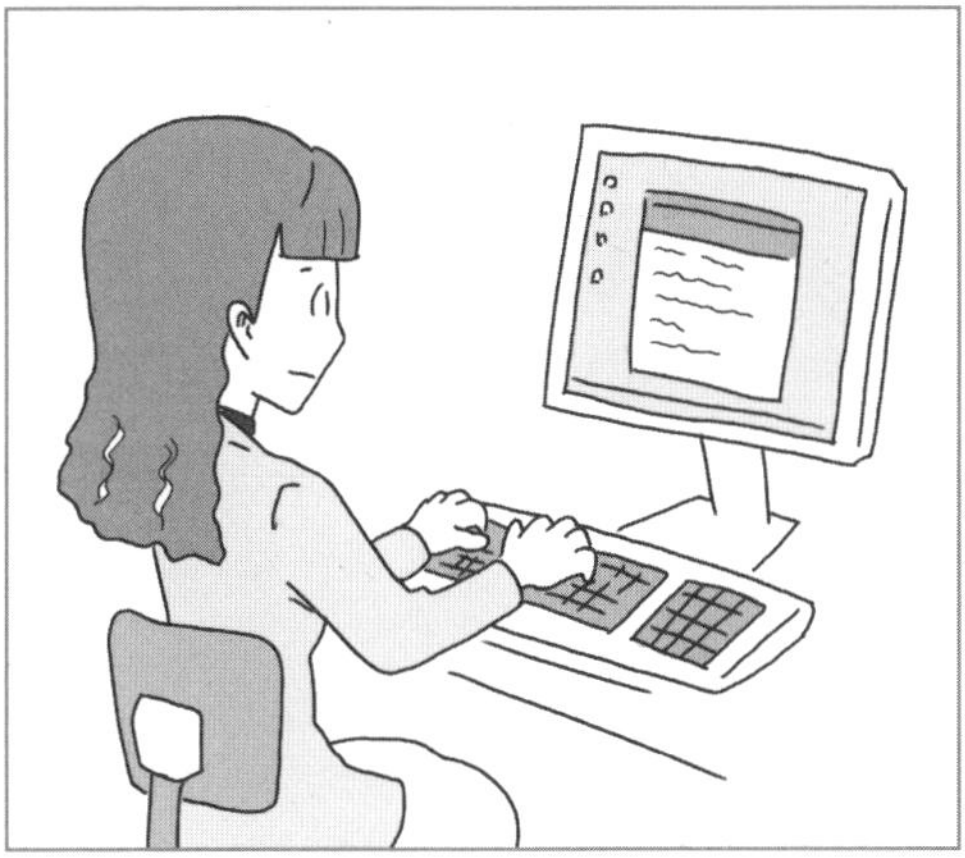

後日、面談することにして、転院できそうな病院を調べ、本日の業務を終えました。

医療コーディネーターとは

医療コーディネーターとは、患者や相談者の立場で医療や治療についてどうあるべきか考え、必要があればサポートをするエージェントです。

看護師経験者が個人で開業していることが多く、ボランティアで活動している人もいます。

現在では、日本医療コーディネーター協会という組織ができ、教育や医療コーディネーターの認定なども行なっています。医療コーディネーターは、一般の人がわかりにくい医療に対する翻訳者であり、質のよい医療を受けるための代理人といえます。

Notes on Nursing

3-8

その他で活動する看護師の仕事②治験コーディネーター

治験コーディネーターPさんの1日

治験コーディネーターとは、医薬品の臨床試験に携わる仕事をします。治験コーディネーターになる看護師が最近、増えています。

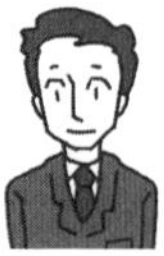

治験コーディネーターのPさんは、医薬品開発業務受託機関（CRO：Contract Research Organization）の社員です。

◆

治験コーディネーターは、製薬会社に勤める社員と、Pさんのような医薬品開発業務受託機関に勤める社員に分けられます。

国の医療費抑制策に呼応して、製薬会社は臨床試験を外部委託する傾向にあります。そのため、医薬品開発業務受託機関の仕事は急激に増えており、治験コーディネーターは不足しているのです。

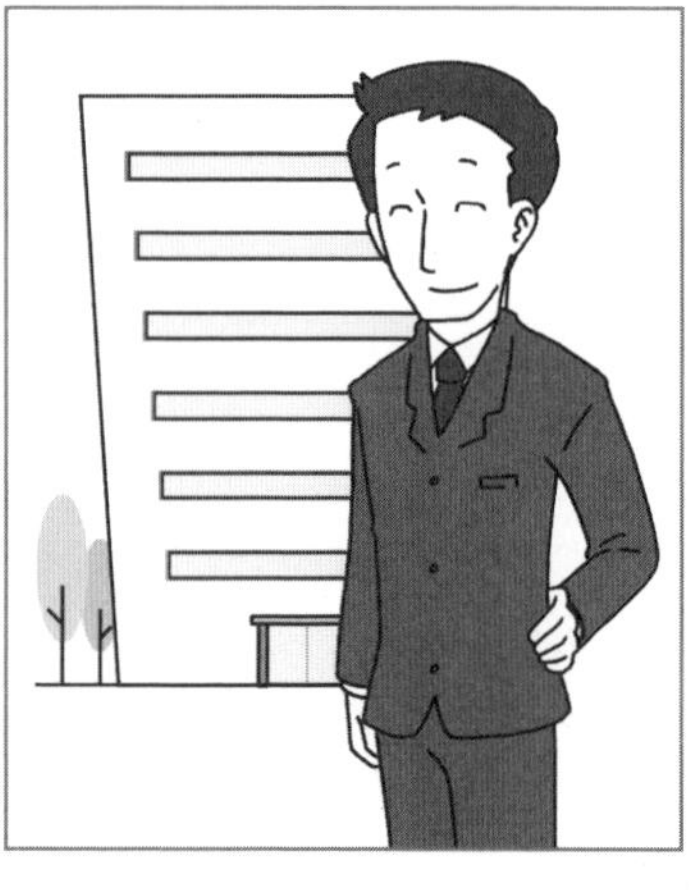

Pさんは本日、東京の自宅から大阪の病院に直行です。新たに始まる治験に備え、医師と打ち合わせするためです。

新幹線で移動している最中も臨床試験を行なっている医療機関から問い合わせが入ります。電話の用件は、受診している患者に薬剤を多く渡してもよいかとのことでした。

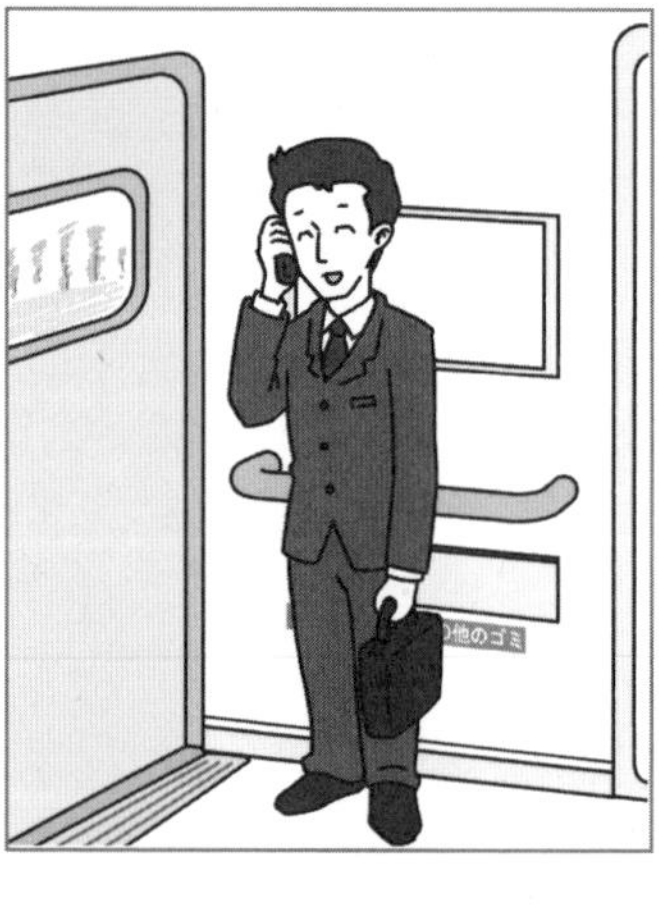

このような質問に答えるのも治験コ

ーディネーターの仕事です。臨床試験は、細かいルールが決められているため、条件を変えることができないのです。そのため、こうした相談が随時、治験コーディネーターに寄せられます。

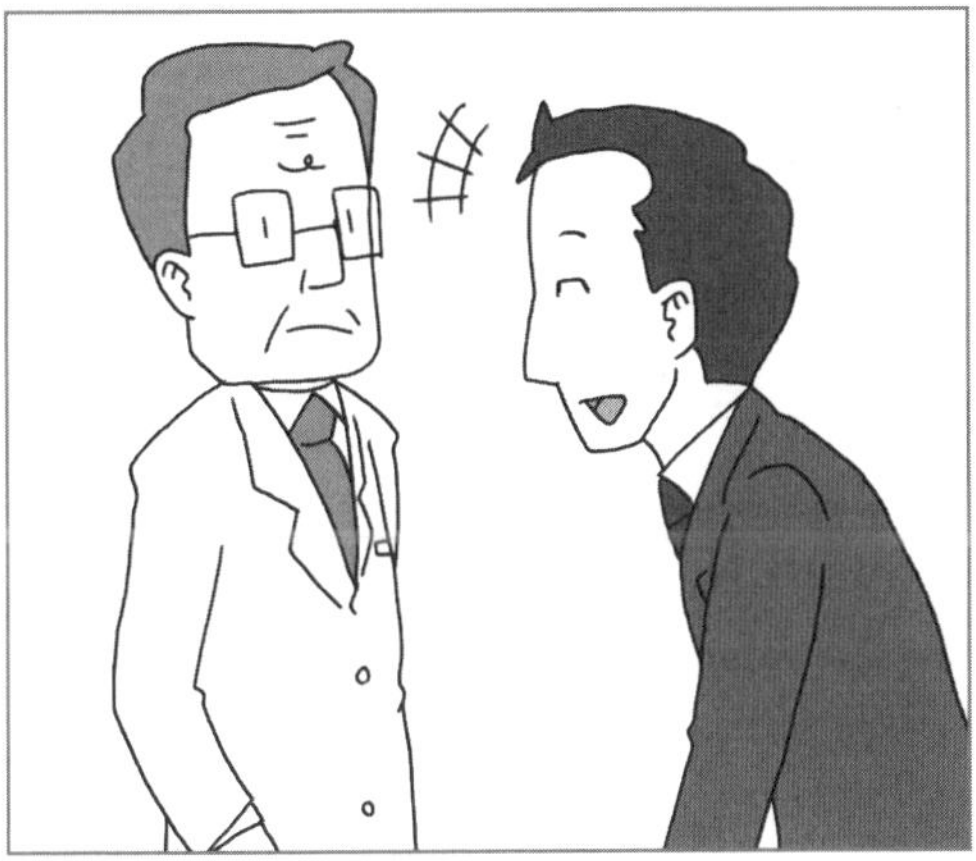

　大阪の病院に着き、医師と打ち合わせを行ないました。気難しい感じの医師でしたが、どうにかスムーズに臨床試験に入れそうです。

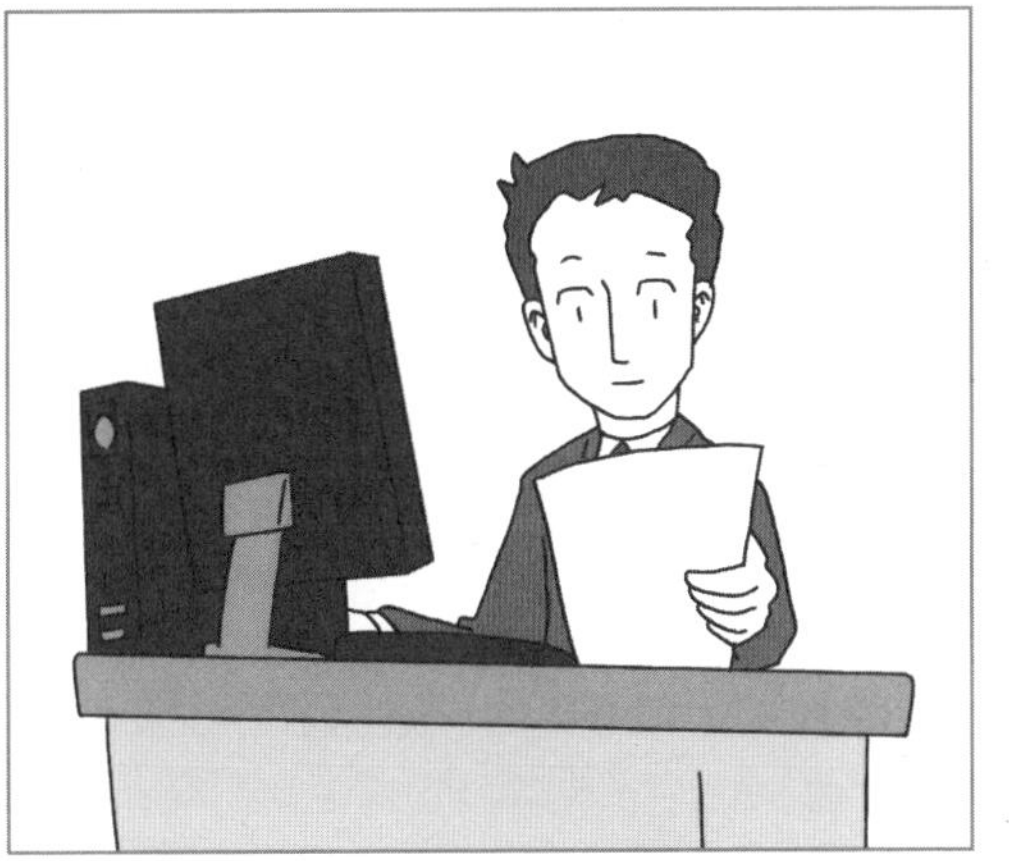

　その後、東京に戻り、他の臨床試験のデータが正しくそろっているか、書類に不備がないかを確認して、本日の業務が終わりました。業務終了後は、社内の勉強会に出席し同僚と食事をしてから帰宅しました。

　Ｐさんは、治験コーディネーターはこれからの医療発展に貢献する重要な仕事だと考えています。看護師とは違う満足感をもちながら毎日の仕事をしています。

治験コーディネーターとは

　治験コーディネーターとは、医薬品の開発に重要な役割を果たす臨床試験を円滑に進めるようにする人材です。

　治験コーディネーターは、ＣＲＣ(Clinical Research Coordinator)ともいわれ、医薬品の臨床試験が増えている昨今では、超売り手市場の職種でもあります。

　具体的な業務は、臨床試験の事務的な作業やスケジュール管理、関係者間の調整などです。看護師や薬剤師、臨床検査技師など、医療機関の経験者が転身するケースも増えています。

Notes on Nursing 3-9

その他で活動する看護師の仕事③ 大学、看護学校教員

大学教授Qさんの1日

医療業界への就職者は今後も増加が予想され、医療系大学への志望者も年々増加傾向にあります。看護学部・学科も例外ではありません。

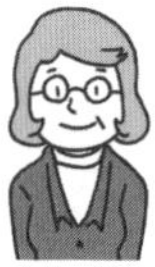

大学教授のQさんは、地域看護を専門とする看護学科の教授です。教授の主な仕事は教育と研究です。

◆

Q教授は、学生への講義演習・実習と学生の卒論・大学院生の論文指導のためのゼミを受けもっています。講義は、年々進歩する医学や看護知識と、医療の現場の両面を見ながら、時代錯誤の授業とならないように配慮しています。

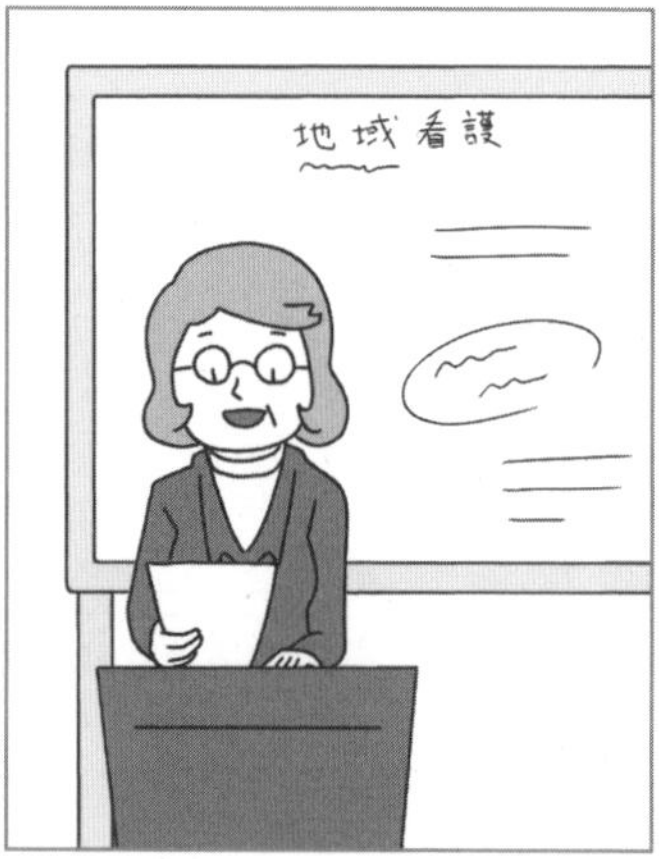

時には、近隣の病院や訪問看護ステーション、保健所などを見学し、ヒアリングすることで講義資料を作っています。

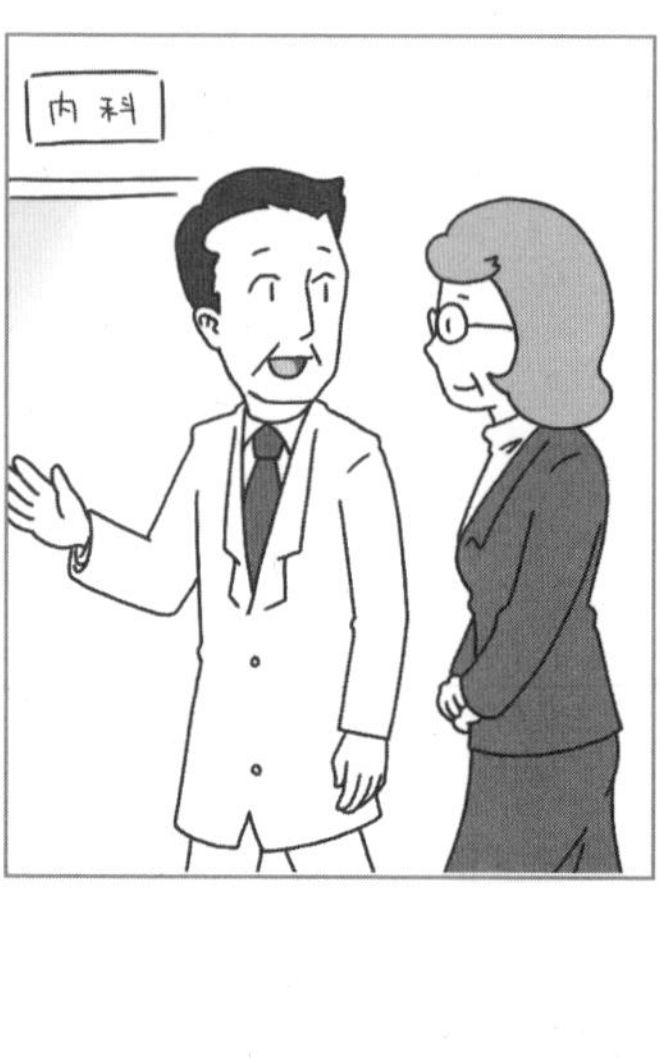

研究室に所属する大学生や大学院生の卒論・論文指導も行ないます。学生は将来、科学者としての第一歩を踏み出すため、研究成果も重要です。Q教授の指導にも熱が入ります。

また、研究成果を上げることと並んで重視されるのが研究費の獲得です。研究費の獲得は、大学における教授や研究室の評価にもつながるので、とても神経を使います。

研究は学会で発表することや、ＩＦ※の高い学会誌に掲載されることによって評価を受けます。それが、研究費の獲得につながるのです。

Ｑ教授は、午前中１時限目に講義があります。必修科目のため学生も多く出席しています。

学生に知識をできるだけ習得してもらうため、どうしても宿題も多くなってしまいます。

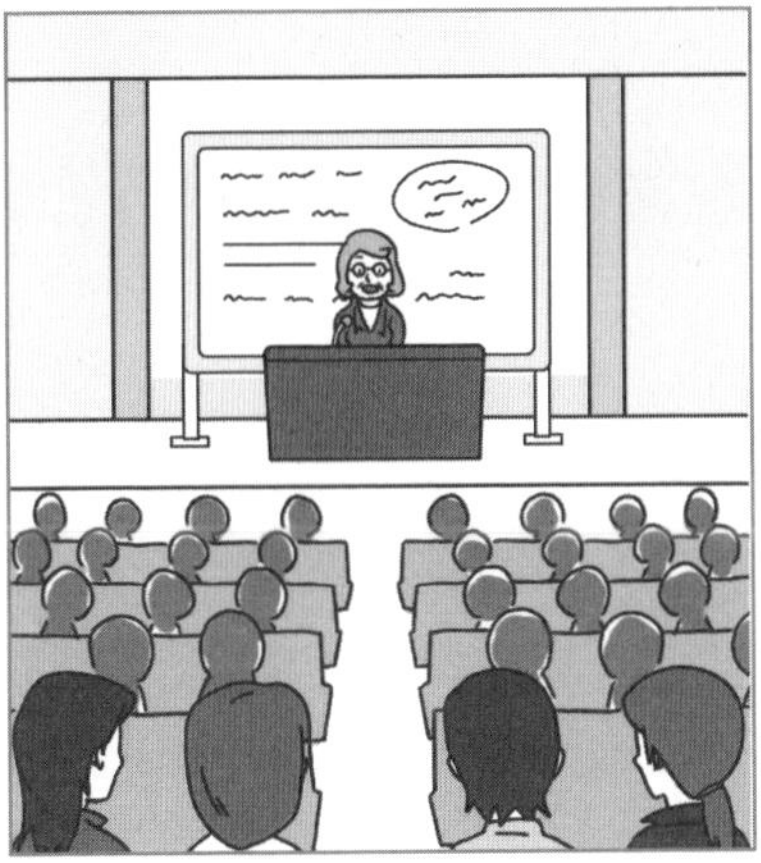

午後は、入試委員会の会議があります。入試委員会は、来年の受験生を増やす対策や、質のよい学生をどのように入学させるかについて議論しています。また、議論するだけではなく、オープンキャンパスや高校を訪問して模擬講義なども行ない、できるだけ多くの学生に大学を知ってもらうような努力もしています。

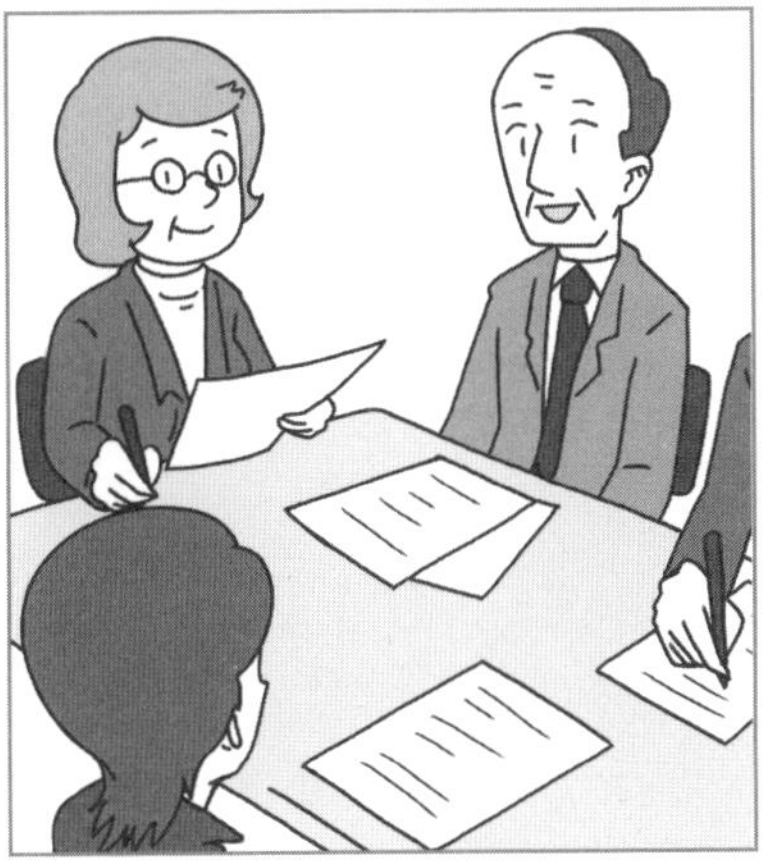

夕方には、ゼミで論文指導を行ないました。最近、社会人の大学院生が多いため、どうしてもゼミが夕方から夜間へとなりがちです。自分の研究や雑務をこなすと、帰宅できるのが深夜になることもしばしばです。

大学教授は裁量労働制のため、残業代はありませんが、Ｑ教授は自分の仕事にこの上ないやりがいを感じています。

大学の看護学科とは

医学の進歩に歩調を合わせて、看護師養成校が専門学校から短大・大学へと変化を遂げています。さらに、大学院も増え、看護学博士も誕生しています。

これまで、国立大学においても、看護師の養成は附属短大や附属医療専門学校で行なわれてきました。これらが、大学課程となることで、受験する学生もレベルアップしています。

さらに、近年の大学新設は医療系が多く、看護学科や薬学科を中心に設置が進んでいます。

※　ＩＦとは、Impact Factorの略で論文雑誌（Journal）の価値を評価する指標。

Column 3

看護師にまつわる課題

◆看護師不足

病院看護師の不足は以前よりいわれていますが、2006年４月以降の看護師不足はとくに深刻です。看護師を募集している病院の採用規模が大きすぎて、大学病院では100人以上の新卒募集も珍しくありません。さらに、これまで中途採用をしていなかった病院でも中途採用を始めました。そのため、中小病院では退職した看護師の補充ができないところが増えています。その結果、人員不足で疲弊した看護師が退職するという悪循環に陥っています。

◆在宅医療との連携

医療政策に後押しされた在宅医療ですが、思うように伸びていないのが実状です。その理由は、在宅医療の整備の遅れ、医療機関と在宅医療・介護施設との連携ができていないことなどがあげられます。

また、在宅医療を進展させる環境整備の遅れも原因の１つです。たとえば、24時間訪問対応の医療機関が少ないこと、医師不足のため緊急時に入院可能な医療機関も少ないことなどです。さらに、病院（医師や看護師）の在宅医療に対する理解が薄いこともあります。とくに訪問看護は歴史が浅く、病棟看護師にとってはその看護内容の実態が見えにくいといえます。

◆新人育成と離職防止

新人看護師の離職は深刻な問題です。医療が高度化・細分化する一方、看護部の余裕のなさから新人の教育が追いつかないのが原因といえます。診療科も細分化・専門化する傾向にあり、新人は現場で得た知識を十分に消化しきれずストレスが溜まります。最近の医療政策により患者の在院日数は減少傾向にあり、看護師の多忙ぶりに拍車をかけます。新人ナースにとっては、体力的にも頭脳的にも限界になり離職してしまうのです。この問題の解決には、看護部内に余裕を作り新人教育を行なうのが１番の早道でしょう。

◆管理者の教育

病棟の師長や主任など、中間管理職の育成は病棟のマネジメントを円滑に進めるうえで非常に重要な問題です。中間管理職次第で病棟の離職者の数が変わるともいわれています。たとえば、看護協会には認定看護管理者という教育コースがありますが、このコースに参加できる人数は限られているうえ、中小病院は研修に出せるほど人員に余裕がないため、なかなか参加できないのが実状です。

4章

看護と処置のしくみ

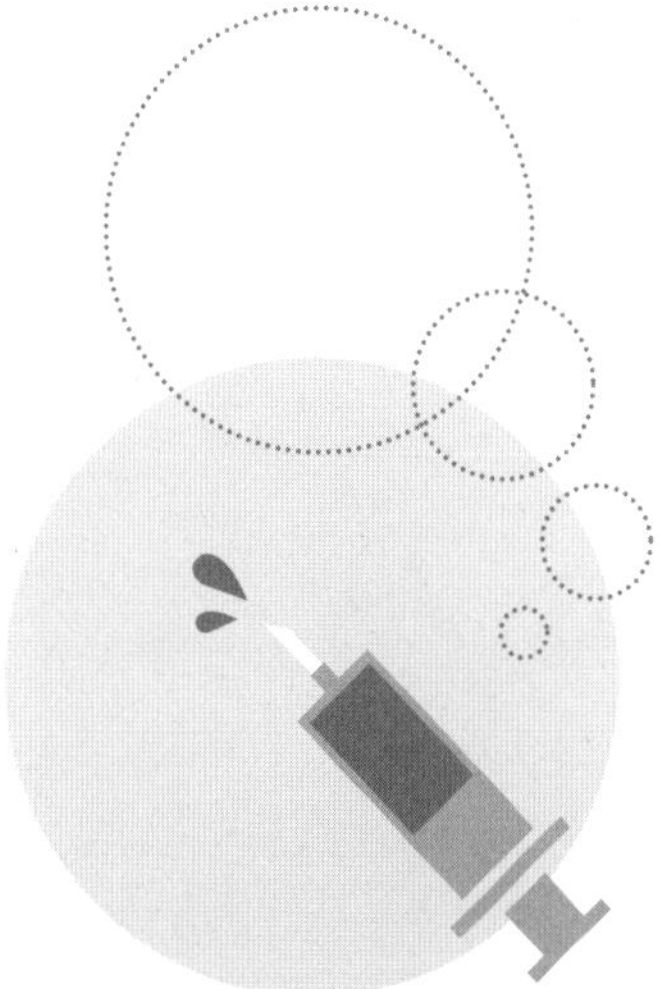

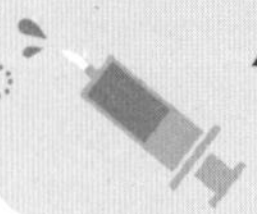

創傷処置の方法とポイント

創傷とは、体表面を覆う皮膚を外的要因および内的要因によって損傷することをいいます。一般的には「傷」と呼ばれるものです。

日常生活では、「切り傷」「刺し傷」「擦り傷」「やけど」「褥瘡《じょくそう》（床ずれ）」など、さまざまな傷があります。

創傷の観察ポイント

創傷の処置をする前に必ずするのが「観察」です。観察により、創傷の状態を次のような観点で把握し、処置の方法を決めます。

❶ 大きさ

治癒の進行をみるためにスケールなどで図り、記録をします。

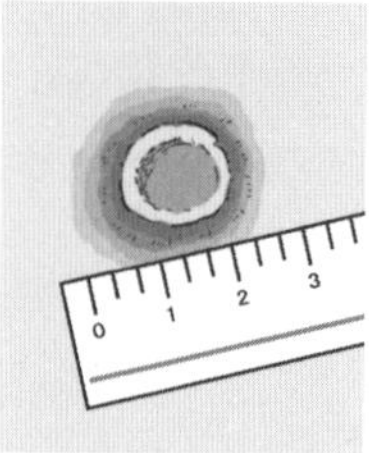

❷ 深さ

皮膚のどの層（表皮層、真皮層、皮下脂肪層）まで傷が達しているかをみます。

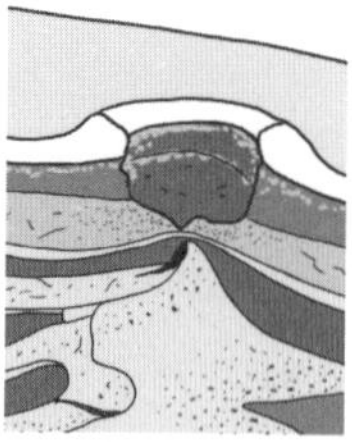

❸ 色

赤みがあるか、白くなっていないかなどをみます。

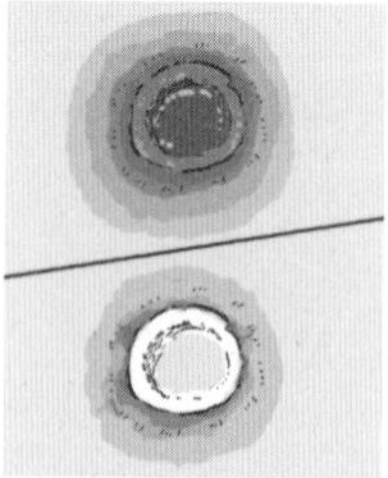

❹ 出血の有無

出血がないかをみて確認します。

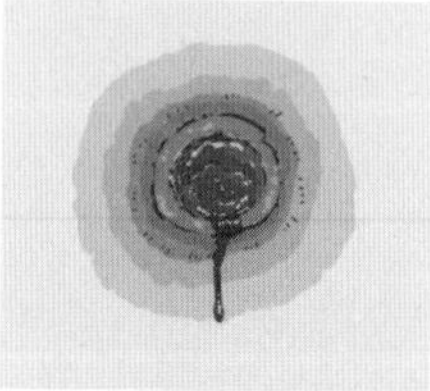

❺ 浸出液の有無

浸出液とは傷から出てくる無色から白黄色の液体のことで、これが出ていないか見て確認します。

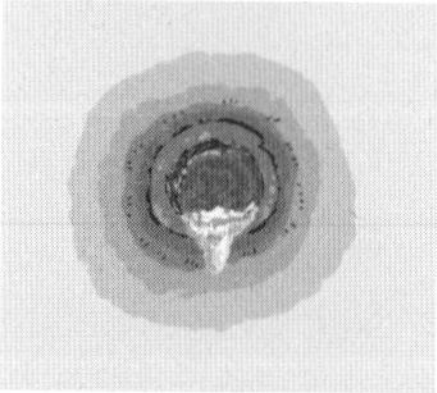

❻ 感染の有無

赤く腫れあがっていたり、熱感がある場合は感染を疑います。

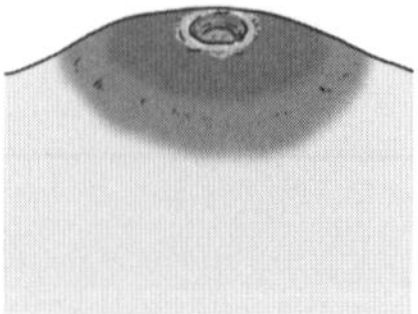

処置の方法

観察をしたあと、状況に合わせた処置をします。以前は傷の処置といえば「消毒」「ガーゼ」「テープ固定」だけでしたが、現在では、さまざまな方法が取られています。

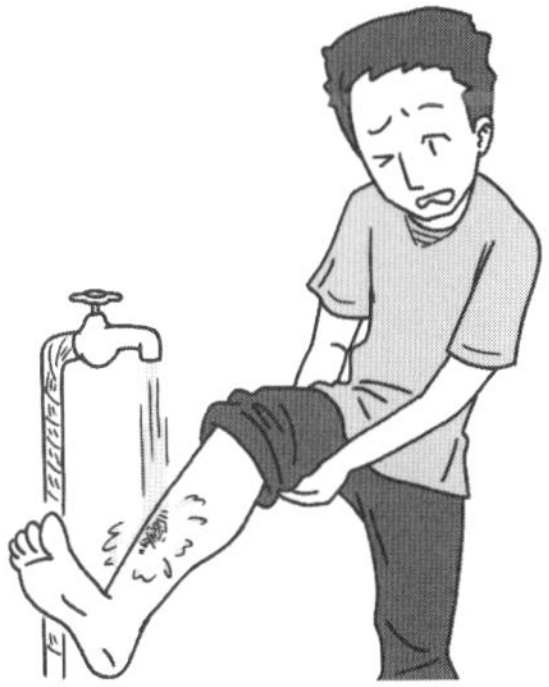

処置の第一歩は「洗浄」。生理的食塩水で創傷を洗い流します。緊急で生理的食塩水がない場合は、水道水でも可能です。

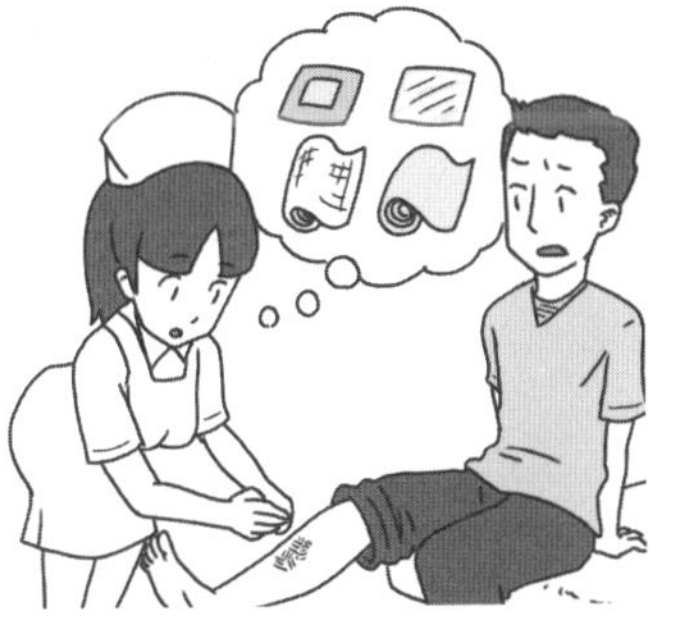

次に、創傷の治癒に最適な環境を保つため、被覆材を選択し、創傷の処置をします。

※生理的食塩水とは濃度約0.9%の食塩水のことで、細胞液、体液、血液と同じ浸透圧をもつ。「生理食塩水」とも呼ばれる。

被覆材の種類

創傷の処置に使用される被覆材は、さまざまな状態の創傷に対応できるタイプが開発されています。

ハイドロコロイドドレッシングのはたらき

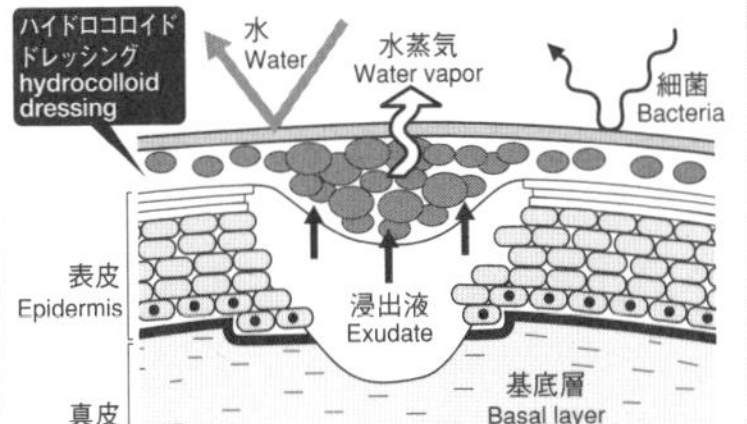

皮膚の構造

▶ガーゼ
入手しやすく安価。感染のない浅い傷の保護などに使用される。

▶ポリウレタンフィルム
皮膚に密着する透明なシート。傷の観察がしやすく、水蒸気透過性、防水性に優れている。

▶ハイドロコロイド・ドレッシング
クッション性のあるシート。使用面は親水性コロイド粒子でできており、粘着性がある。このため、浸出液を吸収し創傷を湿潤な環境に保つことができる（図参照）。

▶ハイドロゲル・ドレッシング
ゲル状、シート状のタイプがあり、主成分は水分。乾燥気味の創傷に用いる。

▶ポリウレタンフォーム・ドレッシング
使用面は吸水性の高いポリウレタンでできており、浸出液の多い創傷に向いている。

▶アルギネート・ドレッシング
アルギン酸塩を繊維状にしたもので、吸水性がある。止血効果があるため、出血をともなう創傷の処置に使用される。

（出所）夏井睦「新しい創傷治療」を参照して構成

Notes on Nursing 4-2

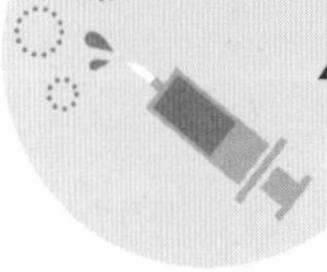

採血の方法とポイント

健康診断や疾患の診断など、血液検査は身体の具合を知るうえで欠かせない検査。適正な検体を手際よく得るため、看護師は手際よく採血をしなければなりません。

必要な物品

以下のような手順でさまざまな物品を準備し、間違わないようにラベルを貼り、採血後は慎重に物品を処理します。

① 真空採血管

血液を入れる試験管。検査によって使用する採血管は異なり、採取量も異なります。

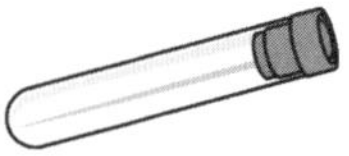

② 駆血帯

腕をしばるために使います。通常、上腕（肘から5cm程度上部）を縛り、腕の血流を抑えます。

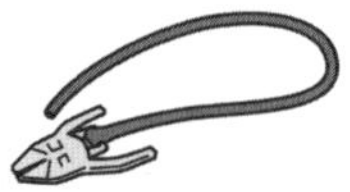

③ ホルダー

採血管を入れて固定するものです。採血針を固定し、採血管をホルダーに入れて押し入れます。

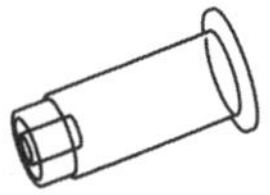

④ 真空採血管用採血針

使用する針の太さには21Gと22Gがあります。ホルダーに固定する側はねじ式になっています。

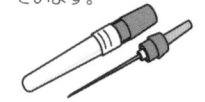

⑤ 検査伝票

被検者の氏名や検査の種類などをこのラベルで確認します。

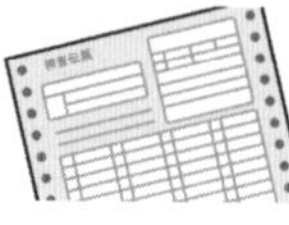

⑥ 検体ラベル

採血のあと、被検者の氏名や所属、期日を記入して採血管に貼付します。

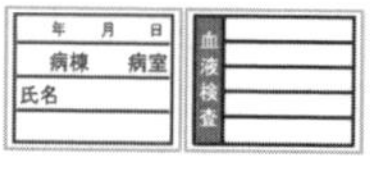

⑦ 消毒用アルコール綿

針を抜いたあと、採血部位の消毒をします。

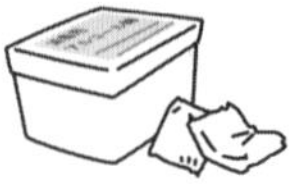

⑧ テープもしくは絆創膏

採血部位の止血、固定に使用します。

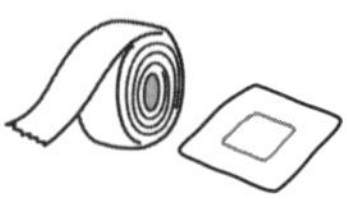

⑨ 肘枕

採血時に被検者の腕を乗せ、安定させます。

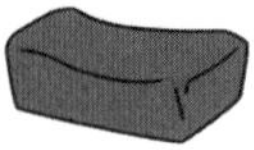

⑩ 医療廃棄物容器

使用済み採血針を入れて注意深く処理します。

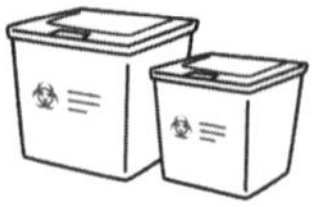

採血の手順 一般的な手順を紹介します。

❶被検者に検査の目的や採血方法、採血量を説明します。

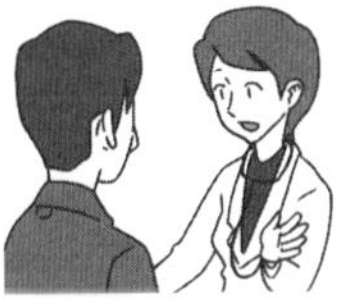

❷腕（通常は利き腕でないほう）を出してもらい、採血部位を選びます。

❸肘枕を腕の下におき、採血部位が伸びるように安定させます。

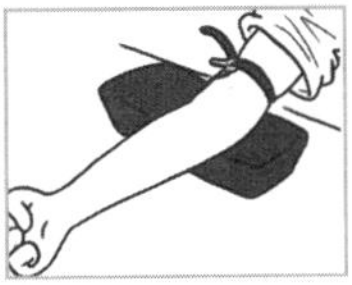

❹ホルダーに採血針をセットします。

❺採血管と検体ラベルを確認して用意します。

❻採血部位の5cm程度上部に駆血帯を巻きます。

❼採血部位の消毒をします。

❽被検者に母指を中にして手を握ってもらいます。

❾静脈を確認し採血部位を怒張させます。

❿腕から10度から15度程度の角度で採血針を固定し、静脈に針を刺入します。

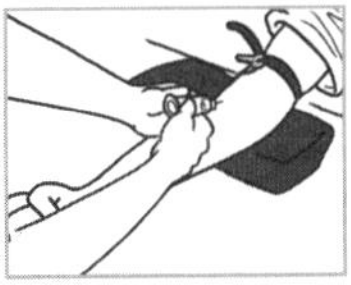

⓫ホルダーを動かさないよう固定し、採血管を差し込みます。

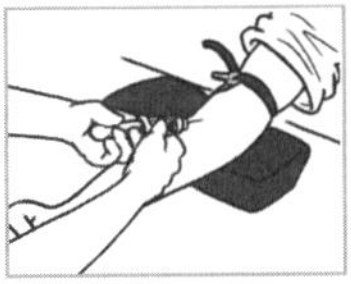

⓬血液の流入を確認し、流入が停止したら採血管を抜き取ります。続けて、別の採血管を差し込みます。

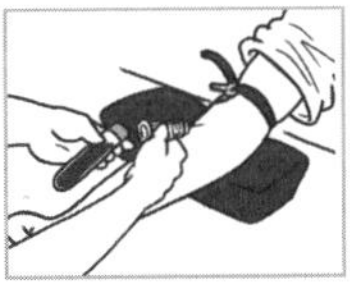

⓭採血がすべて終了したら、被検者に手を楽にしてもらい、駆血帯をはずします。その後で針を抜きます。

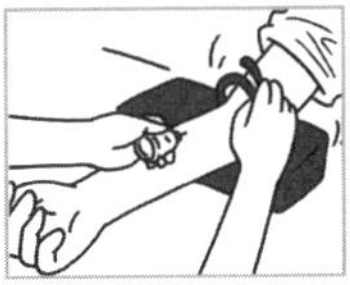

⓮採血部位を軽くアルコール綿で押さえ、採血針を抜き、アルコール綿をテープ固定します。

採血管の種類と主な検査

①分離剤入り採血管（血清）
採血量：6ml
主な検査：酵素検査、電解質検査、脂質検査

②分離剤無し採血管（血清・血球）
採血量：7ml
主な検査：血液型検査、輸血適合検査、薬物濃度検査

③抗凝固剤＆解糖阻止剤入り採血管（血漿）
薬剤名：ＥＤＴＡＮａ2、フッ化Ｎａ
採血量：2ml
主な検査：血糖検査

④抗凝固剤入り採血管（全血）
薬剤名：ＥＤＴＡ2Ｋ
採血量：2ml
主な検査：血球数算定検査

⑤抗凝固剤入り採血管（全血）
薬剤名：クエン酸Ｎａ
採血量：2ml
主な検査：赤血球沈降、速度検査

⑥抗凝固剤入り採血管（全血）
薬剤名：ヘパリンＮａ
採血量：7ml
主な検査：アンモニア検査

⑦抗凝固剤入り採血管（血漿）
薬剤名：クエン酸Ｎａ
採血量：1.8ml
主な検査：凝固検査

⑧抗プラスミン剤入り採血管（血清）
薬剤名：抗プラスミン剤
採血量：2ml
主な検査：ＦＤＰ検査

Notes on Nursing 4-3

胃瘻《いろう》(PEG《ペグ》)の方法とポイント

脳梗塞の後遺症などで麻痺がある場合や、がんの化学療法などの影響で口から食事がとれなくなった場合、栄養の補給をするために大きく2つの方法があります。腸の機能が保たれている場合は「経腸栄養」、保たれていない場合は「静脈栄養」を用います。

経腸栄養にはさらに2つの方法があり、短期間の場合は「経鼻栄養」、長期間の場合は「胃瘻・腸瘻」を用います。

ここでは、一般に多くみられる胃瘻について説明します。

「胃瘻」とはどんなもの？

胃瘻はPEGとも呼ばれ、経皮内視鏡的胃瘻造設術（Percutaneous Endoscopic Gastrostomy）の略語です。

経口（いわゆる口）からの栄養の摂取が不可能な場合は経管栄養が必要となり、腸活動があって長期間にわたる場合に適用となります。


内視鏡を使用して、腹部に胃の内部まで穴を開け、ボタン（バンパー型、バルーン型がある）のついた管を通します。このボタンが胃の内部に引っかかることにより固定されます。

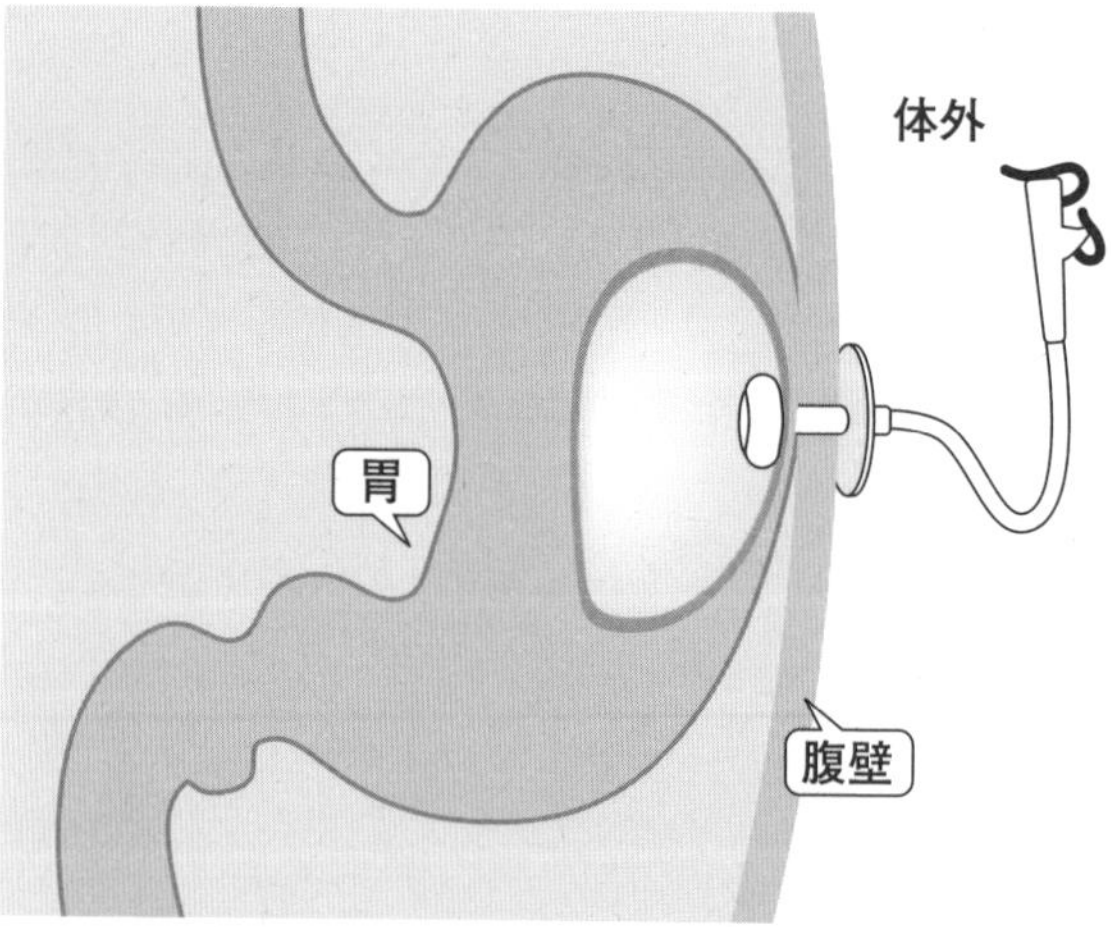

挿入後しばらくは挿入部位に発赤が見られることがありますが、ピアスの穴のように傷口がおさまり、痛みや不快感を感じることはありません。そのため、入浴も可能です。また、管を抜けば、数日後にはその穴は自然にふさがります。

胃瘻から栄養摂取をする手順

【用意するもの】

- 経腸用イルリガートル（経腸栄養セット）
- カテーテルチップ型注射器
- 微温湯
- 栄養剤
- スタンド

❶経腸用イルリガートルなどに栄養剤を入れて準備をします。

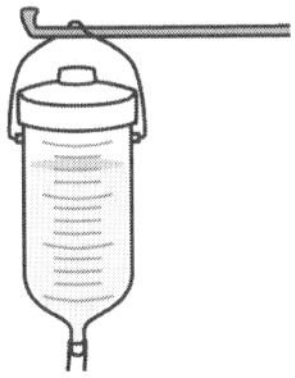

❷体を起こし、座位もしくはファウラー位で安楽な体勢を整えます。

※ファウラー位とは、背もたれがうしろにリクライニングし、膝が持ち上がった姿勢。

❸胃瘻の先を取り出し、周辺の皮フに発赤や水泡、腫脹など変わったことがないか確認します。

❹注射器で微温湯を注入して、つまりがないか確認します。

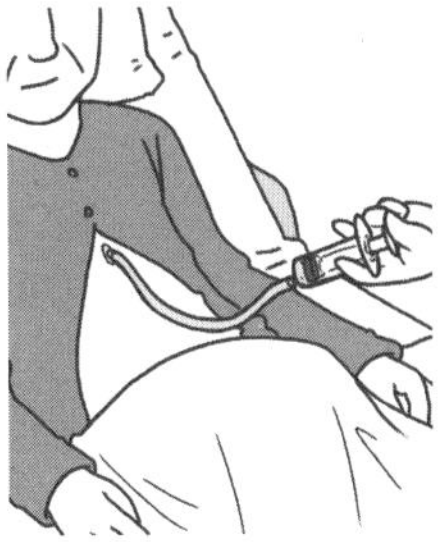

❺用意した経腸用イルリガートルを胃瘻の管に接続して、クレンメをゆるめます。

※速度は個人差がありますが、400mlを1〜2時間かけて摂取します。
※クレンメとは滴下数を調節するもの。

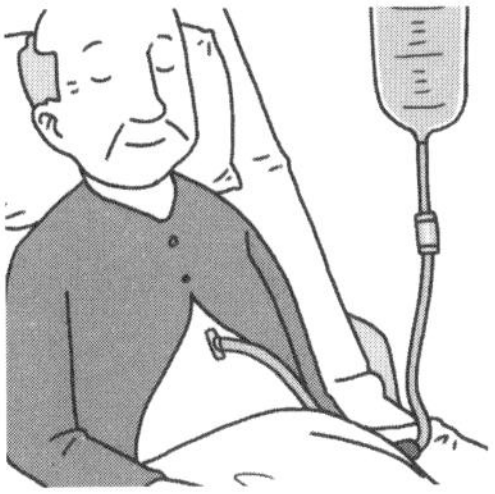

❻すべて摂取し終わったらクレンメをとめ、イルリガートルをはずします。

❼最後に注射器などで微温湯を流します。

ASPEN（アメリカ静脈経腸栄養学会）のガイドライン

口から食べられなくなっても、消化管（胃腸）が利用できる場合は経腸栄養（栄養を腸から吸収する）になります。口や食道の替わりに管を使うので、経管栄養といいます。短期間であれば鼻からチューブを入れて栄養をとりますが、長期間になる場合は胃瘻や腸瘻からの栄養投与が望ましいとされています。消化管が利用できない場合には、血管からの点滴で栄養を投与する「静脈栄養」になります。

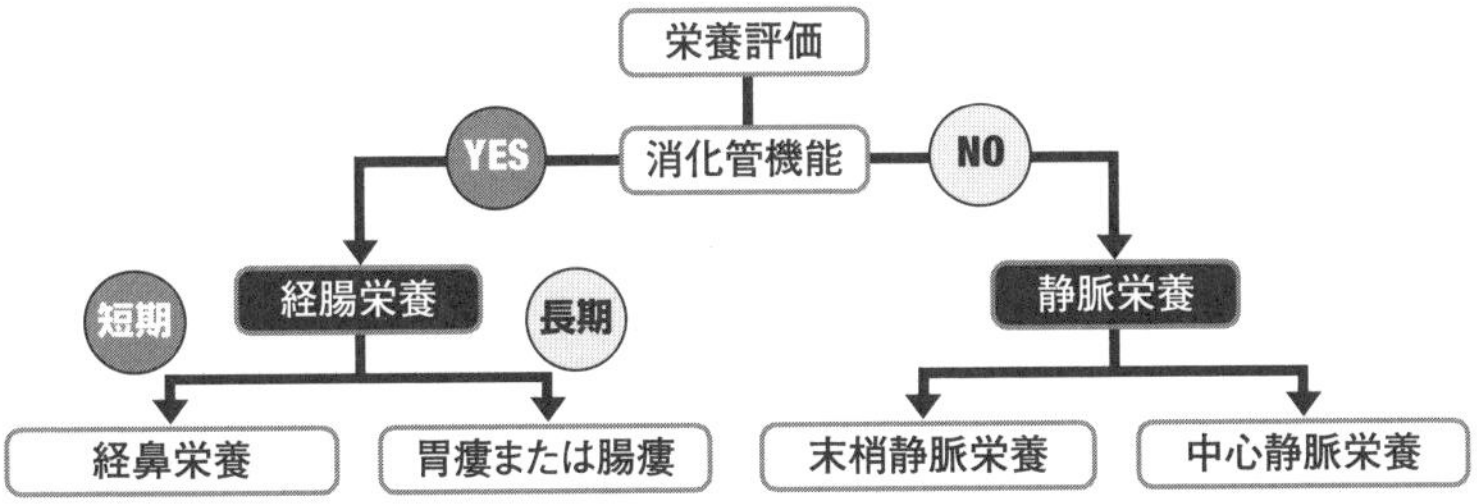

※「栄養補給の投与経路」ASPENのガイドラインを参考に作成

Notes on Nursing 4-4

点滴（静脈内注射）の方法とポイント

点滴は医療機関などで最も目にすることの多い治療法の１つで、持続的に水分や電解質、薬剤、栄養を静脈を経由して注入することができます。
医師の処方箋をもとに準備や治療が行なわれます。

薬剤、ルートの準備と手順

【必要物品】

●処方箋
患者の氏名と薬剤の内容を確認します。

●輸液ボトル
点滴のベースとなります。

●薬剤
薬品によってはさまざまな規格があるので、ダブルチェックをします。

●注射器と注射針
薬剤を吸い上げ、輸液ボトルに入れる際に使用します。一般に、注射針は薬剤を吸いやすい18Gの太い針を使います。

●翼状針もしくは留置針
持続時間によって選択、薬剤の種類や患者の結果の状態を見て針の太さを選択します。

●輸液セット
用途に合わせた滴下数のものを選びます。

●延長チューブ
必要に応じて使用します。

●三方活栓
ベースとなる点滴のルートとは別の薬剤を接続する場合に使用します。

●アルコール綿、膿盆
薬剤を輸液ボトルにつめる際や、針を刺す際の消毒にアルコール綿を使います。膿盆には使用済みの物品を入れます。

輸液セット

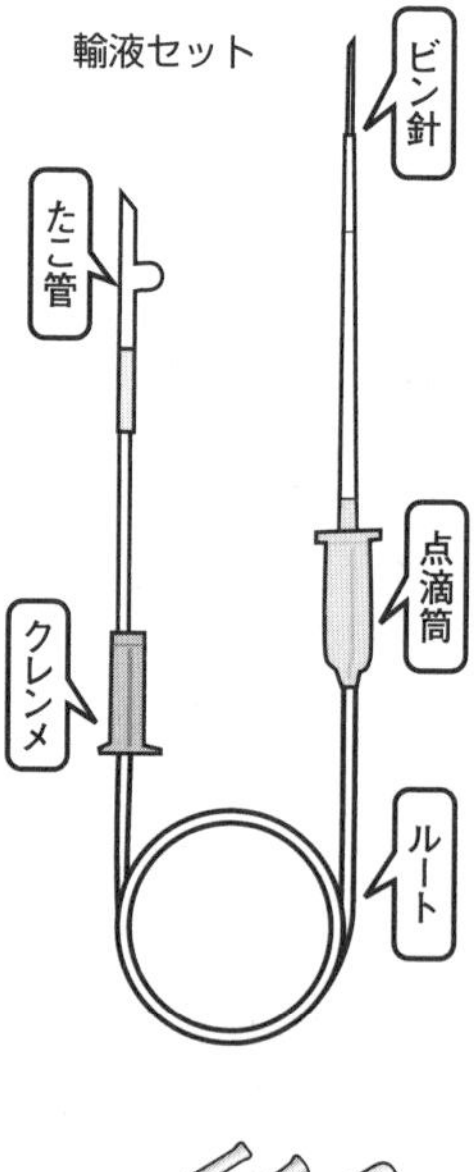

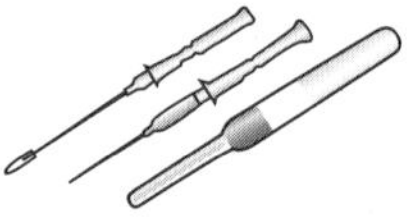

留置針

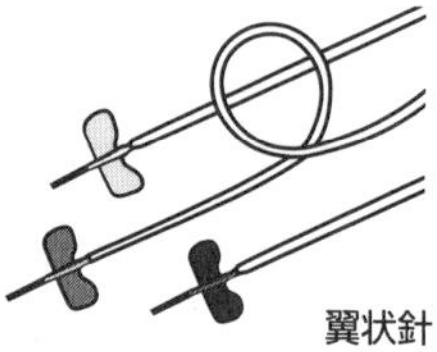

翼状針

【手順】

❶輸液ボトルに必要な薬剤を注入し、セットします。

❷輸液セットを袋から取り出し、翼状針を使用する場合は接続をしてクレンメを閉じます。

❸輸液ボトルの口をアルコール綿で消毒します。

❹ビン針を輸液ボトルの口のくぼみに挿入します。

❺輸液ボトルを点滴スタンドに吊り下げます。

❻輸液セットの点滴筒を親指と人差し指ではさみ、軽く押して輸液で半分程度満たします。

❼たこ管の凸部分を下にして持ち、クレンメを開き、凸部分に輸液が満たされるのを確認しながらルートを輸液で満たし、クレンメを閉じます。

❽液を満たしたルート内に空気が混入していないか確認します。もし、ルートに空気が混入している場合、空気の泡の入ったルートを指ではじいて空気が上にいくようにします。クレンメをゆるめて液を少し流し、空気を外に流します。

刺入の手順

【必要物品】

- 用意した輸液ボトルと輸液セット
- 駆血帯
- 膿盆
- アルコール綿
- テープおよび被覆材
- 点滴針（留置針または翼状針）
- 肘枕
- 点滴スタンド
- 処方箋

【手順】

❶処方箋をもとに、患者の氏名、薬剤の内容、滴下数を確認します。

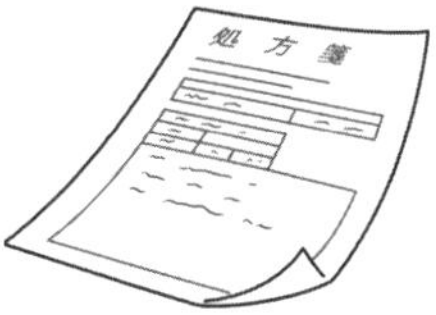

❷患者に点滴の必要性を説明します。

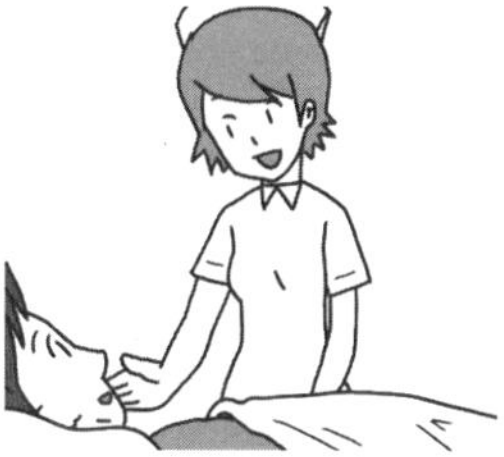

❸点滴スタンドに輸液ボトルをかけ、必要物品をならべます（固定用に使うテープなどを切っておく）。

❹患者の利き腕でない側の腕を出してもらいます。

❺適当と思われる静脈をさがし、その部位が伸びるように肘枕で安定させます。

❻駆血帯を刺入部位の5cm上部にしばります。

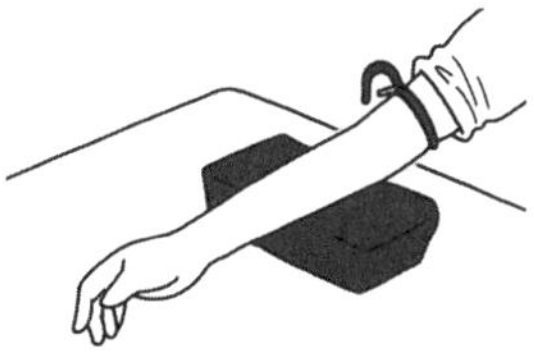

❼アルコール綿で刺入部位を消毒します。

❽点滴針を刺入します。

❾血液の逆流を確認し、患者にしびれがないかを確認します。

❿駆血帯をはずし、クレンメを緩め、輸液を滴下させます。刺入部位周囲に腫れや発赤、患者に痛みがないかを確認し、テープで刺入部を固定します。

⓫留置針の場合はポリウレタンフィルム材で刺入部を固定し、刺入部を取り囲むようにルートをループ状に固定します。

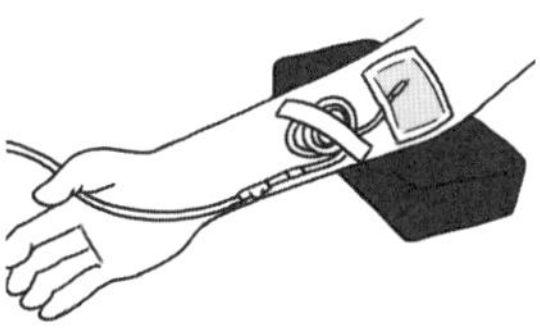

⓬たこ管の凸部分を上側にして皮膚に固定します。

⓭患者の活動や環境に応じた固定をします。

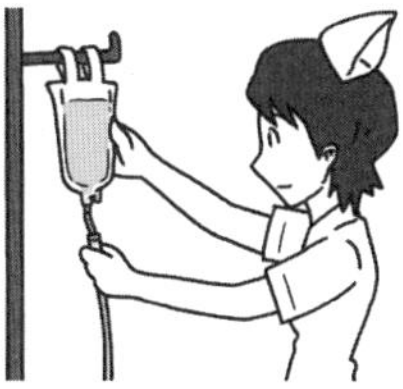

⓮医師の指示にもとづいた滴下数に調整をします。

Notes on Nursing

4-5

点滴（中心静脈カテーテル）の方法とポイント

中心静脈カテーテルは、口から食事を摂取できず、また、消化管機能が保たれていない場合（4章－3参照）で、その状態が2週間以上続く場合に適用されます。また、がん治療中で抗がん剤を投与する場合にも用いられます。この点滴は大静脈に深く針を挿入するため、医師によって行なわれます。

中心静脈カテーテルの挿入手順

❶患者に説明し、お手洗いをすませてもらいます。

⬇

❷患者に仰向けになってもらい、刺入部位によってはクッションなどで両足を挙上します。

⬇

❸刺入部位の消毒をします。

⬇

❹刺入部位に滅菌布をかけます。

⬇

❺刺入部位に局所麻酔をし、針を刺入します。

⬇

❻カテーテルが留置されたら、皮膚に縫いつけます。

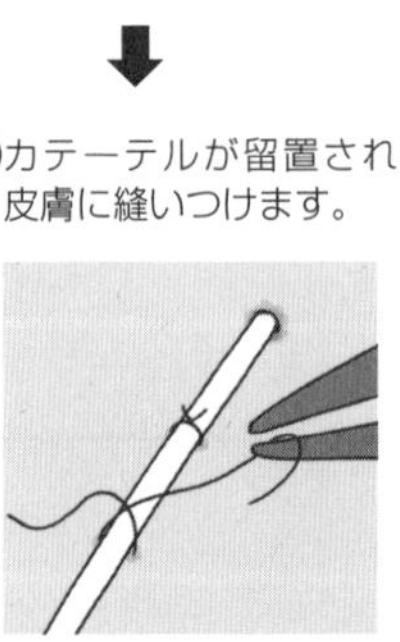

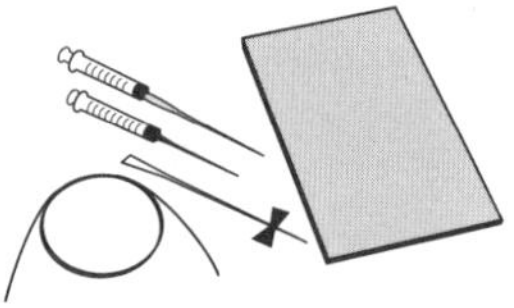

大静脈
身体の静脈血を集めて心臓にもどす血管。血流量が多い。

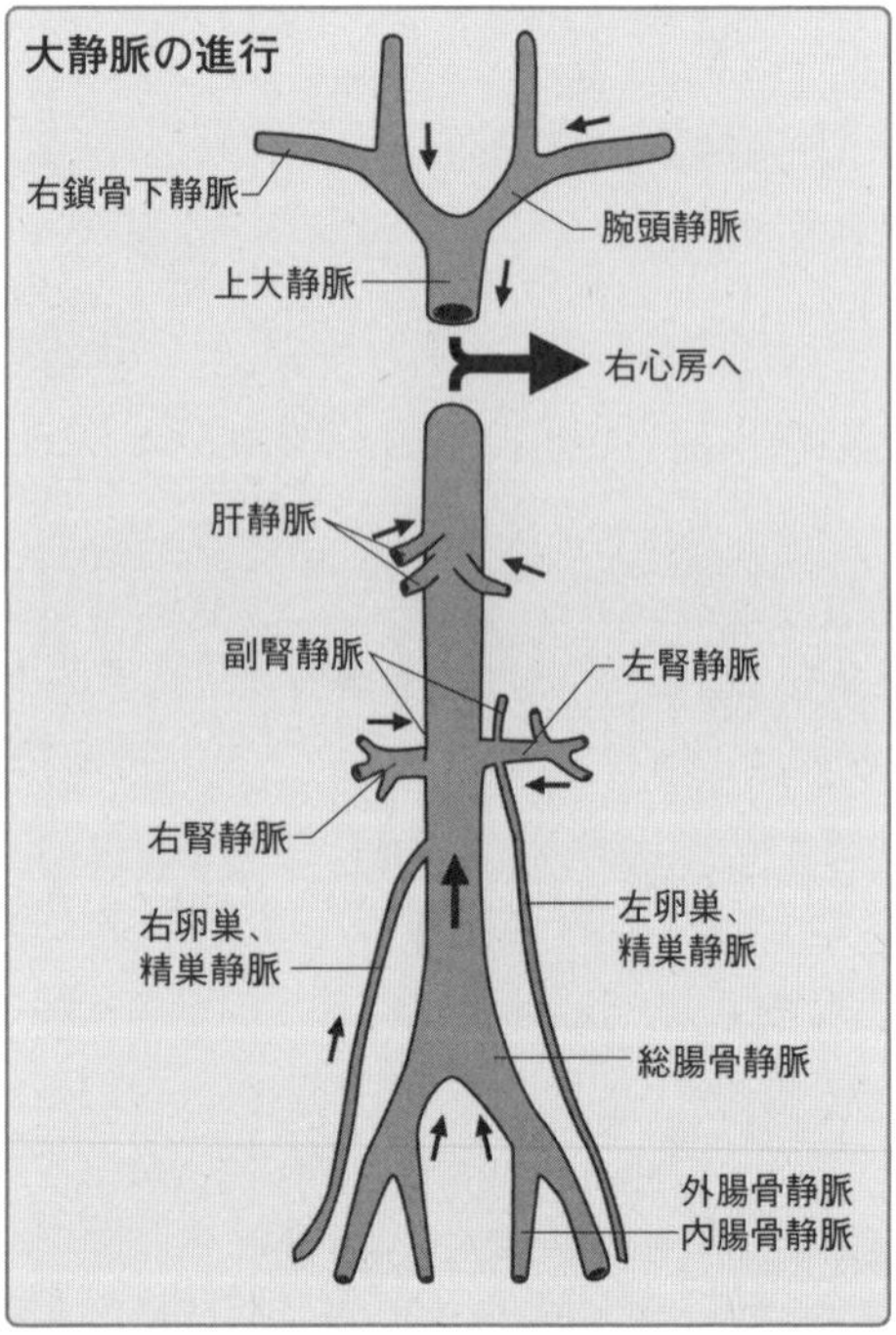

中心静脈カテーテル留置の際の患者のケア

中心静脈カテーテルは、長期間、患者の身体に輸液ルートがつながっている状態が続きます。最も気をつけたい点は合併症の予防ですが、患者のストレスに対する細かい配慮も欠かせません。

【観察】

合併症にはカテーテルが原因と思われるものから、輸液そのものによるものなどがあります。そのため、中心静脈カテーテル留置中の患者に対する全身の観察が必要です。

- **バイタルサインをチェック**
体温、血圧、脈拍等に気を配ります。

- **中心静脈圧※**
心機能、体内水分量が適正かどうかを見ます。

※心機能を測るもの。基準値は5cmH20～10cmH20で、これよりも高い場合には体内にたまる水分の量が多く、右心房から肺血管へ送られる血流量が少ないことを示す。

- **血液検査データ**
とくにＣＲＰや白血球数をみることにより感染の有無を確認します。

- **刺入部位の皮フの観察**
発赤、腫脹、熱感がないかどうかを見ます。

刺入部位の消毒と被覆交換

週に2回程度、定期的に刺入部位の消毒と被覆材の交換を行ないます。刺入部位の固定には、観察しやすいように透明なポリウレタンフィルムを使用します。
また、点滴ルートは週に2回程度、カテーテルは1～2週間に1度交換します。

ストレス、日常生活動作への援助

長期間にわたって患者の身体に点滴ルートがつながっており、患者が感じるストレスは日々増していきます。静脈内注射とは違い、かなり長いカテーテルが体内に挿入され、縫合糸によって固定されているため、抜けにくいのでルートを強く引っ張らないなど気をつければ、シャワー浴なども可能です。
そのため、排泄、清潔行動に関しては可能な限り普通にしてもらうよう、看護師が配慮することが必要です。

中心静脈カテーテルのメリットとデメリット

メリット

①消化吸収が不要。
②消化管の安静を保つことができる。
③持続的に静脈ラインを確保することができる。
④中心静脈圧を測定することができる。
⑤水分電解質の管理をすることができる。

デメリット

①挿入に時間がかかり、医師の技術力が必要。
②代謝性合併症を引き起こしやすい。
③カテーテルに起因する感染症を引き起こしやすい。
④輸液の調合やルートの管理に手間がかかる。
⑤消化管機能の低下や過剰栄養になりやすい。
⑥持続的であるため、日常生活動作に支障をきたしたり、ストレスを引き起こしやすい。

※日本静脈・経腸栄養研究会編集『静脈・経腸栄養ガイドライン』ヘルス出版（1998）を参照して構成

Notes on Nursing
4-6

注射の方法とポイント

注射に対する患者のストレスは大きいものですが、治療目的のほか、検査、手術の前など、その頻度は高いので、看護師としてはぜひスムーズに行なえるような技術をマスターしておきたいものです。

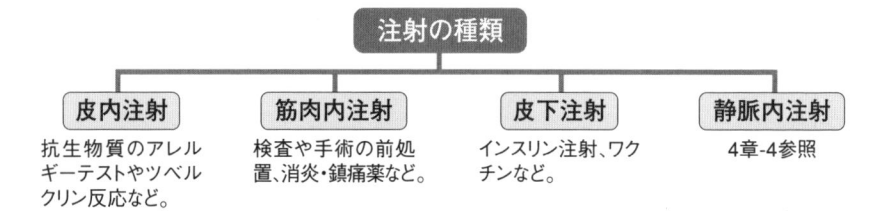

注射の種類

- **皮内注射**：抗生物質のアレルギーテストやツベルクリン反応など。
- **筋肉内注射**：検査や手術の前処置、消炎・鎮痛薬など。
- **皮下注射**：インスリン注射、ワクチンなど。
- **静脈内注射**：4章-4参照

皮内注射の手順

（ツベルクリン反応の場合）

❶皮内注射用注射器を2本用意し、1本はテスト用薬、残りは対照液（生理的食塩水）を吸います。

➡

❷患者にテストの説明を行ない、前腕内側（テストがしやすい部位を選ぶ）を出してもらいます。

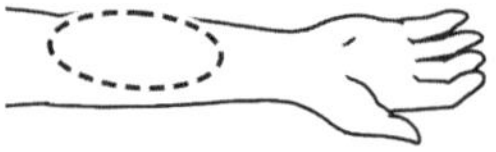

❸注射部位をアルコール綿で消毒します。

⬇

❹消毒液が乾いたかを確認して、皮膚を針の先ですくうようにして3mm程度刺し、薬液を注入します（皮膚の上部が薬液でふっくらと持ち上がる）。

⬅

❺同様に、部位を変えて対照液を注入します。

⬅

❻針を抜いてから、あまり強く押さないように刺入部の上をアルコール綿で拭きます。

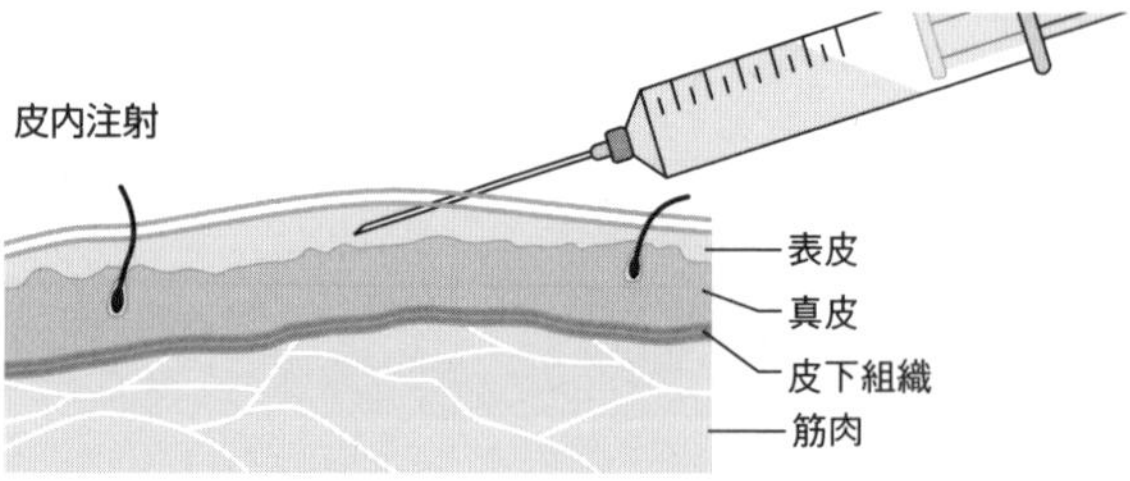

皮下注射の手順

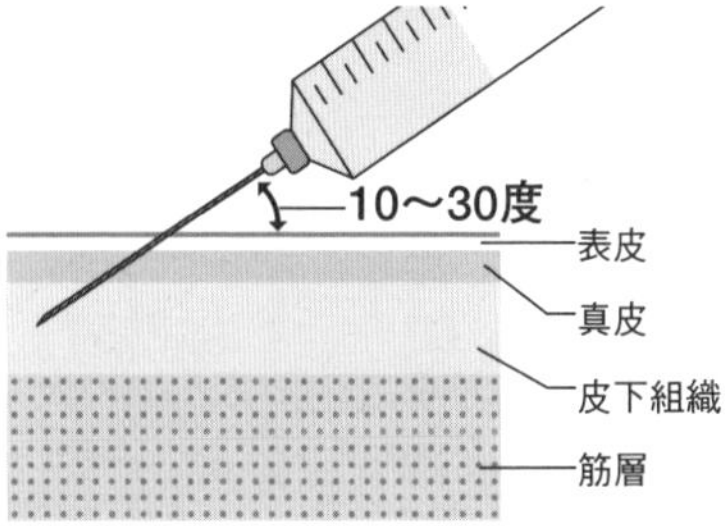

❶注射器に薬液を吸います。

⬇

❷患者に注射の説明をして、神経や血管を避ける部位（上腕、大腿など）を出してもらいます。

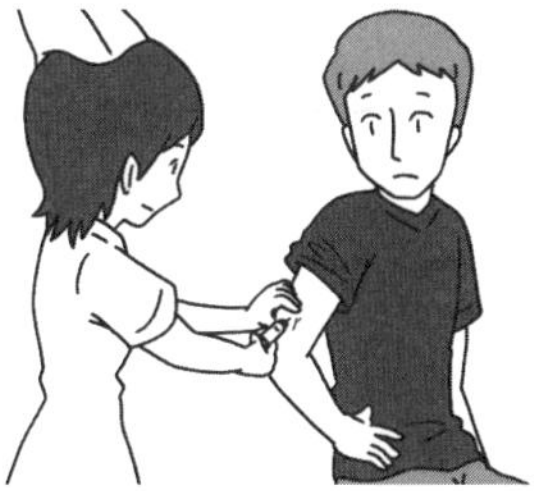

⬇

❸注射部位をアルコール綿で消毒します。

⬇

❹注射部位がふくよかな場合は部位を少し手前に引いて伸展させ、やせている場合はつまみあげ、注射器を皮膚から30度前後に傾けて刺入します。

⬇

❺患者の身体にしびれがある様子はないか、血液の逆流がないかを確認して、薬液を注入します。

⬇

❻針を抜き、アルコール綿で軽く揉みます。

筋肉内注射の手順

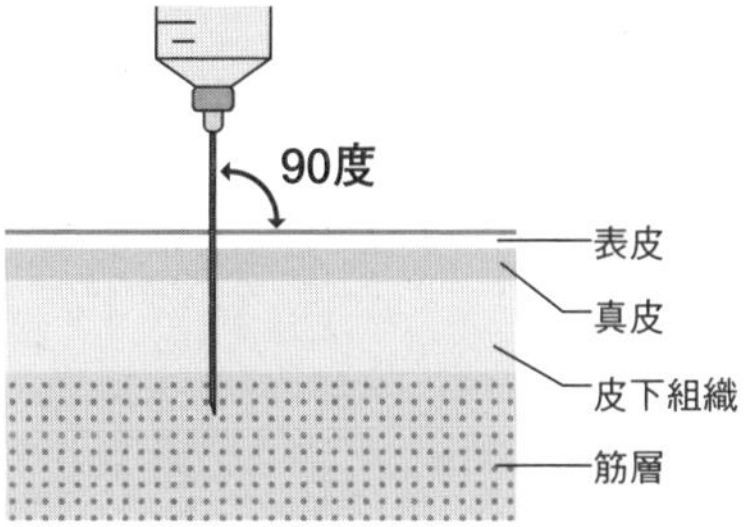

❶注射器に薬液を吸います。

⬇

❷患者に注射の説明をし、神経や血管を避けて筋肉の発達している部位（上腕三角筋や中殿筋：肩や臀部）を出してもらい、タオルや枕を使用して体位を安定させます。

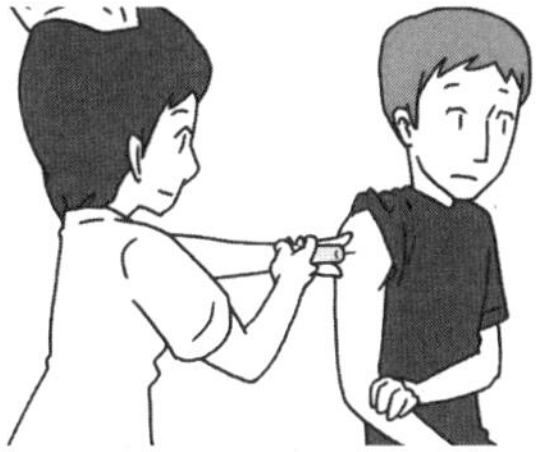

⬇

❸注射する部位周辺をアルコール綿で消毒します。

⬇

❹注射器を持たないほうの手の親指と人差し指で、注射部位をつまみあげます。

⬇

❺注射器を注射部位に垂直に持ち、穿刺《せんし》（針を刺すこと）します。このとき血液の逆流がないか、患者にしびれなどがないかを確認します。

⬇

❻薬液を注入し、針を抜きます。

⬇

❼穿刺部位にアルコール綿をあてて強く押さえ、揉みます。

Notes on Nursing
4-7

浣腸、摘便《てきべん》の方法とポイント

浣腸は検査や手術の前処置として、また下剤を服用しても排便がない場合の排便コントロールなどの際に行ないます。浣腸をしても効果がみられない場合には、摘便（直腸下部にたまった便をかき出す処置）を行ないます。

【手順】

❶浣腸液を41～42℃程度に温めておきます。

❷患者に、事前に浣腸をする時間、場所を説明し、それまでに排尿をすませてもらいます。

❸浣腸液の先のチューブの部分を鉗子ではさみ、潤滑剤を塗布しておきます。

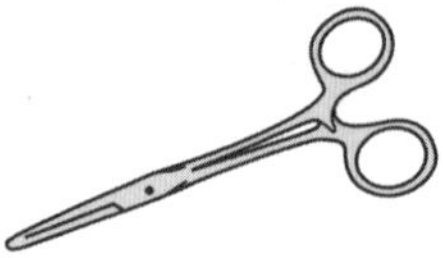

❹直腸から入った浣腸液が大腸へスムーズに流れやすくするため、患者に左側臥位（がい）になってもらい、紙おむつおよび処置用シートをおしりの下に敷きます。

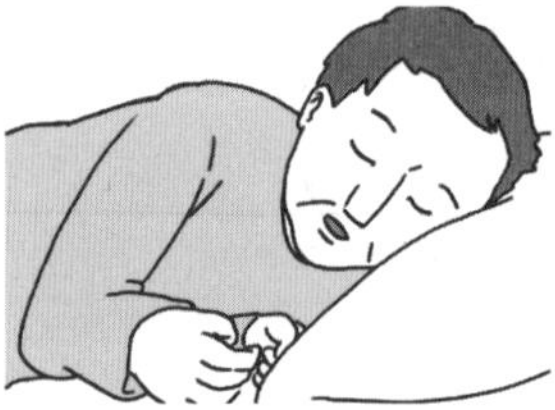

❺患者には腹部に力を入れず、口でゆっくりと息をしてもらいます。

❻手袋をして、肛門を開き、そのそばを軽く指などで触れ、一度緊張をさせたあとで、浣腸液のチューブを肛門に差し込みます。

❼患者の具合を観察し、声がけをしながら浣腸液を注入します。

❽浣腸液をすべて注入し終えたら、チューブをゆっくり抜き、肛門をティッシュペーパーで押さえ、患者には5分程度我慢してもらい、排便を促します。

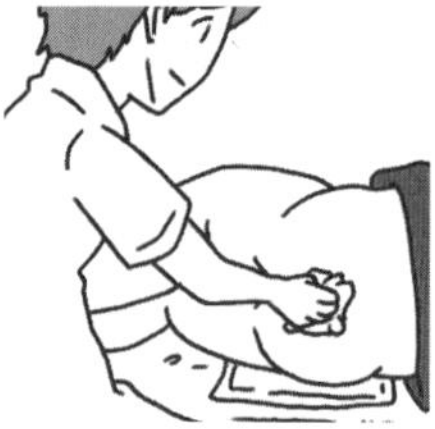

※高圧浣腸の場合はイルリガートル、ネラトンカテーテル、スタンドを用意します。イルリガートルは患者より50cm上方にセットし、液を注入していきます。

摘便の準備と手順

【必要物品】

- ディスポーザブル手袋
- 潤滑剤（ゼリー、ワセリンなど）
- 紙おむつ
- ティッシュペーパー
- ウェットティッシュ（処置後に清拭をするもの）

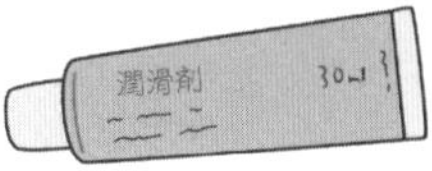

【手順】

❶患者に摘便の必要性を説明し左側臥位になってもらいます。

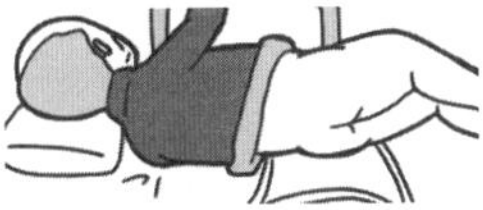

⬇

❷おしりの下に紙おむつを敷き、手袋をはめます。

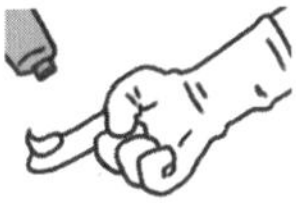

⬇

❸人差し指、もしくは中指に潤滑剤をつけます。

⬇

❹患者にお腹に力を入れず、緊張しないよう口で息をしてもらいます。

⬇

❺潤滑剤をつけた指を腸の向きに沿うように、肛門に入れます。

⬇

❻便の塊に触れたら、ほぐすようにし、腸から剥ぎ取るように便をかき出します。

⬇

❼便が触れなくなったら、腹部を押さえるなどして便を直腸下部まで押し下げ、再度、試みます。

⬇

❽最後に、腸粘膜を内部へ押し戻すように肛門を軽く押します。

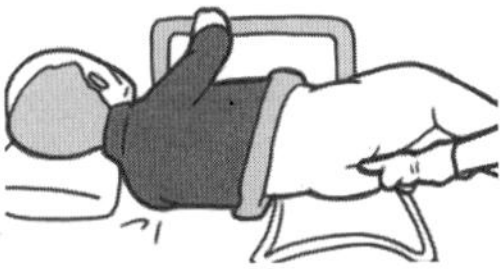

浣腸の準備と手順

【必要物品】

- 浣腸液（グリセリン50%のものが市販されています）
- 鉗子
- ディスポーザブル手袋
- 紙おむつおよび処置用シート
- 潤滑剤
- ティッシュペーパー
- 差込便器およびポータブル便器

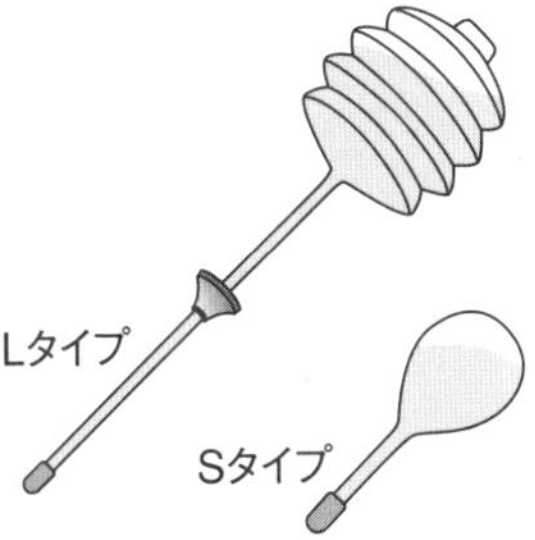

浣腸セットのタイプ

Notes on Nursing

4-8

導尿と留置カテーテルの方法とポイント

患者が尿を自分で体外に出せなくなる状態になったとき、導尿や留置カテーテルで尿を体外に出す援助をします。導尿は管を使って尿を外に出すこと、留置カテーテルは常に管を体に入れた状態にして尿を外に出すことです。

導尿と留置カテーテルをする目的

❶ 尿を自分で出せない状態の患者に排尿を促す

患者が尿を自分で出せなくなり、膀胱に尿がたまると、その尿に細菌がついて感染を起こし、膀胱炎になってしまいます。そこで、尿を身体の外に出す援助を行なう必要があります。

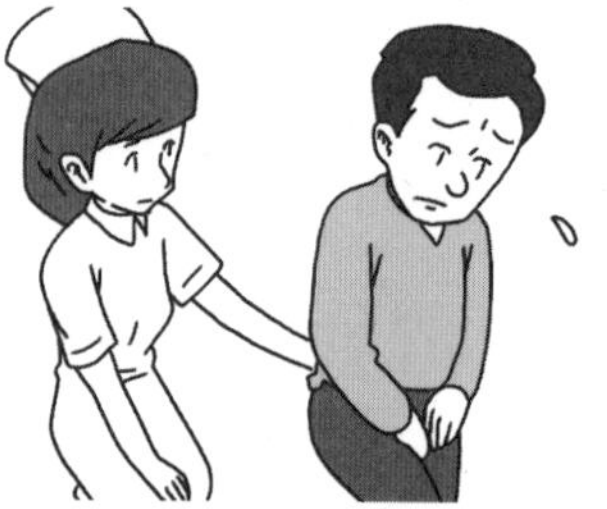

❷ 尿の中の細菌を検査する

尿の中に細菌がないかを検査するために、検査に必要な量の尿をとるという場合にも導尿を行ないます。

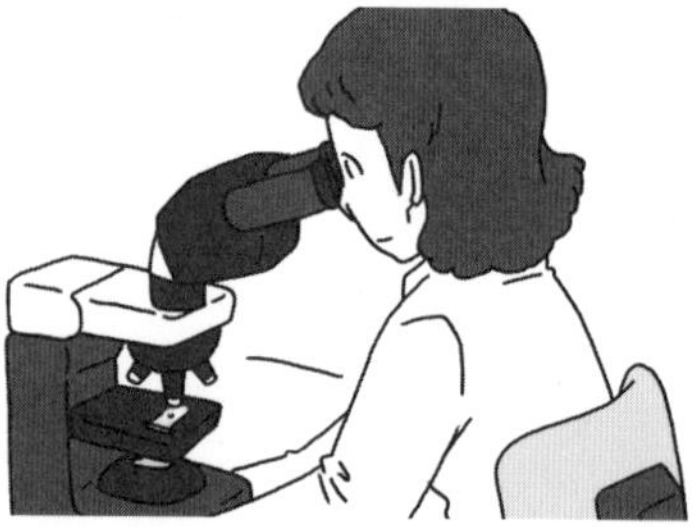

❸ 尿の量を厳密に観察する

留置カテーテルは常に身体に入れた状態で、カテーテルの外側に尿をためる袋がついています。厳密に尿の量について時間を追って観察しなければいけない場合、留置カテーテルを用いて尿量を観察します。

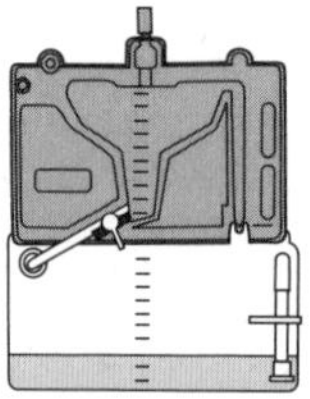

尿量を厳密に観察する場合、採尿バッグを使用する。

注意ポイント

導尿や留置カテーテル挿入を行なうとき、最も注意が必要なのは感染をさせないように配慮することです。

そのため、無菌操作という方法で行なわれ、管や管を尿道に入れるのに必要な手袋や綿球などは滅菌して細菌がまったくない状態にしたものを使います。

また、これらの用具が滅菌していないものなどに触れないように注意します。

導尿の準備と手順

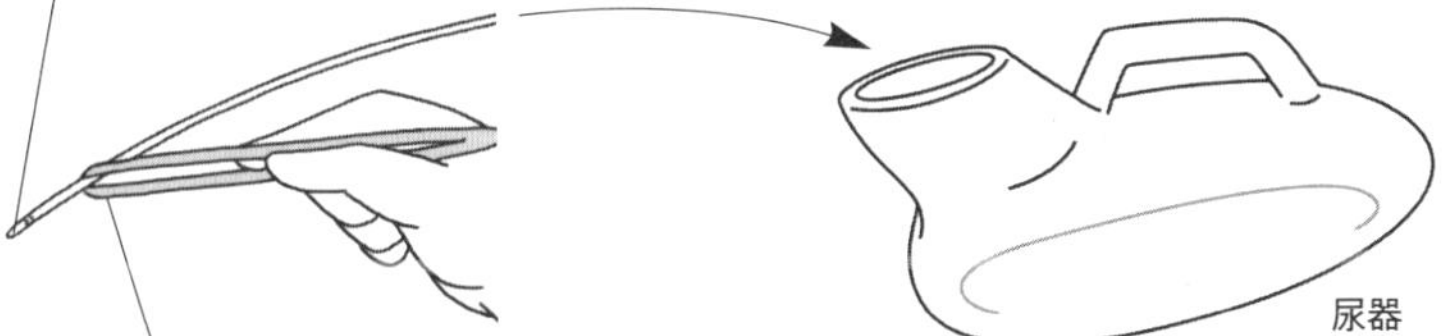
ここの部分は他にふれ
ないようにする
尿道に入れた後に尿
器に入れる
滅菌された摂氏
（せっし：ピンセット）

❶管を入れている最中に患者に痛みがないかどうかを確認しながら行ないます。

➡

❷管を入れ終わったときに尿が出てくるので、導尿の場合は検査に必要な量の尿を、また膀胱にたまっている尿をすべて出しきります。

留置カテーテルの準備と手順

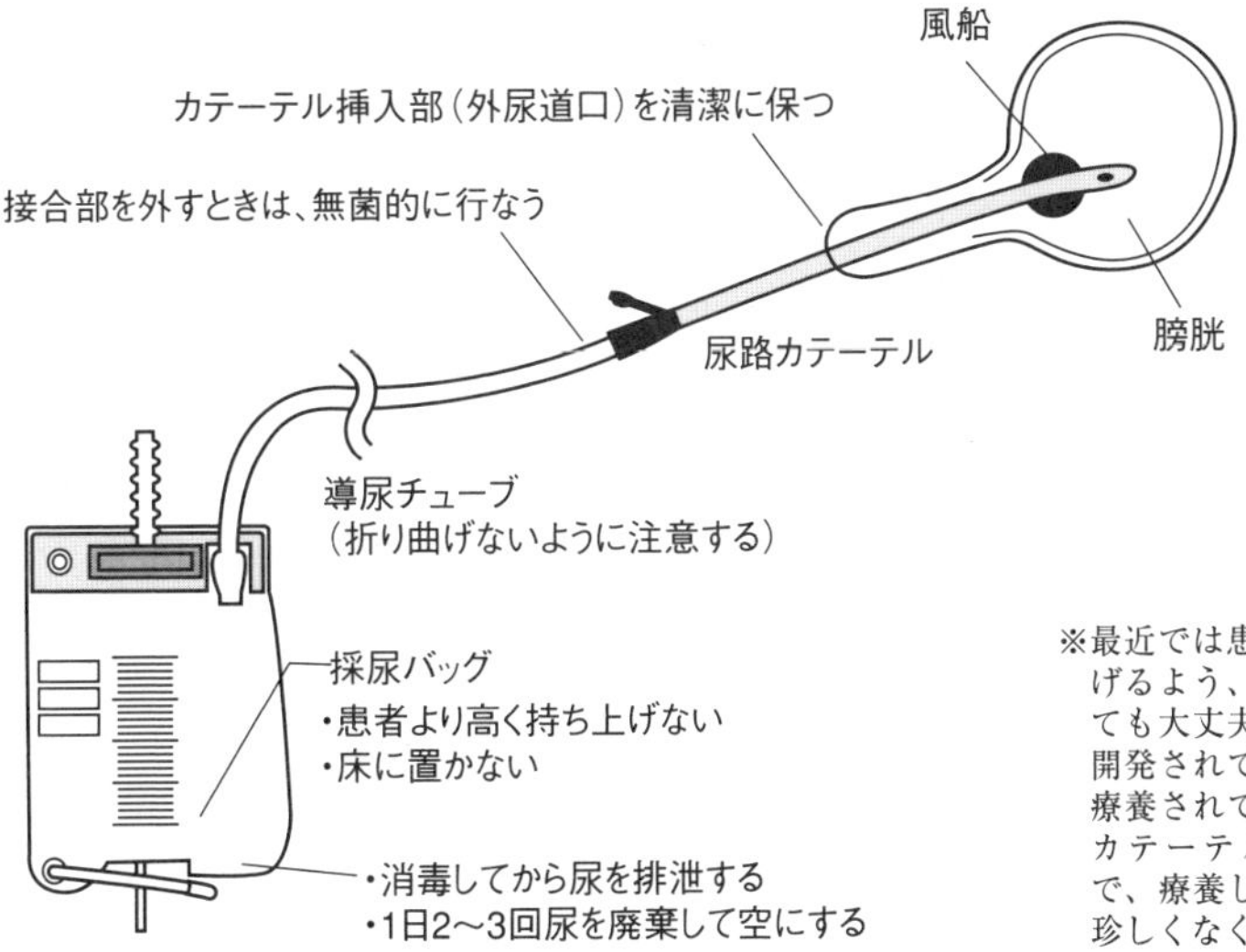

※最近では患者の負担を和らげるよう、留置期間が長くても大丈夫なタイプの管が開発されています。在宅で療養されている人でも留置カテーテルを入れた状態で、療養しているケースも珍しくなくなりました。

❶留置カテーテルの場合は、つねに身体に入れた状態なので、不潔にならないように注意しながら管を入れます。

➡

❷膀胱まで管が届いたところで、管の先についている風船をふくらませて、管が抜けないようにします。

➡

❸管が膀胱に届いていない場合、尿道の中で丸まっている可能性もあります。これに気づかずに風船を膨らませてしまうと尿道を傷つけるので、確実に管が膀胱に届いているかどうか、尿が管から出てくるかどうかを確認しながら行ないます。

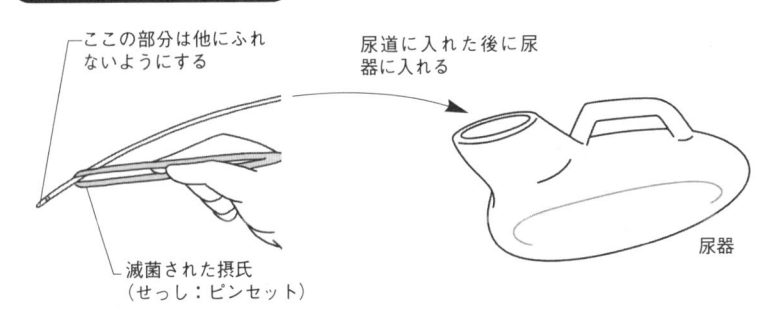

Notes on Nursing 4-9

酸素療法の方法とポイント

酸素療法は、酸素を患者に吸入することで、心臓や肺の病気や、高山病などで不足した酸素を補う治療です。

酸素療法の種類

酸素を患者に補う方法には大きく分けて2種類あります。鼻から補う方法と、口と鼻から補う方法です。

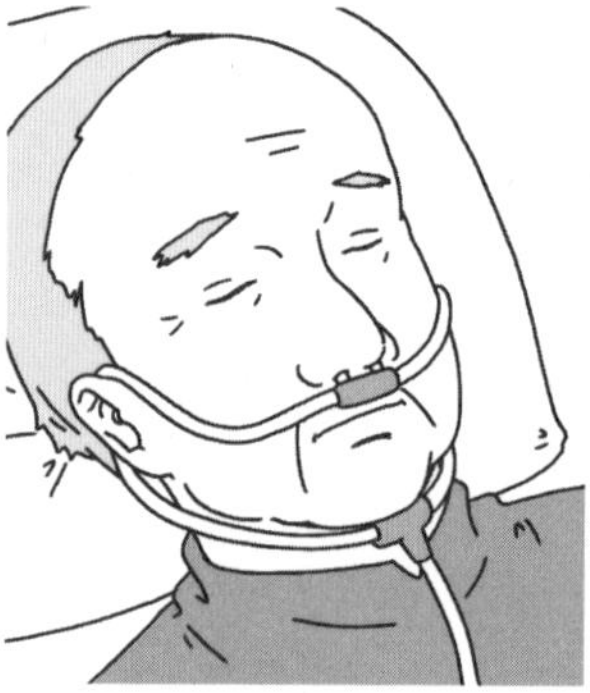

鼻腔カヌラ

鼻から補う場合、鼻腔カヌラを使います。
口と鼻からの場合は酸素マスクを使って補います。

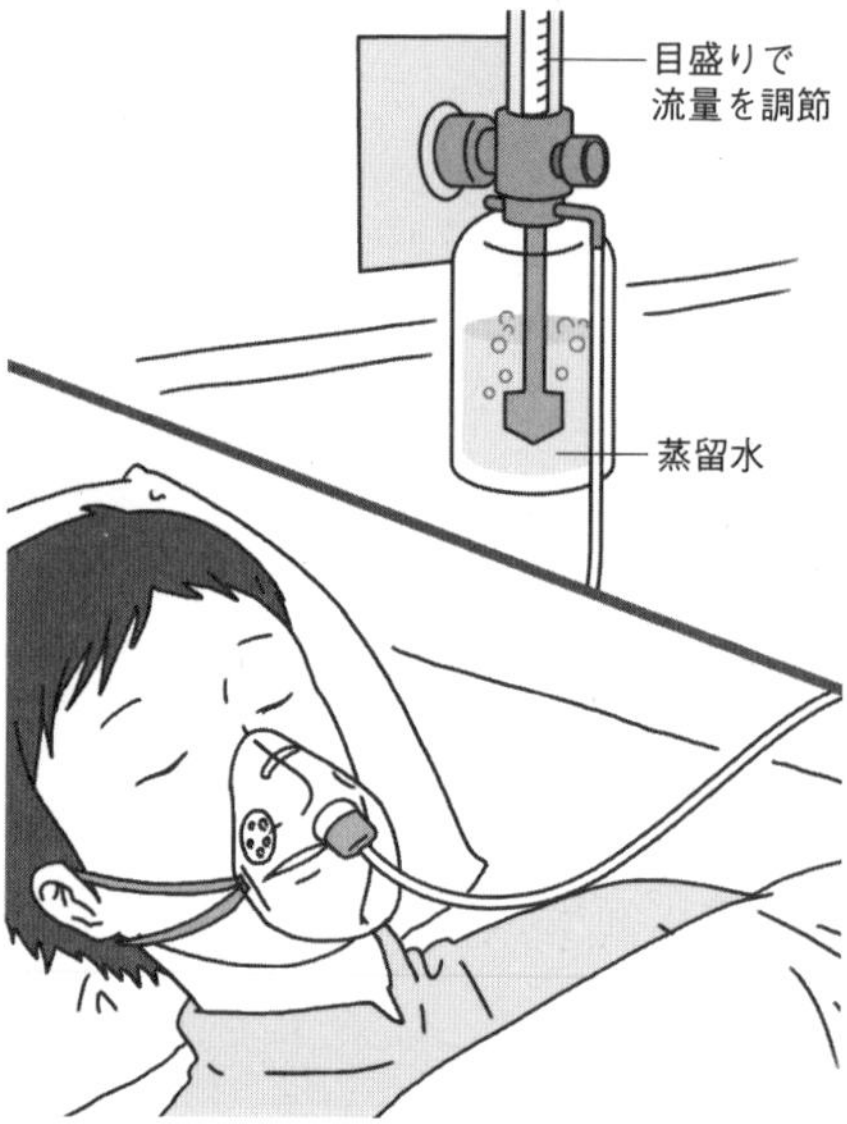

酸素マスク

酸素の供給方法は、酸素ボンベから供給するケースと、入院患者の場合は、ベッドの枕もとあたりに設置された酸素供給口から供給するケースがあります（中央配管式）。

※最近では携帯用酸素ボンベなどの開発が進んだ結果、自宅で酸素療法を受けながら普通に生活する患者も多くなり、酸素供給を受けながら外出することも可能になりました。

酸素療法の準備と観察手順

高濃度の酸素は、引火性が強く火気厳禁です。病院内は禁煙のスペースが多いので、引火する要素は少ないはずですが、中には隠れてタバコを吸う患者もいるので、危険性はまったくないわけではありません。そうした事情を患者によく説明し、注意を促すなどの指導が必要です。

また、自宅で酸素療法を受ける患者と家族には十分注意を促さなければなりません。

❶酸素マスク、または鼻腔カヌラを患者につけます。

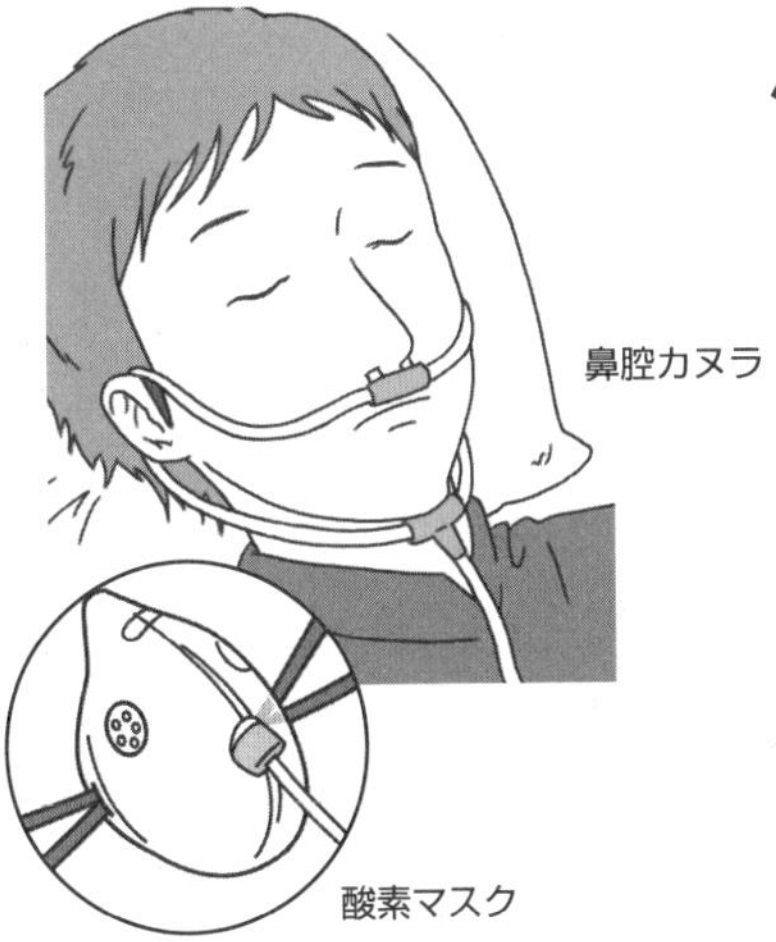

❷酸素を吸っていると粘膜が乾燥しやすくなるので、加湿しながら酸素療法を行なうこともあります。

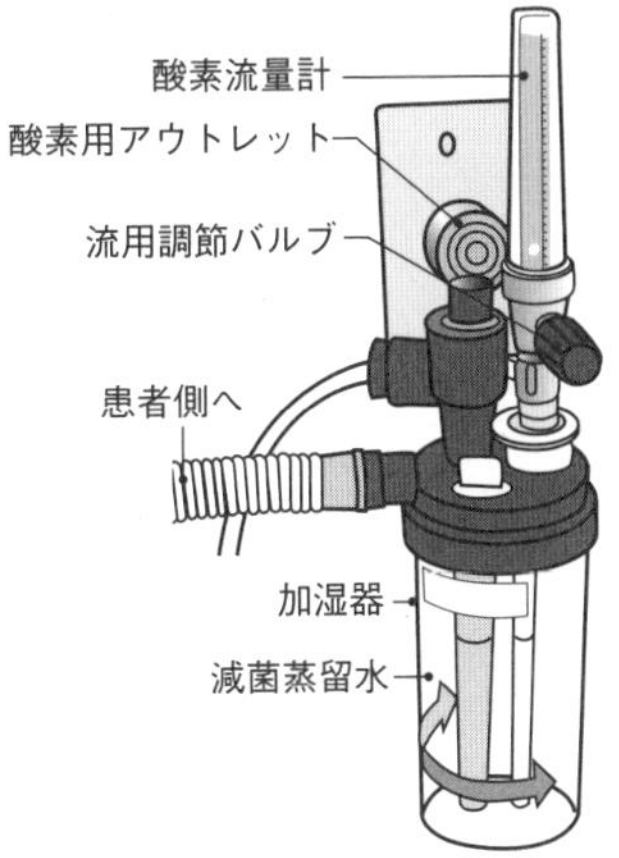

❸指示された酸素濃度になっているか、定期的に酸素濃度計を確認します。マスクや鼻腔カヌラは、はずれやすいので、その確認も必要です。

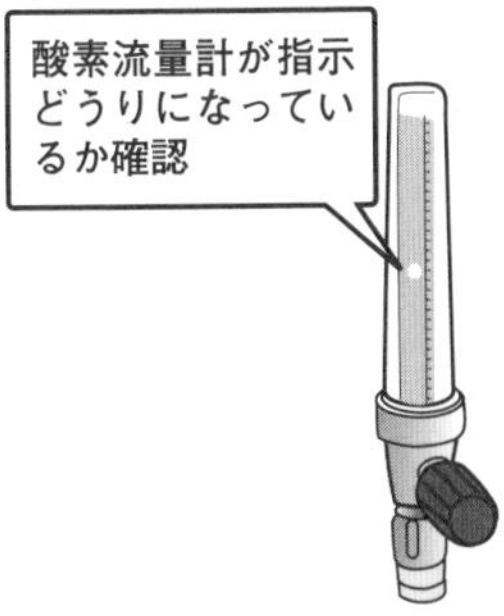

❹酸素を供給したことで酸素不足の症状が改善しているのか、さらに悪化していないか定期的に観察します。
呼吸の数、呼吸の仕方、顔色、唇の色などを観察したり、手の指先を触って冷たくないかを見ます。

血中の酸素の飽和状態を測定する機器「パルスオキシメーター」を使って、客観的に測定するケースもあります。

Notes on Nursing 4-10

ベッドメイキングの方法とポイント

入院患者にとってはベッドが生活の場となります。患者が清潔で快適に過ごせるよう、また、早く回復できるように、ベッドメイキングは大切な看護の基本です。具体的には、ベッドシーツや枕カバー、毛布カバーを替えるなどを行ないます。

ベッドメイキングの注意点

大切なのは、「崩れにくいベッド」を作ること。患者はベッドで一日中生活するので、簡単に崩れては困ります。

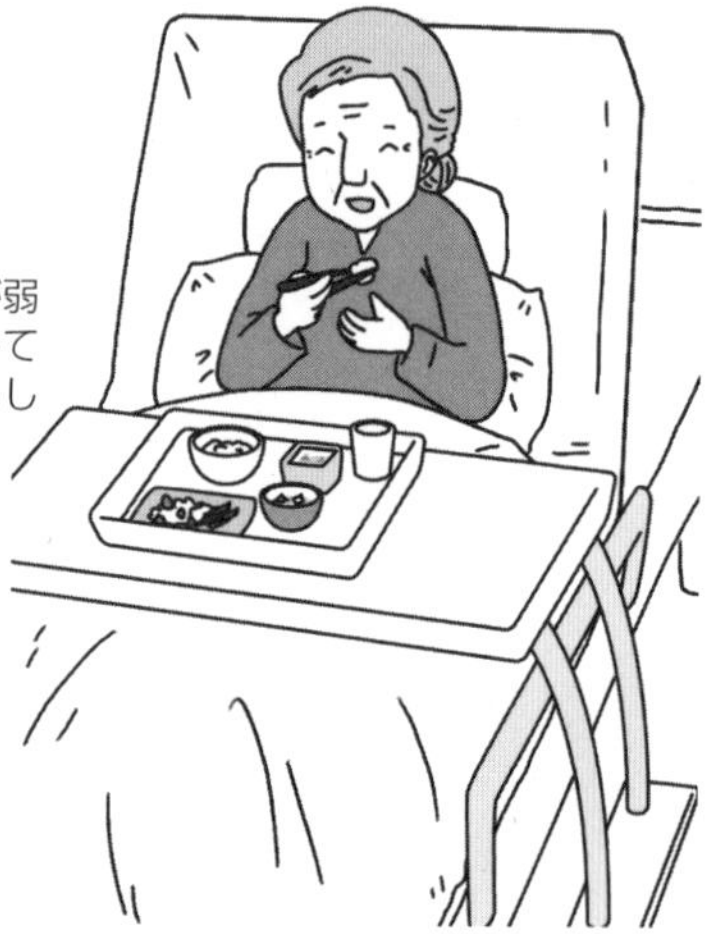

シーツにしわがあると、体力が弱っている患者は床ずれを起こしてしまいます。枕カバーなどにもしわを作らないようにします。

作業する部分に近づく

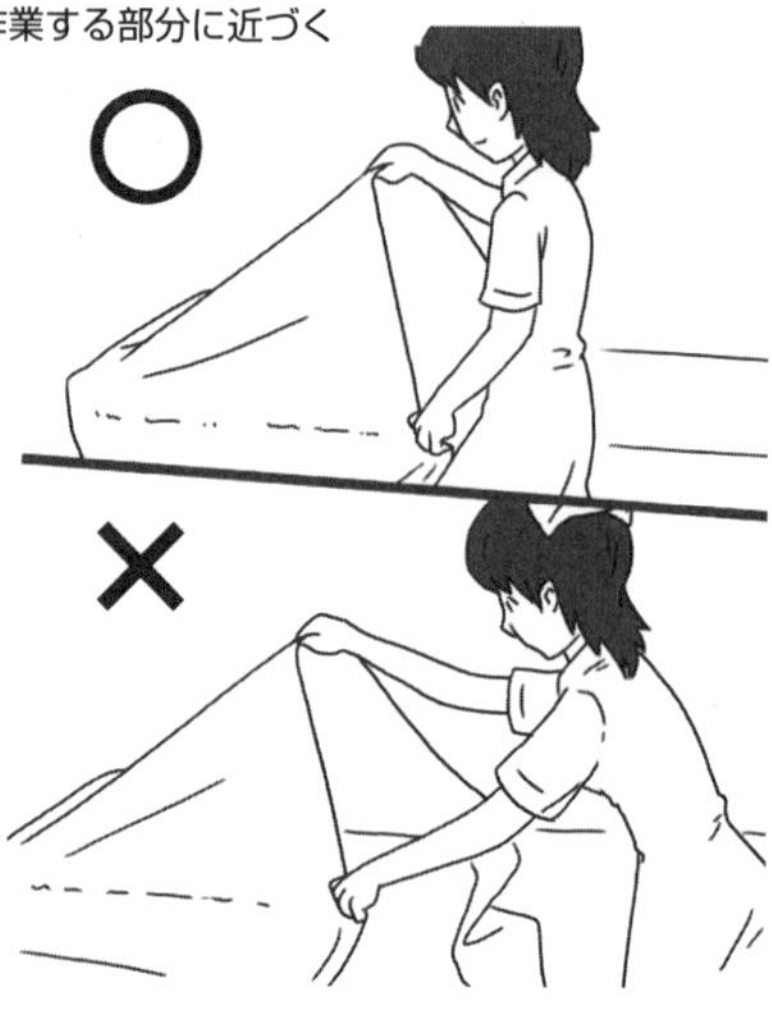

ベッドメイキングは中腰での作業が多いので、腰を痛めないように注意が必要です。そこで、身体に最も負担のかからない姿勢で作業を行なうようにします。
たとえば、作業する部分に近づいて行なうことや、身体の重心をなるべく低くして作業するなどのコツがあります。

ベッドメイキングの準備と手順

❶ 前準備

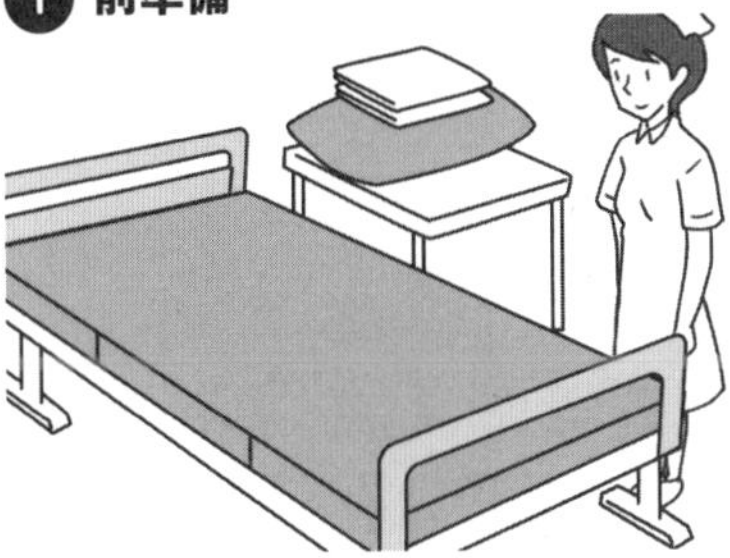

テーブル、イスなどをベッドから離し、替えのリネン類はベッド横にまとめて置いておきます。

❷ マットレスパッド、敷きシーツ

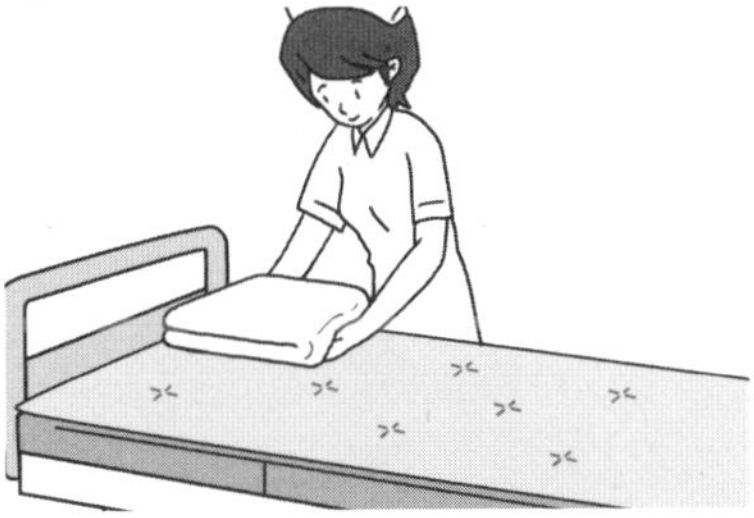

マットレスパッドをマットレスの中央に折り目を合わせながら枕側から足元へと広げていきます。その上に、ベッドの中心線とシーツの中心線を合わせながら、敷きシーツを広げます。

❸ 横シーツを敷く

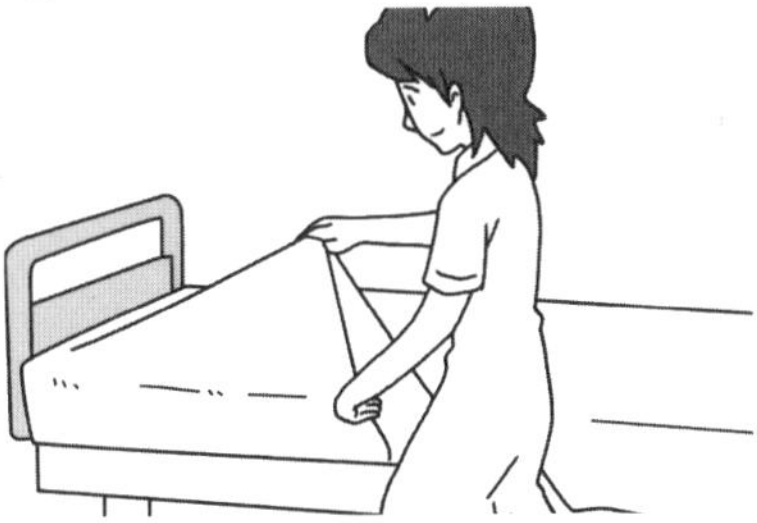

シーツの角は三角になるように作ります。

❹ 毛布を掛ける

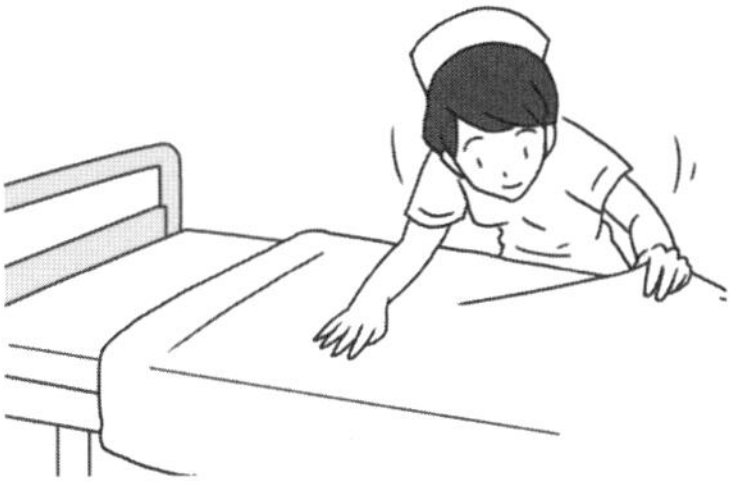

毛布もシーツと同様、枕元から足元にしわにならないように広げていきます。足元はマットレスの下に入れます。

❺ 枕カバーをつける

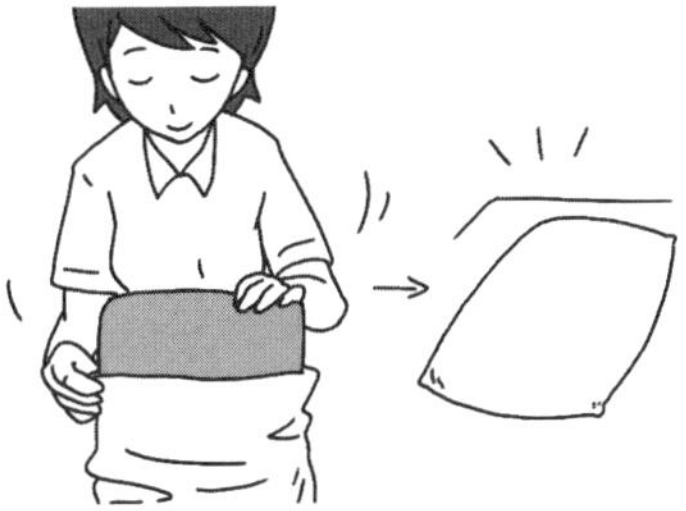

枕カバーに枕を入れていくときには、枕カバーに隙間ができてしわにならないように、枕の角と枕カバーの角が密着するように入れていきます。しわをよく伸ばし、あまった枕カバーは、折り紙のようにたたみます。

❻ 完成

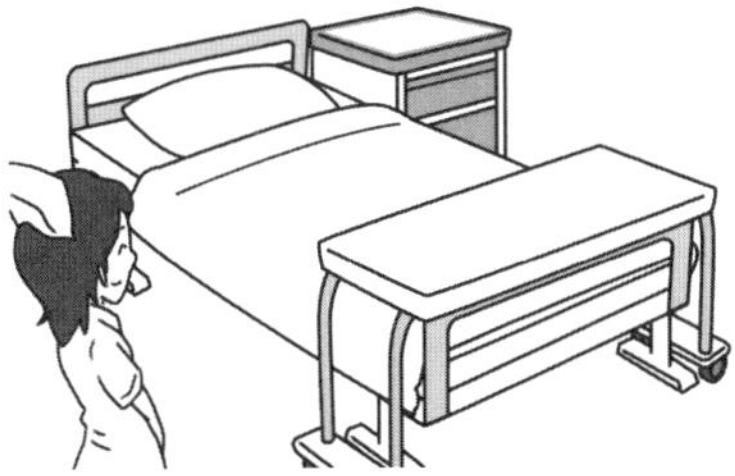

シーツ、枕カバー、毛布などにしわができていないかチェックして、テーブル等を整然と設置します。

Notes on Nursing

4-11

清潔ケアの方法とポイント

患者の中には、安静のためにシャワー浴や入浴を制限されている場合や、障害等があったり治療中のため自分で身体を清潔にできない場合があります。このような場合、看護師は患者の身体を清潔にするケアを行ないます。

代表的な清潔ケア

❶介助をしながらシャワーや入浴をする介助浴

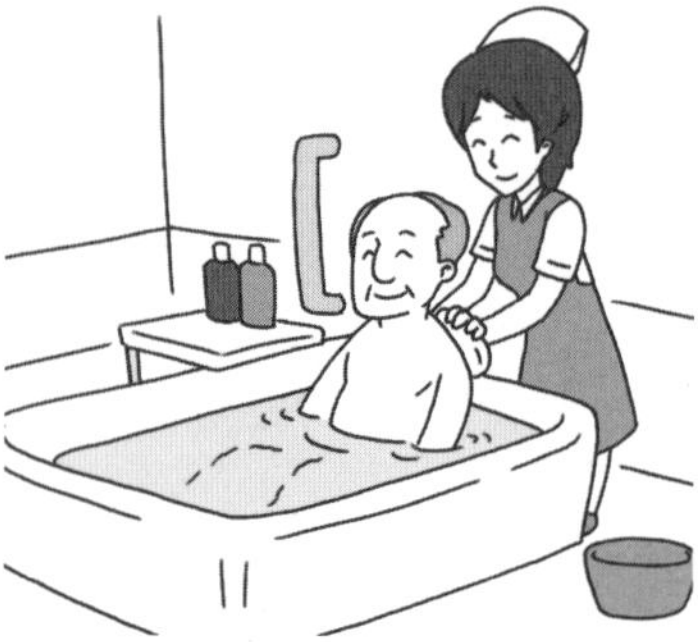

❷身体全体を拭くケアである全身清拭

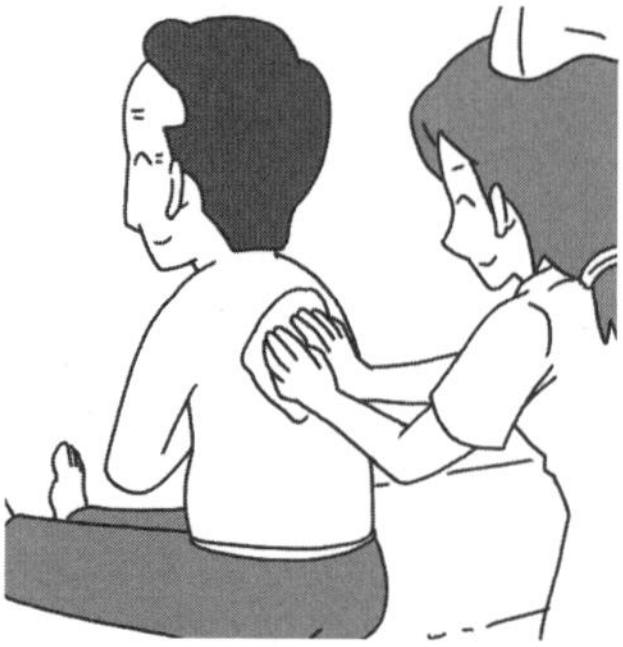

❸お尻や陰部のみベッドの上で洗う陰部洗浄

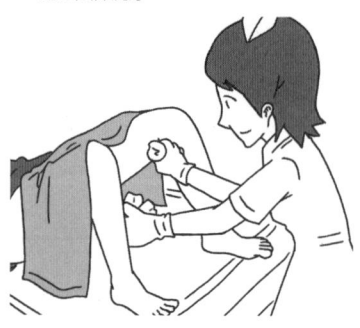

❹髪の毛や手や足を洗う洗髪、手浴、足浴

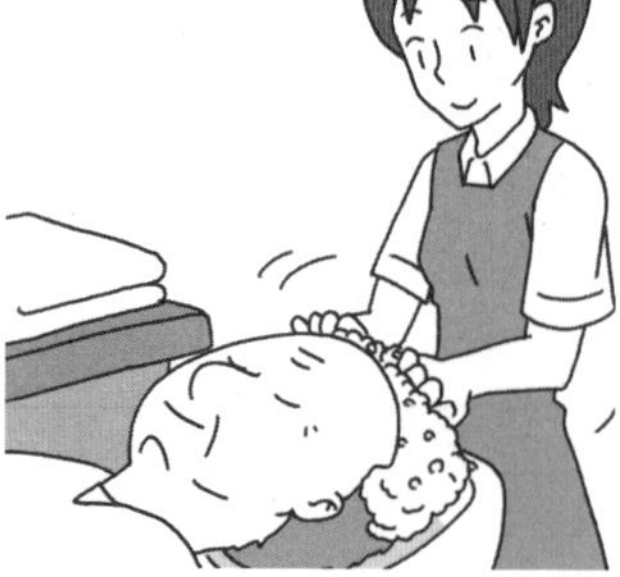

清潔ケアの注意ポイント

❶ 室温を確認する

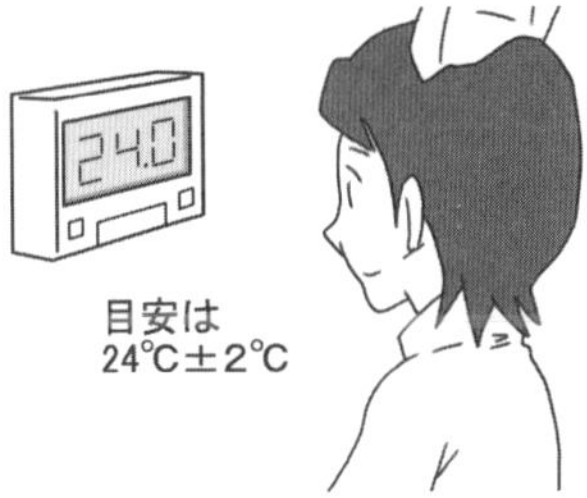

ケアをする部屋が患者にとって寒く感じないか、室温には十分気を配ります。

❷ 不必要な露出を避けながら行なう

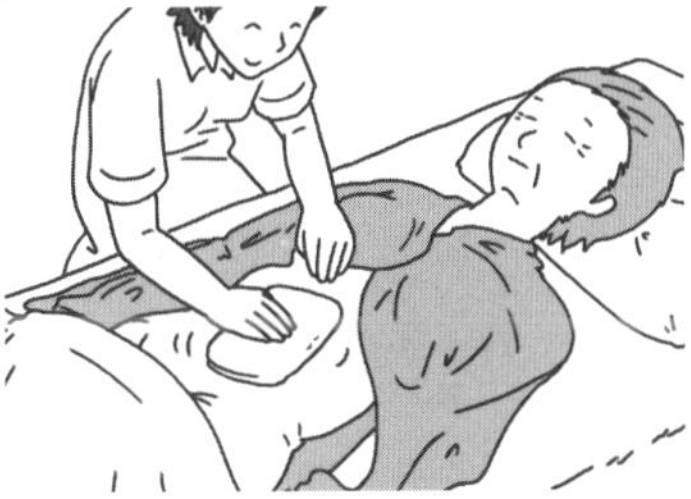

プライバシーを守るために不必要な露出を避け、身体を拭く場合はバスタオル等を上手に使用します。

❸ 疲れさせないように短時間で行なう

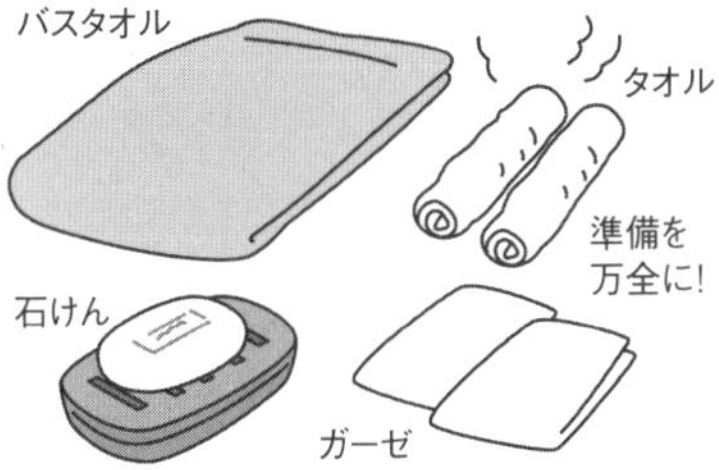

患者を疲れさせないように、できるだけ短時間で行ないます。ケアをする前の準備をあらかじめ十分に行ない、短時間で済むように手早くケアします。

❹ 爽快感を与えること

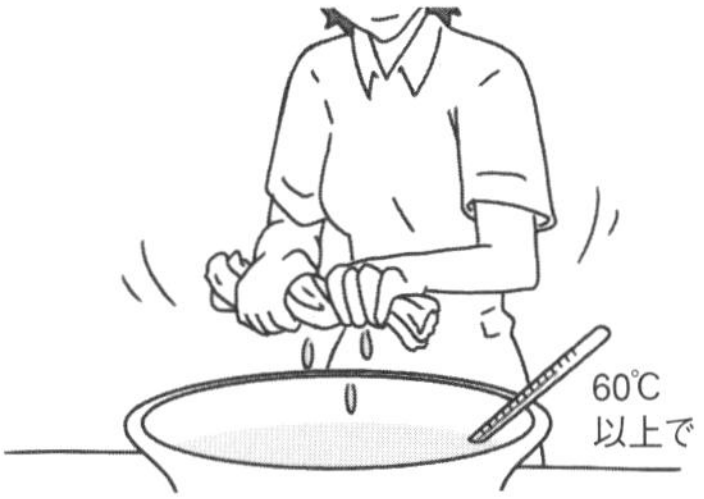

患者に爽快感を与えるため、身体を拭くときに熱いお湯で絞ったタオルで拭くようにします。目安としては、全身清拭のときはタオルを60℃以上のお湯で絞ります。

❺ コミュニケーションの場とする

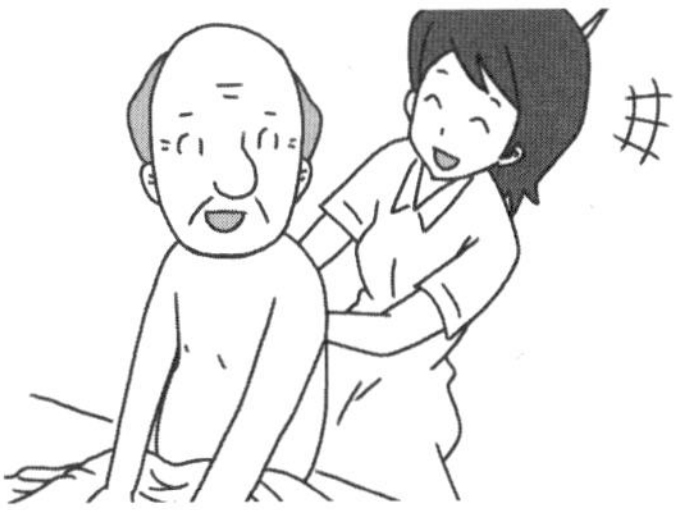

患者と看護師との信頼関係を築くため、会話やスキンシップなど、コミュニケーションの場となるように心がけます。

❻ 患者の状態を観察する場とする

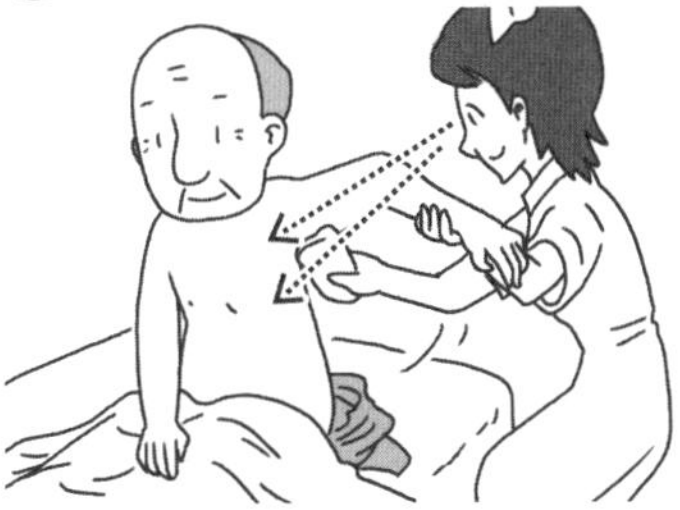

何か異常なことがないか、症状が改善しているかなど、患者の身体や行動をさりげなく、かつ注意深く観察するようにします。

Notes on Nursing 4-12

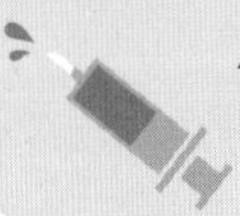

環境整備の方法とポイント

療養している患者はベッド上で生活する時間が長く、自分で整理整頓することもままならず、ベッド周りが乱雑になりがちです。

そこで、看護師はつねに患者のベッド周りがきれいになっているか気を配っています。ナイチンゲールの「患者の回復には環境を整えていくことが最も重要である」という有名な言葉もあるほどです。

環境整備の着眼ポイント

❶ ベッド周りにある物の配置

ベッド周りに置く物は、使う頻度の高いものだけを置くようにします。また、使う人や使い方も考え、最も効率的に使えるように配置していきます。

❷ 感染予防に注意する

ほこりがたまりやすい場所は、毎日、拭き掃除を行ないます。

患者の病気によっては、抵抗力が弱まっているケースも考えられ、その場合はとくに注意が必要です。単に水で洗った雑巾ではなく、アルコールを含ませた布やガーゼ等で拭くこともあります。

また、お見舞いの生け花などは細菌がつきやすいので、古くなったら処分したり、場合によっては生け花を飾ることを禁止することもあります。

❸ 患者の食べ物に気を配る

患者がお菓子等の食べ物を引き出しにしまい、古くなっても気づかない場合があります。これを患者が誤って食べてしまう危険性もあるので、患者に尋ねながら引き出し内の食べ物を処分することも必要です。

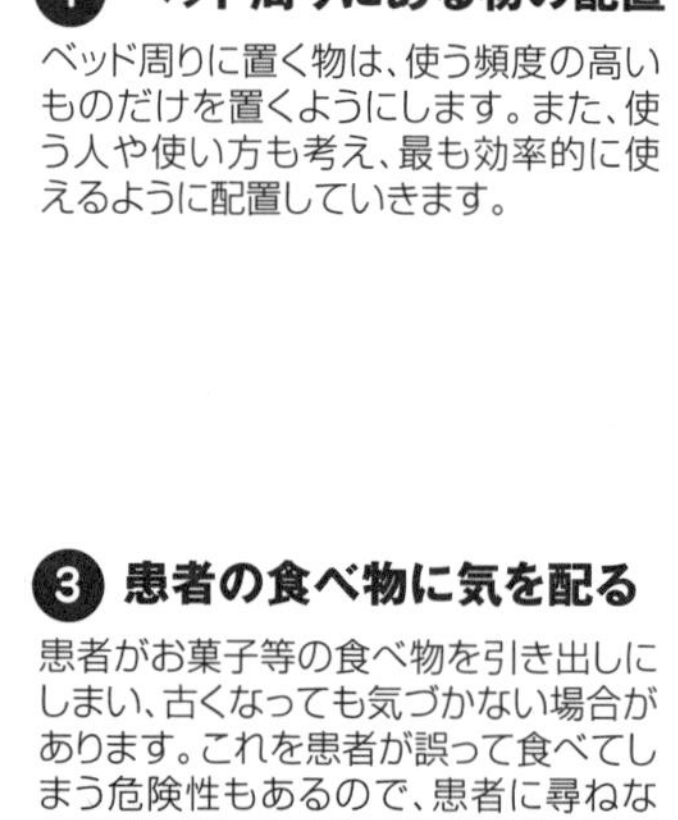

引出しに食べ物などが入っていないか確認。

❹ 病室全体の室温や湿度の確認

病室の室温·湿度にも気を配り、時々、部屋の換気もします。この場合、患者に直接、風があたらないように、気をつけます。

環境整備の手順

❶ 窓を開ける

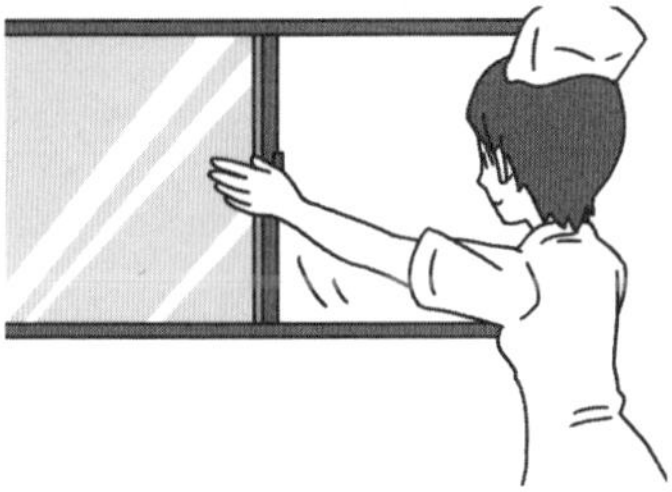

❷ ベッドの上をベッドブラシで掃く

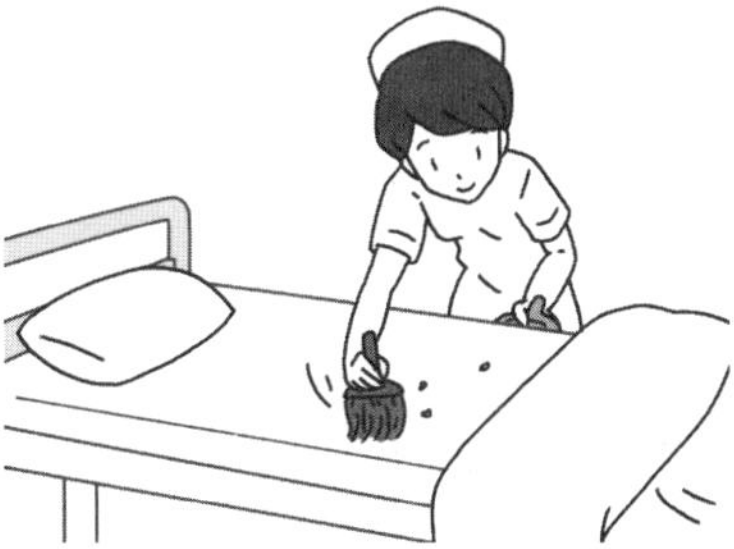

❸ シーツのしわを伸ばしたり寝具を整える

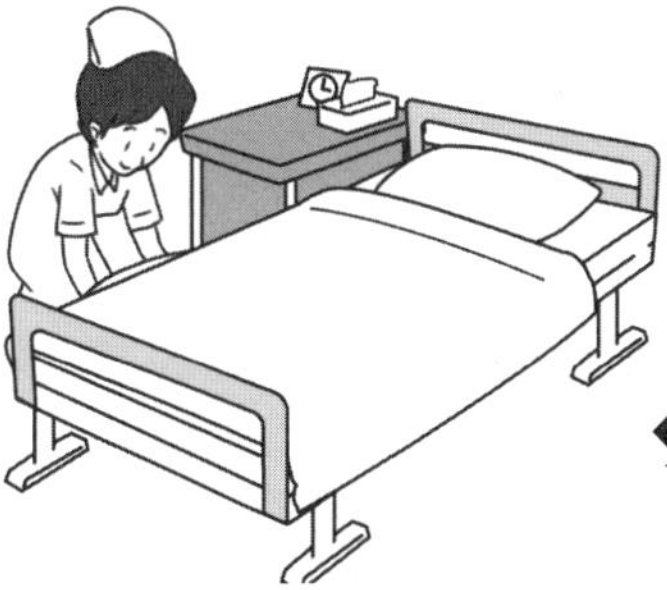

❹ 床頭台の上のいらない物品は片付ける

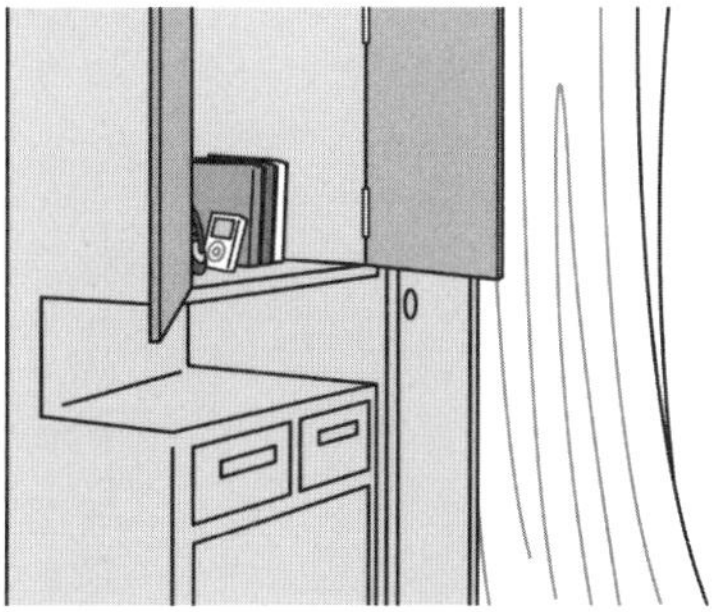

ふだん、使わないものは棚の中に。

❺ 最後に床を掃除する（委託した清掃会社が行なっている場合も多い）

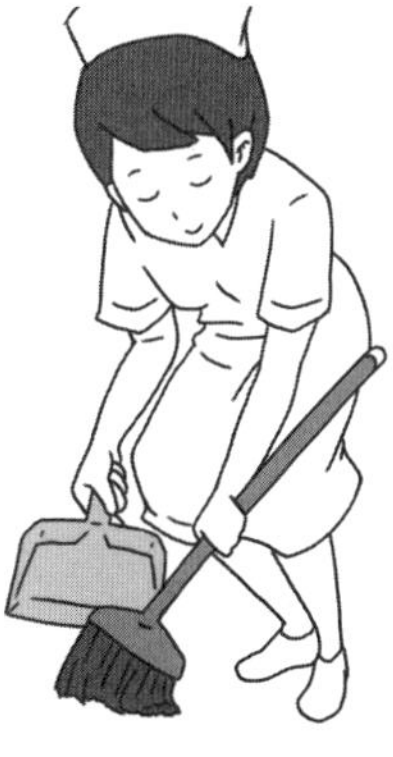

Notes on Nursing
4-13

食事介助の方法とポイント

食事を自分１人でできない患者を援助するのが食事介助です。

食事が１人でできなくなる理由には、視力や視野（見える範囲）などの視覚面、あるいは手に障害がある場合があります。

また、飲み込むことが上手にできないなど口の中に障害がある場合、治療のために安静が必要で一時的に体を動かしてはいけない場合などがあります。

食事介助する場合の看護師の視点

自分で好きなように好きなものを食べるというのが人の基本的な欲求です。そこで、食事介助をする最終的な目標は、なるべく患者が自分１人で食事がとれるように援助することです。

❶ 自助具を工夫すれば食事ができる場合

自助具を工夫すれば自分1人で食事ができる場合は、さまざまな自助具を試すなど工夫します。

視野狭窄で右側が見えない患者であれば、食事を左側に置いて準備したり、検査後で絶対安静の患者の場合は、食べ物をおにぎりのような形にするなどの工夫をします。

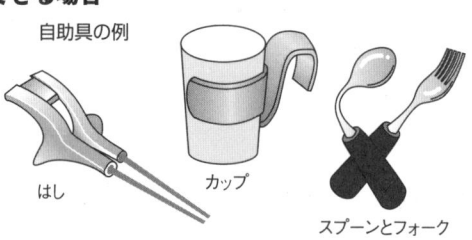

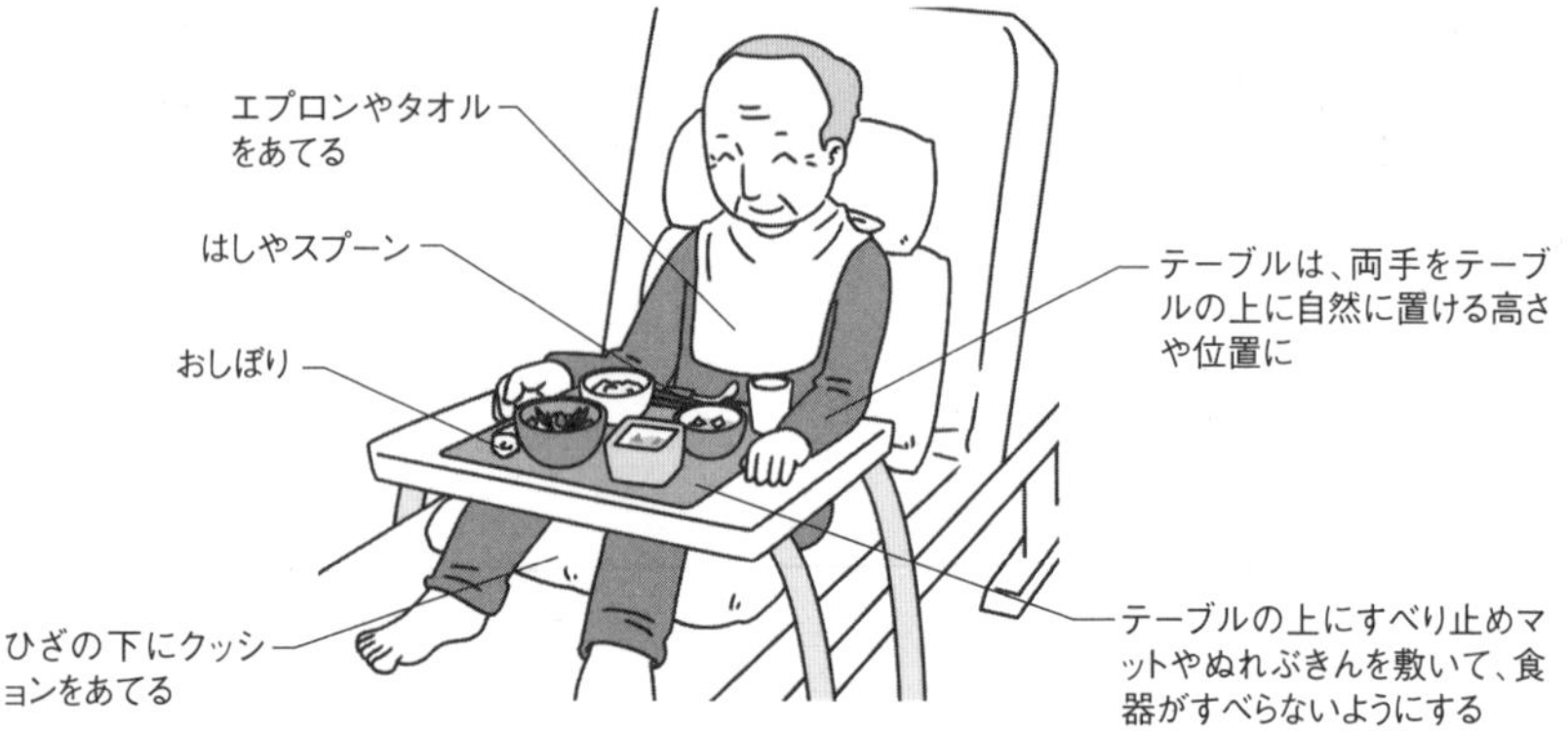

❷ ゆっくりなら自分で食事ができる場合

ゆっくりであれば自分で食事できる患者の場合、最初は自分で食事をしてもらい、ある程度、時間が経ったら、食事を口に運ぶ援助をします。見守るということも大切な援助です。

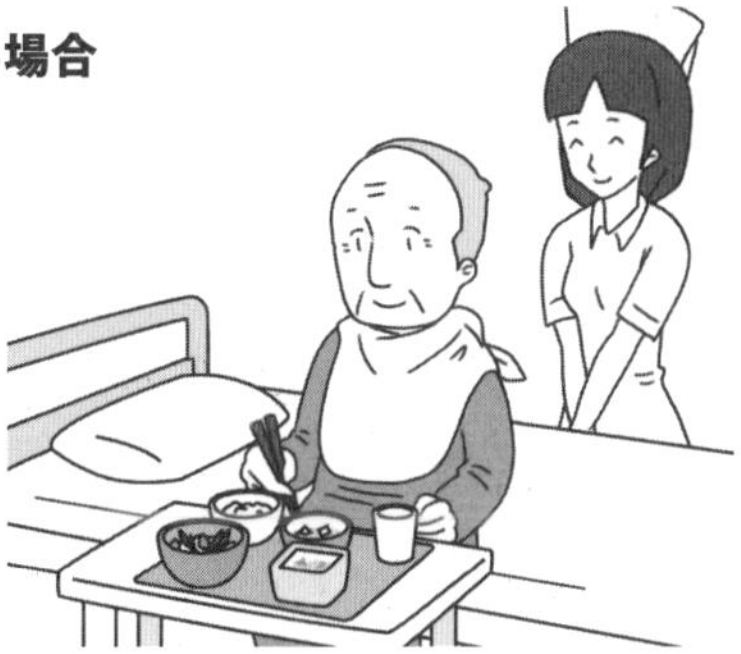

❸ 飲み込むときにむせる場合（嚥下《えんげ》障害のある患者➡4章-15参照）

飲み込むときにむせがある場合は、まず、飲み込みやすい形態に食事を変更します。患者の飲み込む様子を見て、まだむせるようであれば、水分などにとろみ剤を混ぜて援助します（水分の場合、少し、とろみがついたほうが、むせにくい）。

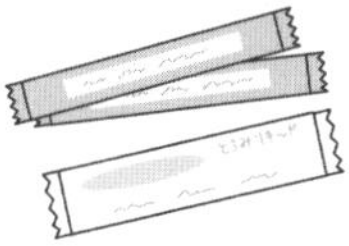

とろみ剤は粉末や液体になっていて1回分ずつスティックになっているものなどが販売されている。

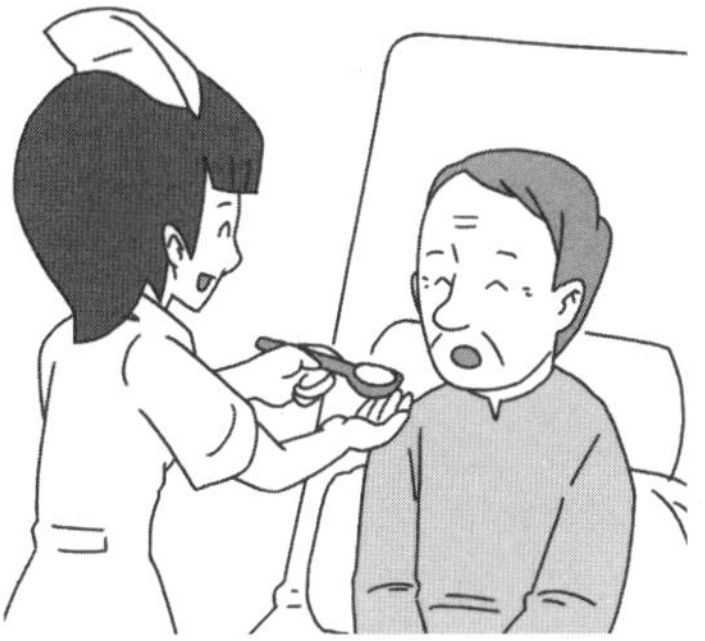

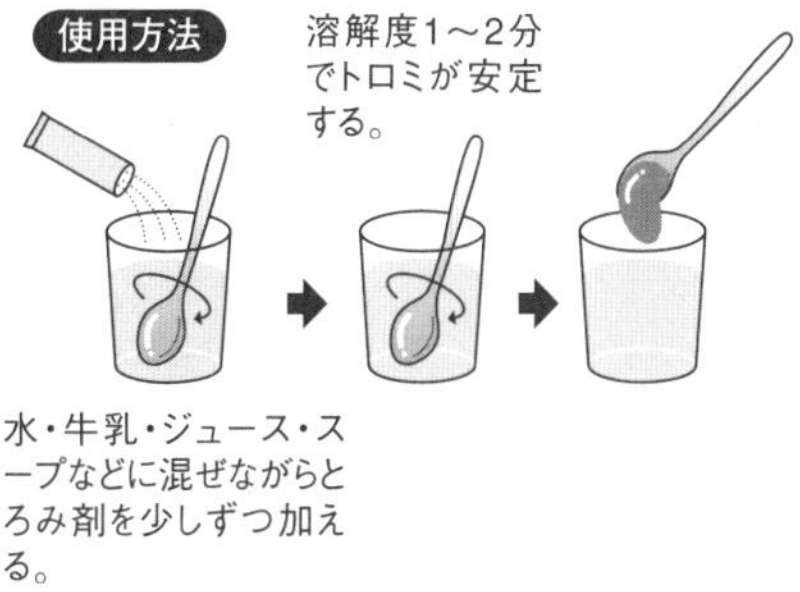
使用方法
溶解度1〜2分でトロミが安定する。
水・牛乳・ジュース・スープなどに混ぜながらとろみ剤を少しずつ加える。

❹ 食事のセッティングをすれば自分で食事ができる場合

食事のセッティングをすれば、あとは自分で食事ができる患者であれば、食事の運搬やセッティングのみ援助します。

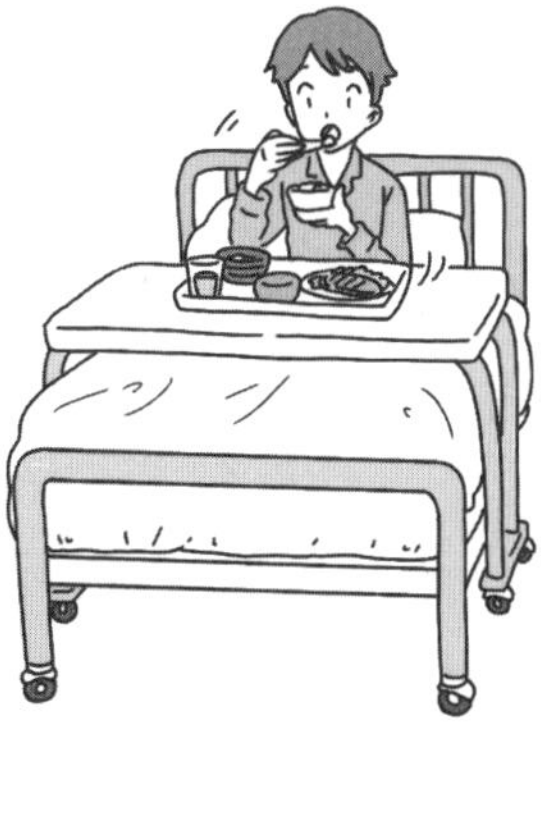

Notes on Nursing
4-14

口腔《こうくう》ケアの方法とポイント

体力の衰えた患者にとっては、うがいするのもひと苦労です。口の中は細菌が繁殖しやすく、これが原因で肺炎など全身の感染症に広がる危険性もあります。そこで、患者の口の中を清潔に保つ援助をする口腔ケアが大切になります。

口から食事をとれない患者の場合は、とくに口腔ケアに注意を払います。食べ物を口に入れないと、唾液の量が通常と比べて極端に少なくなるので、口の中が感染しやすい状態になるからです。

口腔ケアの道具

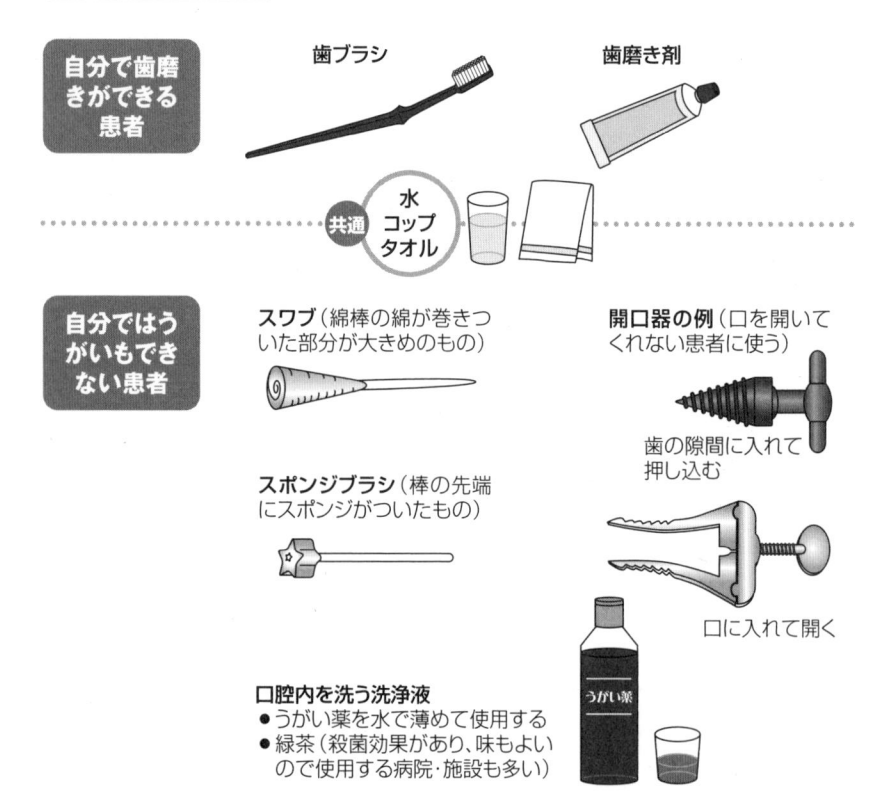

自分で歯磨きができる患者

歯ブラシ

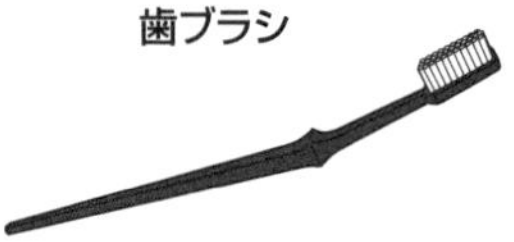

歯磨き剤

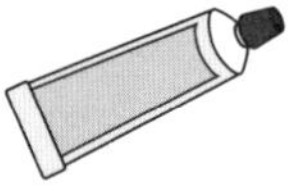

共通
水
コップ
タオル

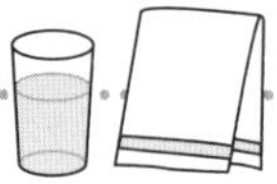

自分ではうがいもできない患者

スワブ（綿棒の綿が巻きついた部分が大きめのもの）

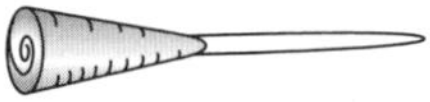

スポンジブラシ（棒の先端にスポンジがついたもの）

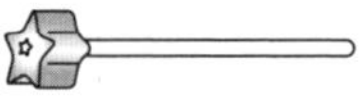

開口器の例（口を開いてくれない患者に使う）

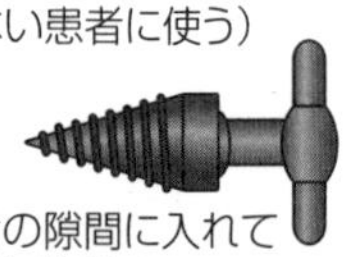

歯の隙間に入れて押し込む

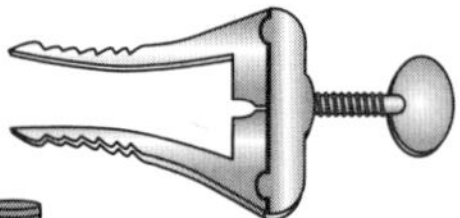

口に入れて開く

口腔内を洗う洗浄液
- うがい薬を水で薄めて使用する
- 緑茶（殺菌効果があり、味もよいので使用する病院・施設も多い）

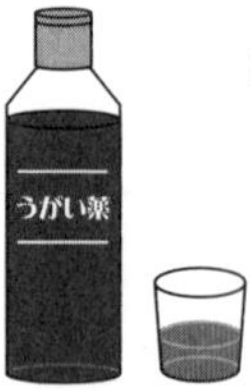

口腔ケアの方法

患者に正しい口腔ケアの方法を説明します。とくに自分でできない患者には、不安な気持ちにさせないように気を配ります。

自分で歯磨きができる患者のケース

健康な人のように歯ブラシと歯磨きを使って、歯と口の中を磨き水でうがいをしてもらいます。

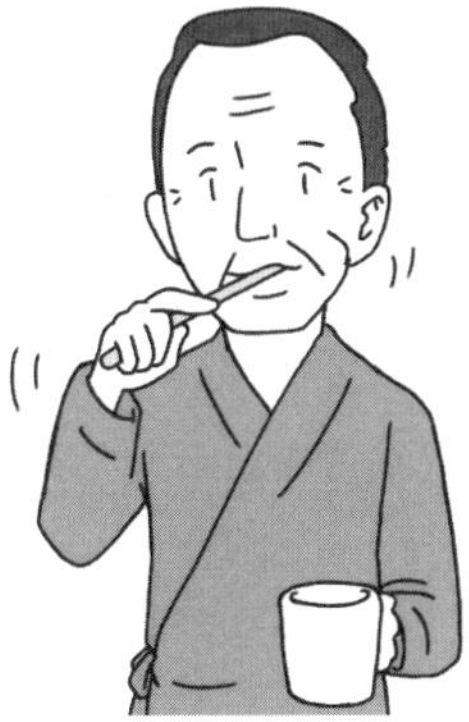

自分ではうがいもできない患者のケース

濡らしたスワブやスポンジブラシを使って、口腔内の粘膜を拭いていきます。

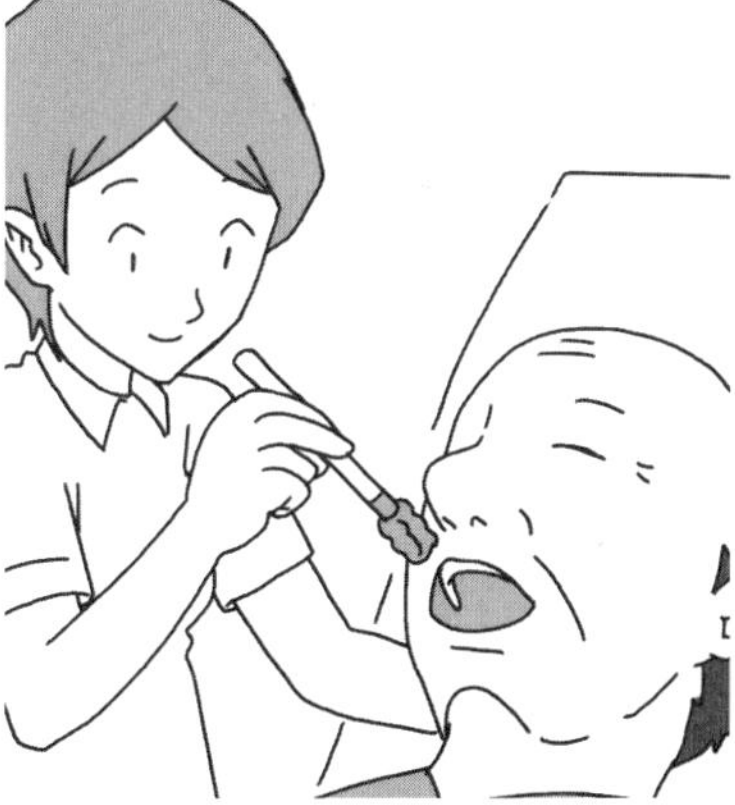

たんが多く、口の中が乾燥している患者

口の中が乾燥し、たんが口腔内にこびりついている患者には、ピロゾン（消毒薬のオキシフルを水で薄めたもの）で口腔内をガーゼなどで拭いていき、こびりついたたんを取り除きます。

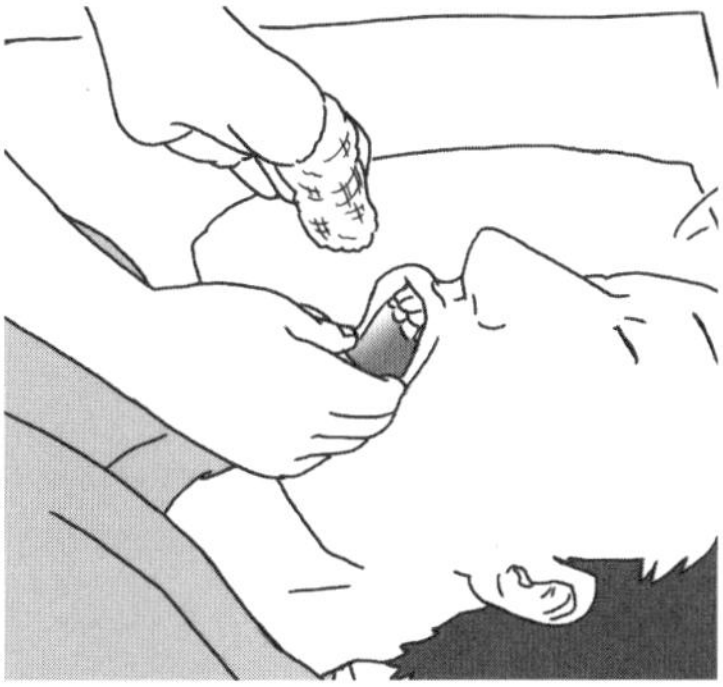

口腔ケアを行なう際のチェックポイント

口の中に、以下のような異常がないかケアを行ないながら観察します。

- **▶傷**
- **▶出血**
- **▶口内炎ができていないか**
- **▶悪臭がないか**
- **▶食べかすが残っていないか**

観察の結果、治療が必要と思われる場合は医師に報告したり、口腔ケアをさらに頻繁に行なうべきかを検討していきます。

Notes on Nursing

4-15

嚥下《えんげ》訓練の方法とポイント

嚥下訓練とは、食べ物を口に入れてかんだり、のどの奥に食べ物を舌で移動させたり、食べ物を飲み込んだりといった過程に障害のある患者が、一人でむせることなく食べられるように訓練することです。

嚥下訓練の方法

嚥下するのに必要な頬、口の周りや舌の筋肉を鍛えるために頬や口や舌の運動があります。

❶ 舌

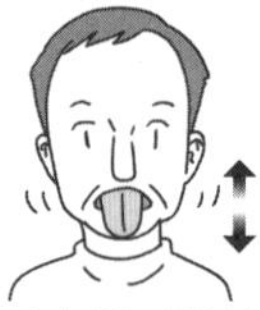

出したり引っ込めたり

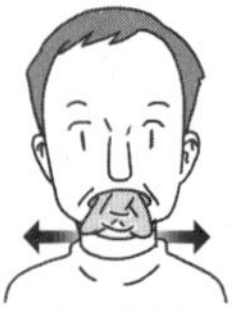

左右運動

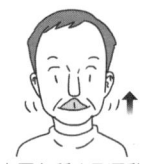

上唇を舐める運動

❷ 発音練習

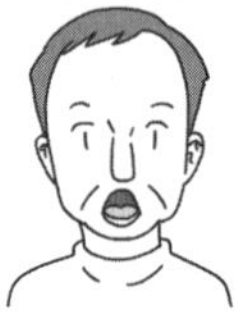

パパパパ、ラララララなど、アの段を続けて発音する

❸ 顔面マッサージ

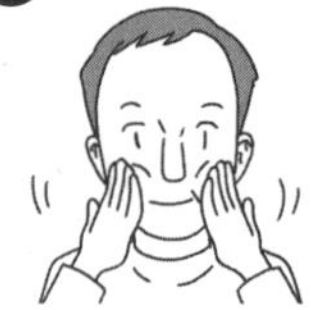

口、頬、顎の周り

❹ 氷なめ

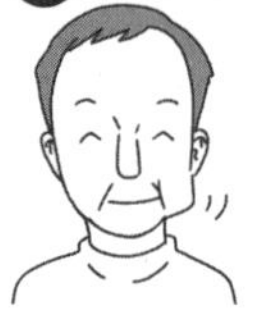

氷を口に入れ、転がす

自分で訓練の運動ができない患者

アイスマッサージ

スワブ（綿棒の少し大きめのもの）の綿花の部分を水で濡らしたうえで、これを凍らせて、頬にあてて刺激します。

少しでも自分で食べることができる患者

見守りながら、時間をかけてゆっくり食べてもらいます。

アイスマッサージの方法

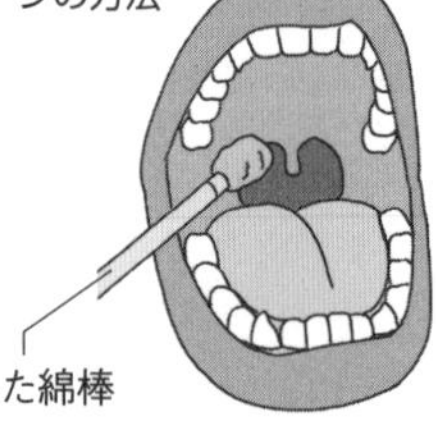

冷やした綿棒

割りバシに綿を巻いたアイスマッサージの棒

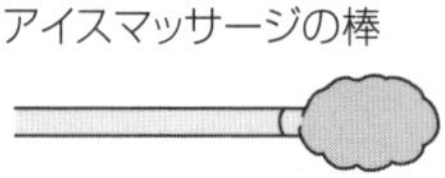

嚥下障害が起こるしくみと対処

食べ物を食べる際の一連の過程（嚥下）のどこかに障害のあることを嚥下障害といいます。

嚥下障害が出る病気の中には、脳血管系の障害がもとで口に麻痺があったり、嚥下の動作を支配している神経に障害を受けた場合、また、老化現象によって機能が低下したり、のどの周辺の手術によって神経が損傷を受けた場合などがあります。

食道（食べ物が口から胃にいくまでの通り道）は、喉のうしろに位置しています。のど側には気管（呼吸の際の空気の通り道）があります。


噛んでいる最中に食物がのどに流れ込むタイプ

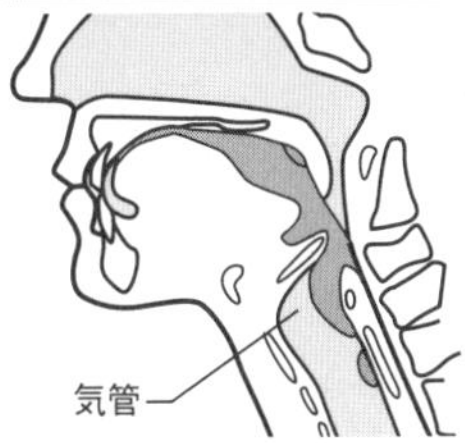

口の中に食物を保っておけなかったり、のどに送り込めなかったりしたときに起こる。

飲込みの途中でのどに流れ込むタイプ

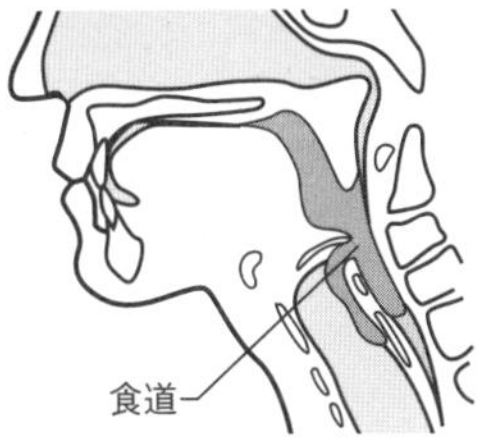

飲込み反射が起らなかったり、弱っている場合に起こる。

ゴックンしたが、のどに残ってしまうタイプ

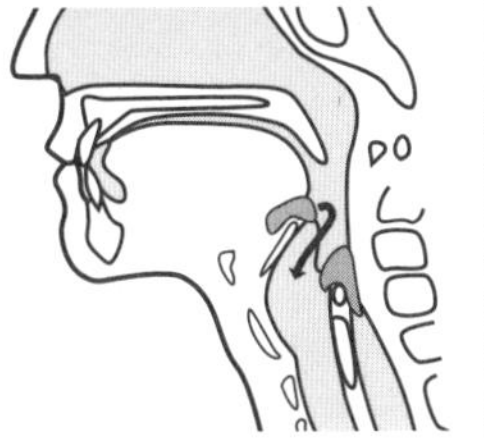

時間がたつと、のどに残った食物が気管に入る危険がある。

嚥下障害は、食べ物を飲み込むときにうまく食道に入らず、気管に入ってしまってむせてしまうことが原因となります。そこで、患者に食べ物が気管に入りにくい態勢になってもらうため、少し体を寝かせ、首を前に傾ける姿勢になってもらいます。

また、水分のあるものをとるときは、少しとろみをつけたり、ゼリー状にすると気管に入りにくくなります。

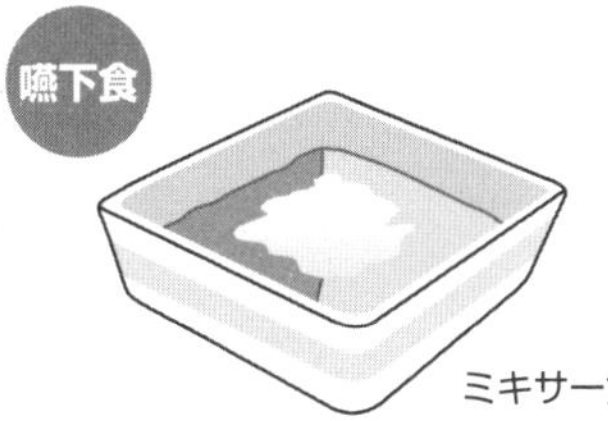

言語聴覚士と嚥下訓練

近年、言語聴覚士という専門職が生まれ、病院や施設での役割も高まっています。

言語聴覚士が中心になって嚥下訓練を1日に1回程度行ない、それ以外の食事の際には看護師が嚥下訓練を兼ねて食事の援助を行なうといった連携をします。

嚥下障害を特定するために、嚥下造影（患者に造影剤入りの食事をしてもらい、その過程をレントゲン撮影する）という検査方法もあります。

この検査結果をもとに嚥下訓練計画を立て、医師や看護師、言語聴覚士などが役割分担をしながら、チームで患者の訓練を行ないます。

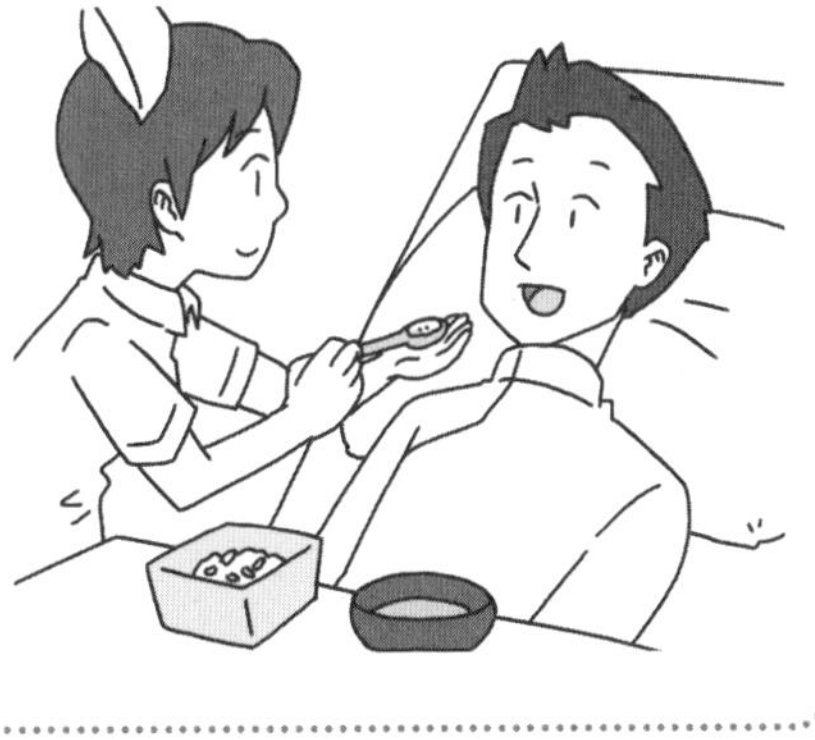

Notes on Nursing
4-16

吸引の方法とポイント

吸引とは、たんがつまった患者から、吸引器につないだ細長いチューブで吸い取る方法です。

健康な人はせきをして簡単にたんを吐き出せますが、力が衰えている患者にとっては自分でたんを出すことは至難のワザです。そのままたんを出さずにいると肺にたまって肺炎にかかります。体力が衰えている患者にはそれが死因になるケースもあります。

吸引に必要な道具

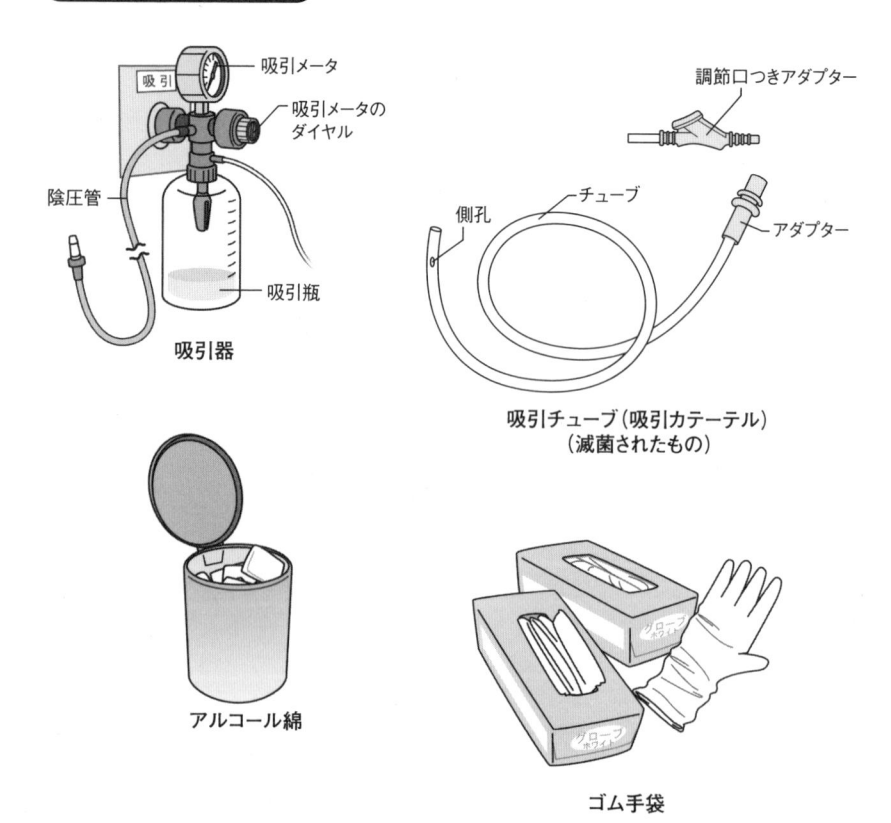

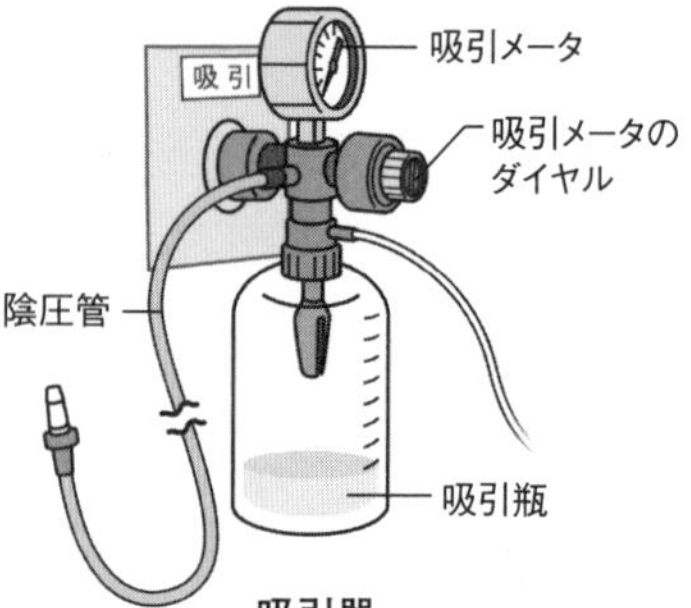

吸引器

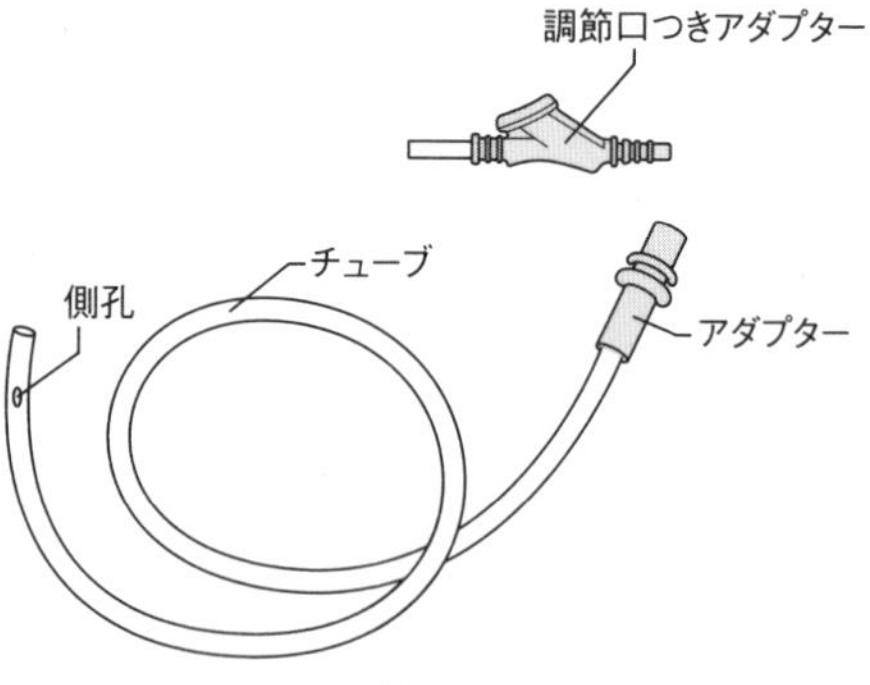

吸引チューブ（吸引カテーテル）
（滅菌されたもの）

アルコール綿

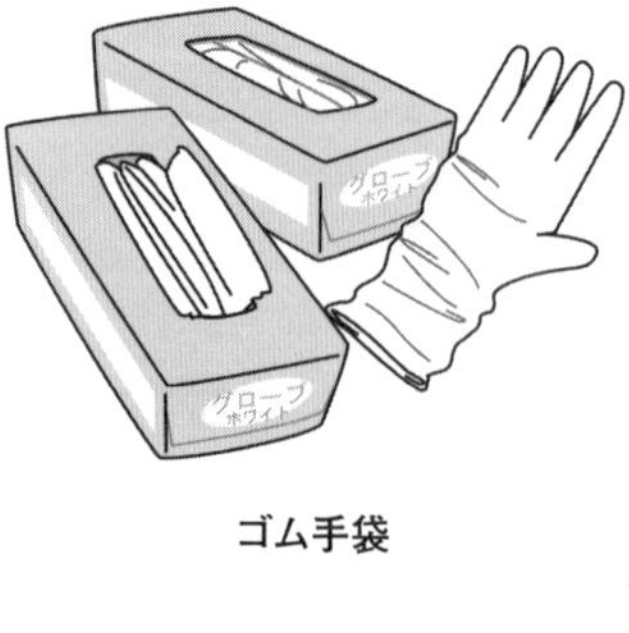

ゴム手袋

吸引の方法と手順

吸引の際、最も気をつけることは感染予防です。そのため、吸引に使用するチューブなどは消毒薬の中に入れて保存します。また、ディスポーザブルのチューブを使用して、1回使用したら破棄する方法もあります。

❶ゴム手袋をはめ、吸引カテーテルを取り出します。

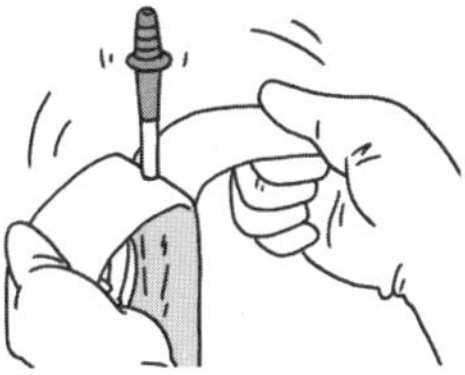

❷左手で吸引器につないだチューブを折り曲げ、吸引圧がかからないようにして、右手でチューブを持ちます。

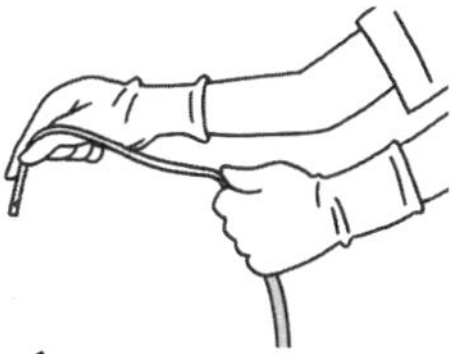

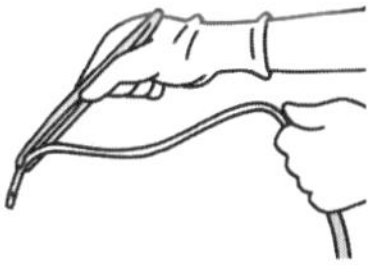

摂氏（ピンセット）でチューブを持つ場合もあります。

❸患者の口、もしくは鼻からチューブを入れて、患者の気管に入るように進めていきます。

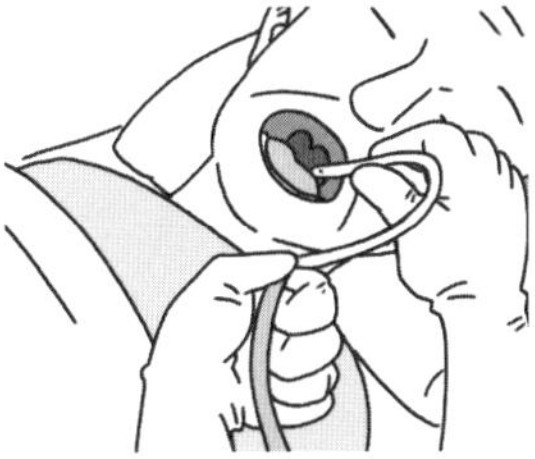

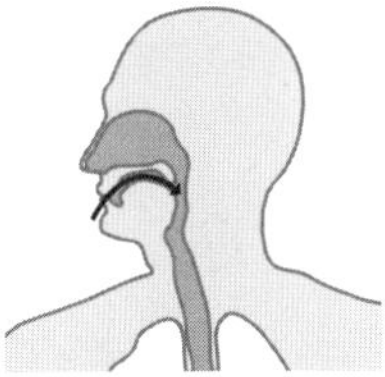

矢印のようにカテーテルを入れ吸引します。

❹チューブの先が患者の気管に届いた頃に、左手を緩めて、吸引圧をかけます。右手で、チューブを前後に動かしたり、円を書くように回しながら、徐々に上へ上げていきます。

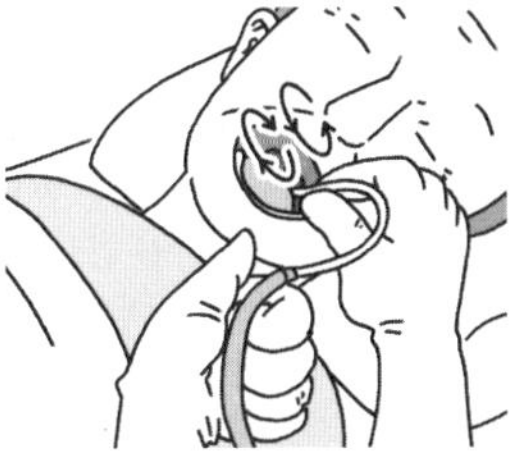

チューブを前後に動かしたり、円を書くように回しながら上へ上げる動作は、一部の粘膜に過度の吸引圧がかからないようにするためです。
また、患者の気管の粘膜を刺激することで、人間が元々もっている咳嗽反射（せきをする反射）を引き出すためです。

❺刺激で患者が咳をすると、肺の奥に入っていたたんが上に上がってきて、吸引でたんを吸いやすくなります。

吸引が必要なケースとは？

吸引が必要な患者は、寝たきりの場合が圧倒的に多く、多い人は1時間に1回か、それよりも短い間隔で吸引しなくてはなりません。寝たきりだと当然身体を動かさないので、肺にたんがたまりやすくなります。健康な人の数倍、たんがたまりやすいのです。

Notes on Nursing 4-17

ドレーンの方法とポイント

ドレーンは、治療のためにチューブを身体の中に入れ、体内の浸出液や膿、血液などを体外に出す目的で行ないます。ドレーンを入れるケースで多い部位は腹部や胸部です。

ドレーンの様子と道具

①全身状態の観察
- 呼吸状態（呼吸音の減弱、肺の拡張状況
- 皮下気腫、痛みの程度
- カテーテル挿入位置の確認（X線撮影）

②ドレーンの挿入部位の観察
- 挿入部の状態（発赤、ガーゼの浸出液）
- 挿入の長さ・位置（挿入時にマーキングしておく）

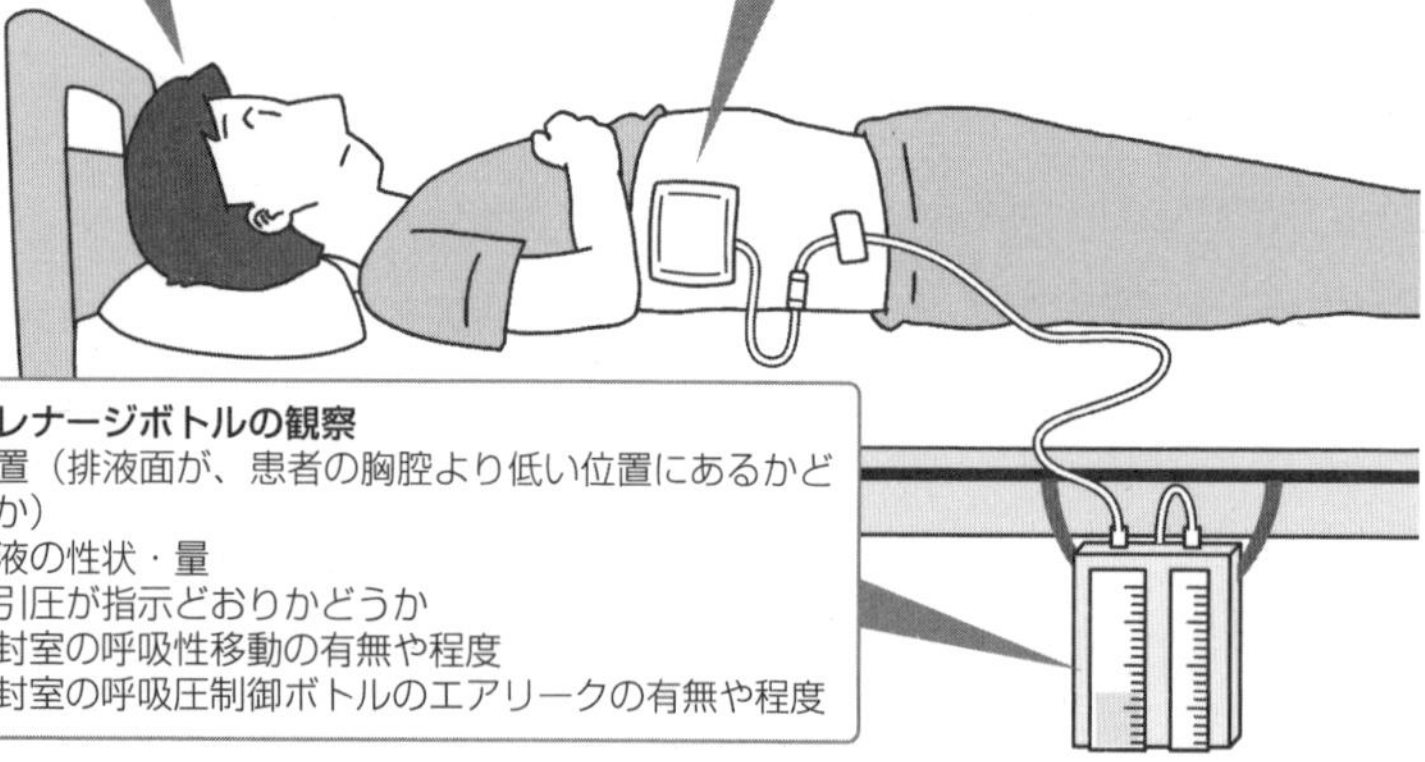

③ドレナージボトルの観察
- 位置（排液面が、患者の胸腔より低い位置にあるかどうか）
- 排液の性状・量
- 吸引圧が指示どおりかどうか
- 水封室の呼吸性移動の有無や程度
- 水封室の呼吸圧制御ボトルのエアリークの有無や程度

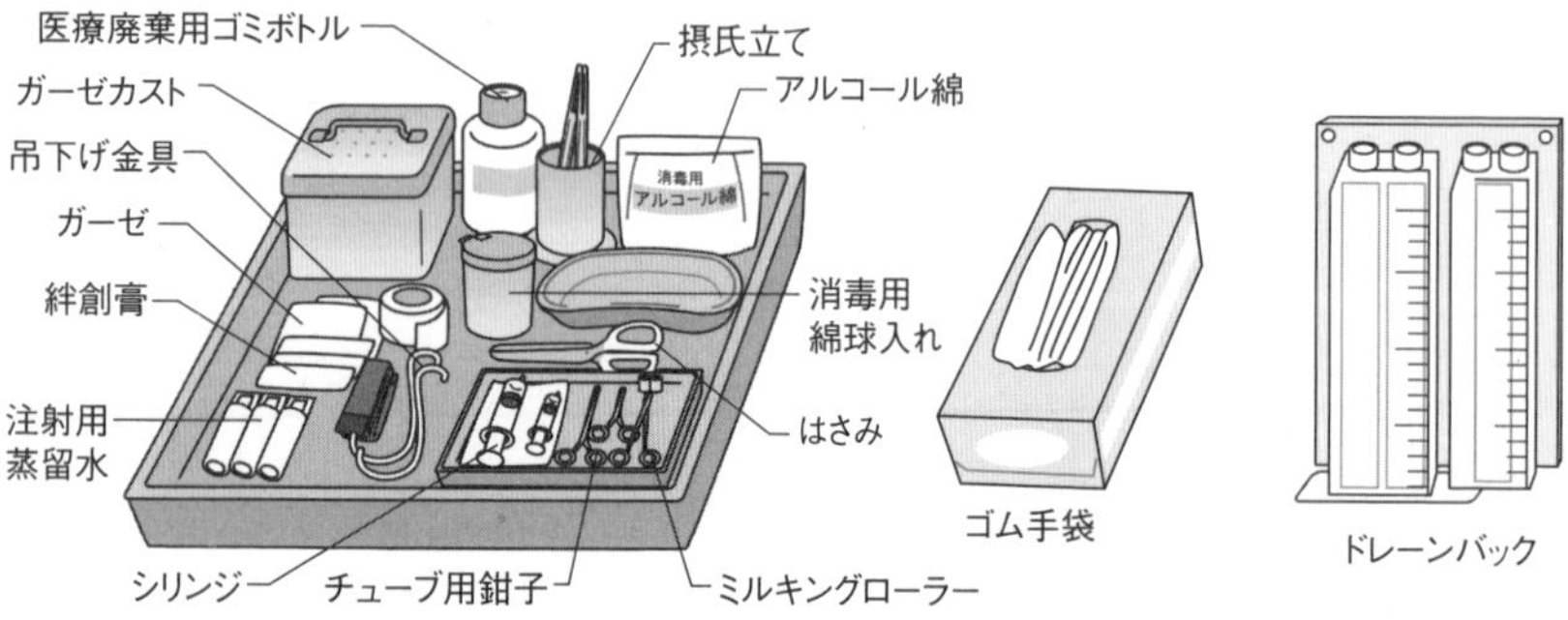

ドレーンを行なう際の注意ポイント

ドレーンをつまらせない

ドレーンを行なう際に最も重要なのは、ドレーンをつまらせないことです。浸出液の増え具合を定期的に見たり、胸部に入ったドレーンの場合は、呼吸の動きに合わせて、ドレーンの中にある浸出液等が動いているかどうかを観察します。


ドレーンの挿入部分の回りから浸出液が染み出ていないかを見ます。

ドレーンが詰まって体の中に浸出液がたまってしまうと、ドレーンが入っている部分の脇から漏れて出てくる場合もあります。

また、ドレーンが折り曲がった状態で長時間さらされていると詰まってしまうので注意します。

とくに、患者が寝返りを打ったりしたとき、無意識に身体の下敷きになっていないかなど監視します。

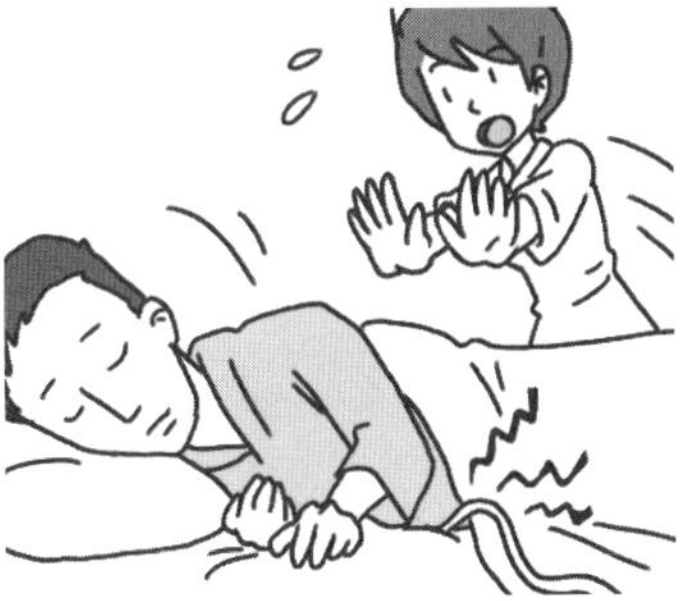

ドレーンから出ている浸出液の色や、量や性状などを観察していく。また、発熱や呼吸、脈拍や血圧などの全身状態も観察して、併せて判断する。

感染予防

ドレーンが身体に入っていると、ドレーンを通じて体内に細菌が入り込んで炎症を起こす可能性があります。そこで、感染予防に注意するのも重要になります。

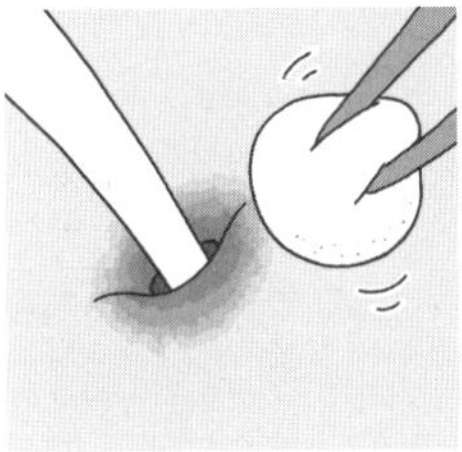

医師とともにドレーンの挿入部分を消毒する。感染の可能性をチェックするため、皮膚が赤くはれていたり、膿などが出ていることがないか確認する。

ドレーンを抜く時期の見きわめ

治療の効果が出ているかを観察して、必要がなくなったら早く抜く判断をすることも大切です。

最終的には、ドレーンから出ている浸出液の量が非常に少なくなり、レントゲンなどの検査で、身体の中の浸出液がなくなった状態を確認したらドレーンを抜きます。

ドレーンを挿入する位置

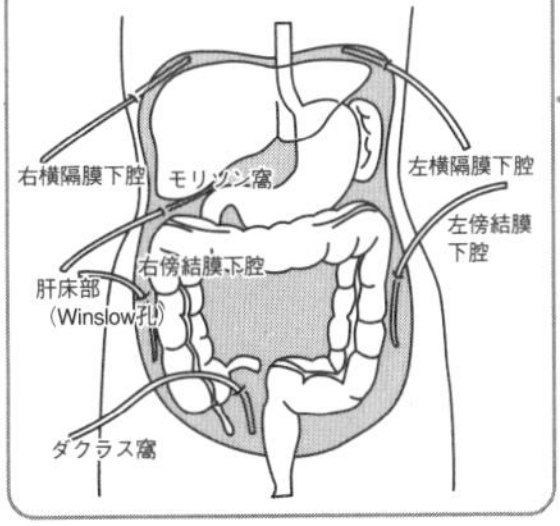

ドレーンはどんな場合に行なわれる？

①腹部の臓器を手術をして血液がたまっている場合。

②腹膜炎などで腹部全体が炎症を起こし、膿を外に出す必要がある場合。

③肋骨が折れてしまい、肺にその折れた肋骨が刺さって出血している場合。

④肺がしぼんでいるとき、肺の外側に陰圧をかけて肺を膨らませる場合。

Column 4

看護の仕事の実際

看護師の仕事を規定している保健師助産師看護師法では、看護師の仕事は、「診療の補助」と「療養上の世話」の大きく2つがあると記述されています。

診療の補助は、治療行為の一部を看護師が行なうことで、たとえば、採血や注射をしたり、導尿や浣腸など、知識や技術をもった看護師が行なわなければ危険が伴う看護を患者に提供するものです。医師が行なう検査や治療に付き添い、患者が不安なくスムーズに検査や治療が受けられるような援助もします。

また、療養上の世話は、さまざまな病気を治療するために制限された患者の生活を援助することです。これは衣食住にかかわるすべてにわたって援助することといえます。具体的には人間が生きるうえで必要な、食べたり、排泄したり、動いたり、清潔に保ったり、着替えたりということの援助を患者に提供していきます。

最近では、生活習慣病という名前に代表されるように、患者自身が自分の生活を見直さなければ治らないという病気が多くなってきました。そのため、看護師の仕事の範囲の中で、患者への指導や教育といった部分も非常に多くなってきています。

また、患者本人だけではなく、その家族の状況も考えて看護を行なうことも大切です。必要があれば、家族に対しても指導を行なったり、相談にのったりします。

最近では、医療処置が必要な状態で退院する患者も増えていることから、その方法を患者やその家族に指導することも求められます。

また、現在はチーム医療が進んでいます。これは、保健医療福祉にかかわるさまざまな専門職と協力して治療・看護を行なっていくことです。そうした専門職が連携することによって、より効果的・効率的な治療ができるように、連絡・調整の役目を担うのが看護師なのです。

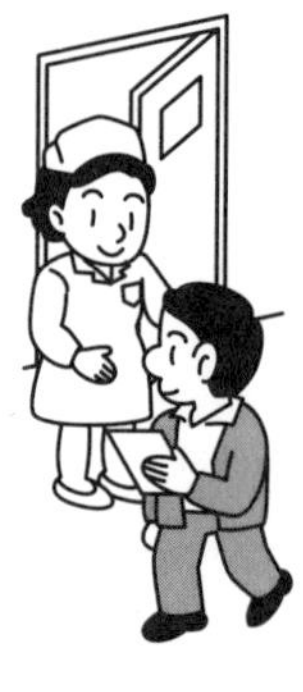

このように、看護師は実際に患者の目に見えるところで活躍すると同時に、見えないところでも専門性を発揮しているのです。

5章

看護師の仕事道具と使い方

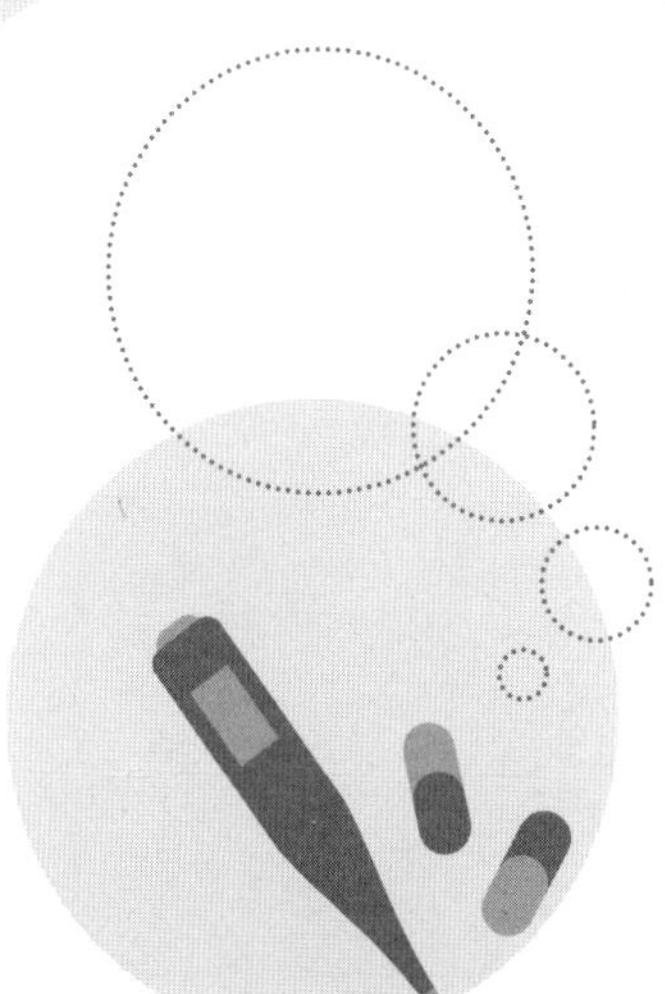

看護師の仕事道具①

聴診器

聴診器は胸、腹、背中などにあてることにより、心臓、肺、腸など内臓の動きが正常かどうかをみるための道具です。

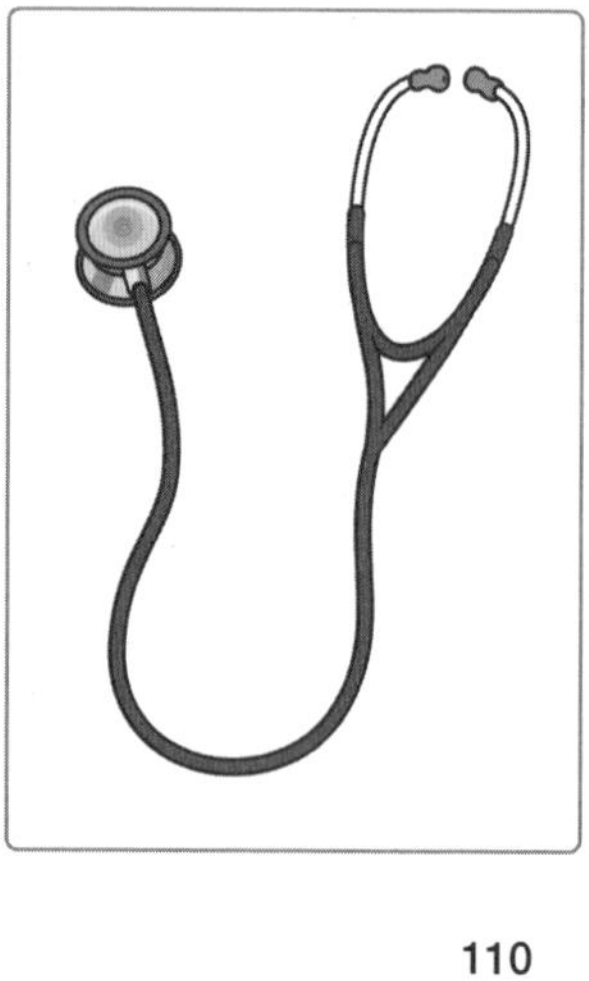

心臓、肺、腸の状態がわかる

聴診器は小さな音を聞き取れる構造になっているので、大きな音を聞いたりチェストピースに衝撃を与えると思わぬ事故になることがあるので取り扱いには注意します。

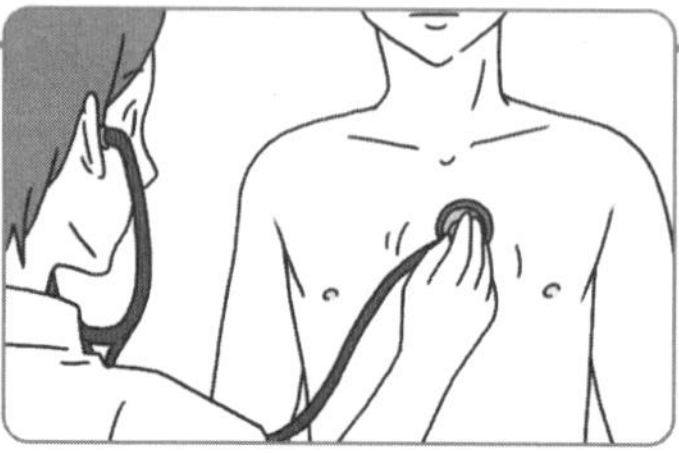

聴診器はイアーチップ、耳管、チューブ、チェストピースから成り立っています。
イアーチップは聞く側が耳につける部位です。これが耳管に接続され、さらに耳管の延長はチューブにつながっています。そして、チューブは、患者の身体に当てるチェストピースへと接続されています。

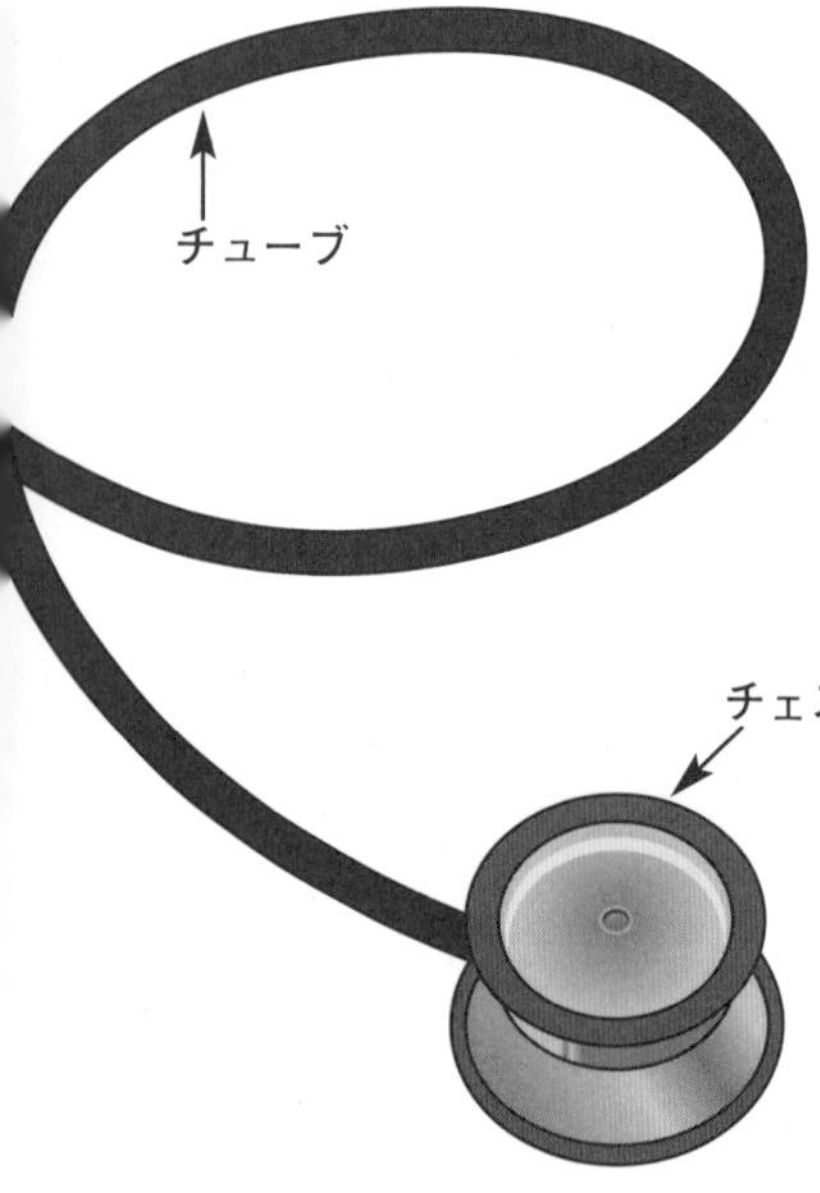

チェストピースには、シングルヘッドとダブルヘッドがあります。シングルヘッドには片側にダイアフラム（プラスチックの膜のようなもの）がつけられ、ダブルヘッドはダイアフラム側とベル側の両側が使えるようになっています。

聴診器でわかること

▶心臓の音を聞く

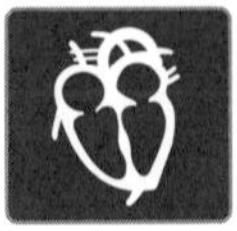

心臓の動き（心臓弁の閉鎖）の音を聞くことができます。そのため、音に異常があるときは心臓弁の動きに異常があると考えられます。音の種類やリズム、速さを聞くことにより、心不全の有無や心臓の機能異常の仮説を立てることができます。

▶呼吸音を聞く

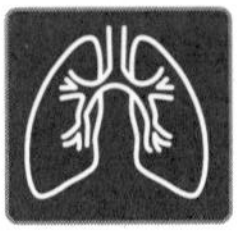

呼吸による音を聞くことができます。左右の肺の形にそって聞きます。
異常がある場合、「バリバリ」（湿性ラ音：たんをともなうもの）という音や、「ヒューヒュー」（乾性ラ音：たんを伴わないもの）という音が聞こえたり、呼吸のリズムの変調があります。異常音を聞くことにより、肺の機能異常がわかり、診断の手がかりとしています。

▶腸動音を聞く

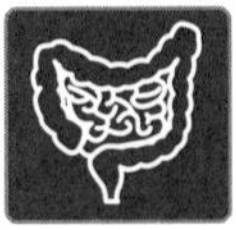

腸の動きによって発生する音を聞きます。腸の各部位に聴診器をあてて聞きます。
通常、腸は内容物を運び出す動きをしているため、つねに音を発しています。そのため、腸動の音を聞くことにより、腸の機能が停止していないか、または、亢進（※）していないかを知ることができます。

※亢進（こうしん）とは、動きが活発で速くなっていること。

聴診器のつくり

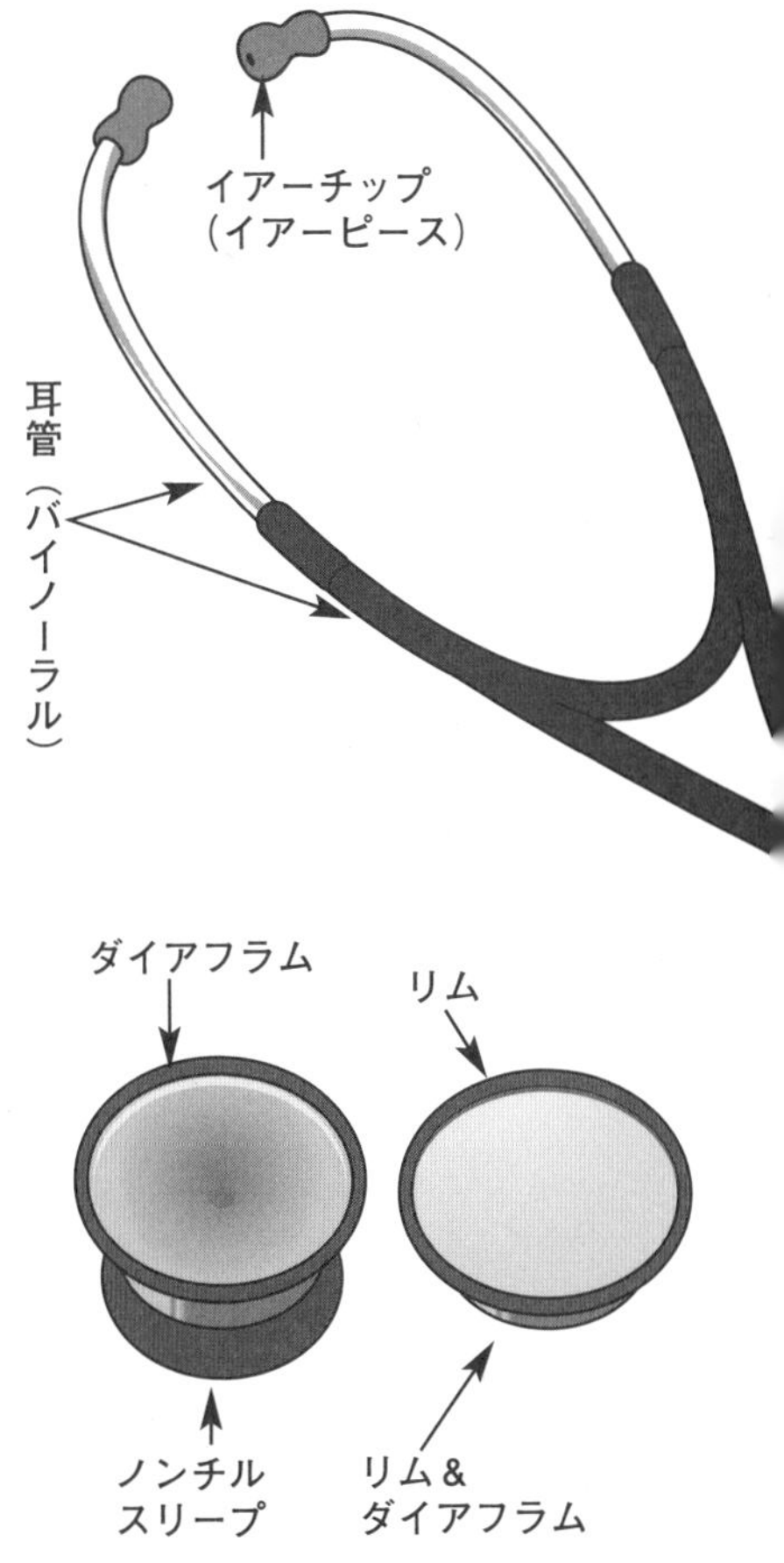

ダイアフラムとは高周波数域の音を聞く場合に向いており、面積が広いため音を大きく拾うことができます。一方、ベル側はすべての周波数域の音を拾うことができます。

Notes on Nursing

5-2

看護師の仕事道具②

タイマー

日常生活でも重宝するタイマーは、看護師にとっては欠かせない便利な道具です。決められた経過時間ごとに測定をしなければならない検査・試験のときに活躍します。

タイマーは活躍する

合が多いため、制限時間や経過時間が定められているケースも多くあります。そのとき活躍するのがタイマーです。

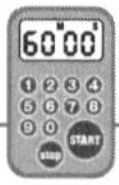

タイマーを60分にセット

4 採血と検尿

スタートから60分後に血糖、尿糖を測定します。

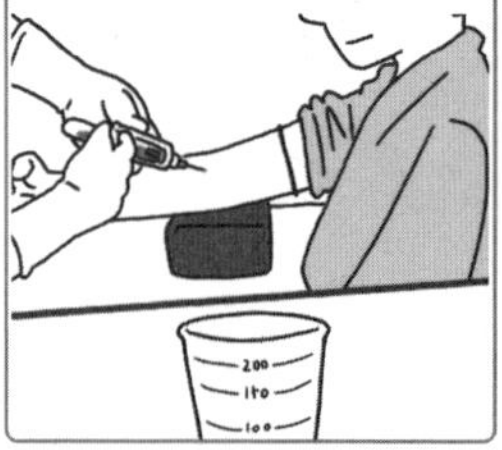

5 採血と検尿

飲用後120分後に再度血糖、尿糖を測定します。

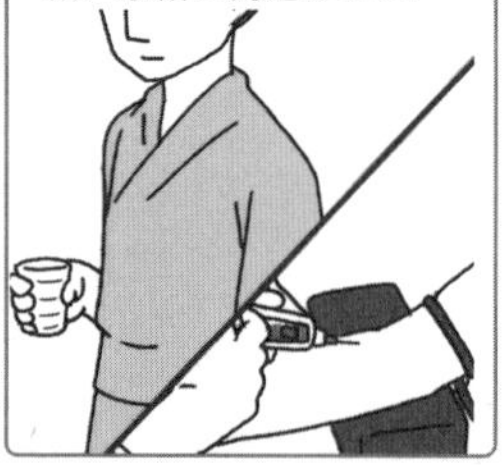

クレアチニンクリアランス (creatinine clearance)

腎機能の糸球体ろ過値（GFR：Glomerular Filtration Rate）を調べることができます。

糸球体ろ過値
腎臓にある糸球体の機能をみるもので、単位時間あたりの血液がろ過される量をみる。

検査開始30分前に排尿し、水を500㎖飲んでもらいます。

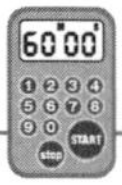

タイマーを60分にセット

1 検尿

検査開始時間に排尿をします。

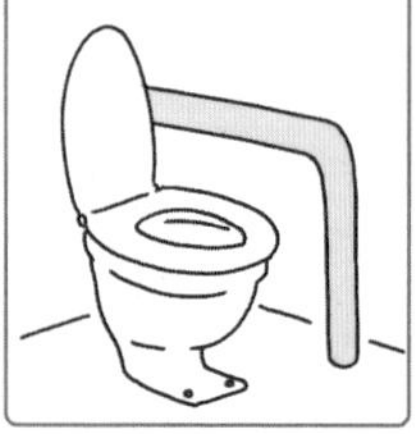

2 採血、検尿

30分後に採血をし、さらに30分後（開始後60分後）に排尿をして尿量を測ります。

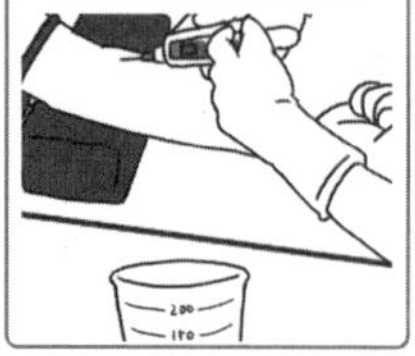

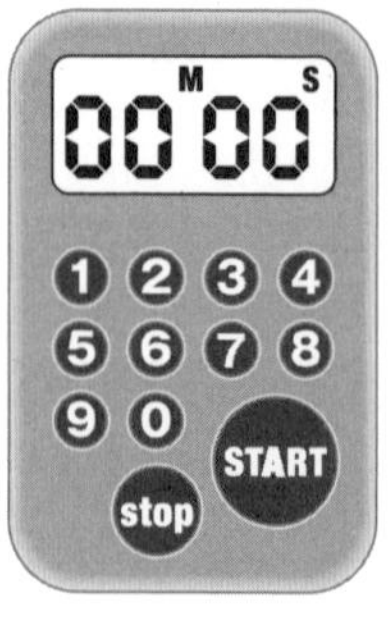

さまざまな検査・試験のときに

看護師は、患者の状態を調べるため、さまざまな検査や試験を行ないます。検査や試験には、患者の身体をある状態に保って行なう場

糖負荷試験（OGTT:oral glucose tolerance test）

血糖値や尿糖を調べ、糖尿病にかかっているか調べる検査です。糖尿病が疑われる患者さんに75ｇの糖水溶液を飲んでもらい、その後、血糖値や尿糖を調べます。

患者には食事を待ってもらいます。

1 採血と検尿

採血および採尿をして血糖、尿糖を測定します。

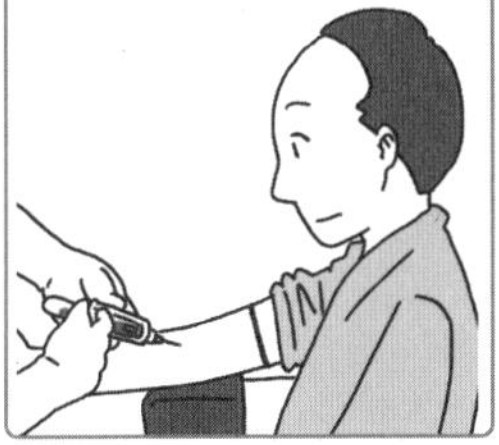

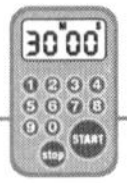

タイマーを30分にセット

2 糖水服用

75ｇのブドウ糖水溶液を飲んでもらいます。

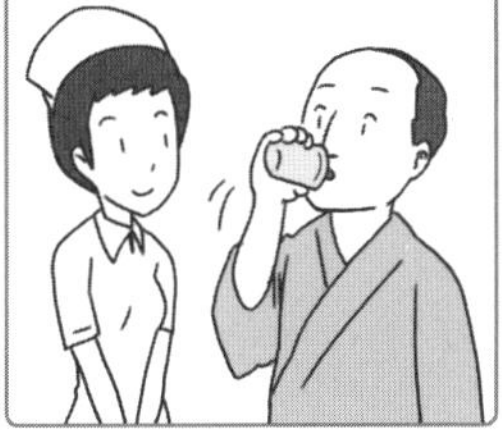

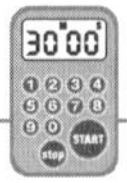

タイマーを30分にセット

3 採血

30分後に血糖を測定します。

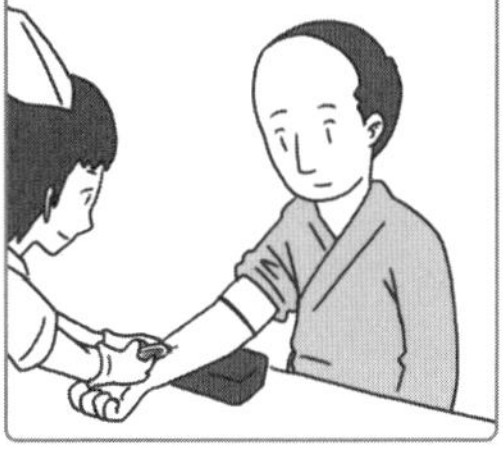

ＰＳＰ試験（phenolsulfonphthalein test）

近位尿細管分泌の機能を調べるために使います。

近位尿細管
腎臓の近くにある尿細管で、腎臓で生産された尿のうち身体に必要な成分を再吸収する。

試験薬を注射する30分前に排尿してもらい、500mlの水を飲んでもらいます。

1 注射

ＰＳＰ試薬を静脈注射します。

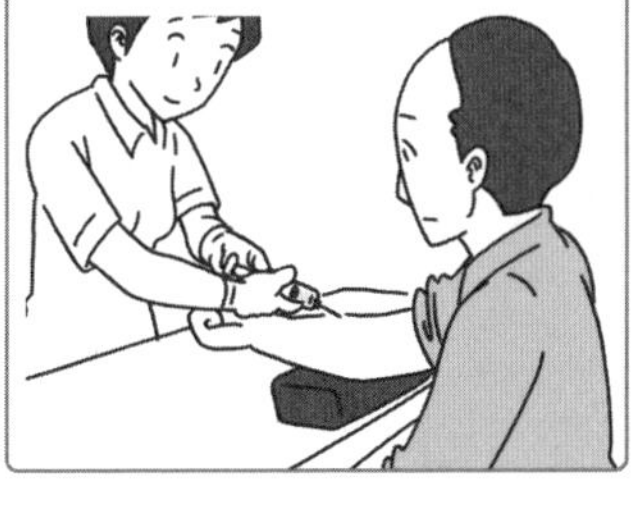

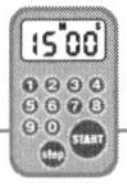

タイマーを15分にセット

2 検尿

15分、30分、60分、120分ごとに排尿をしてもらいます。

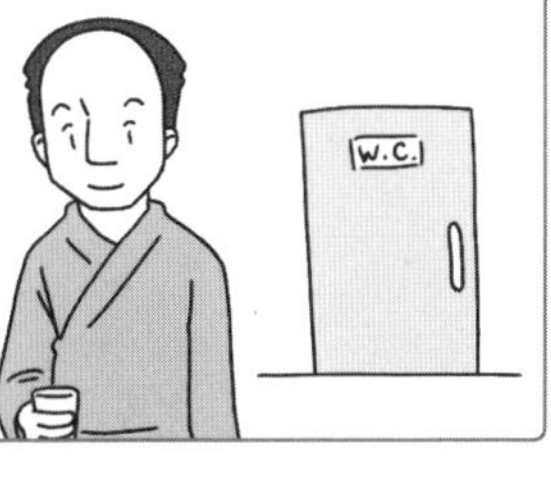

Notes on Nursing 5-3

看護師の仕事道具③ ストップウォッチ・時計

看護師が身につける時計は、ファッションのためというより機能性重視。欠かせない仕事道具の一つです。

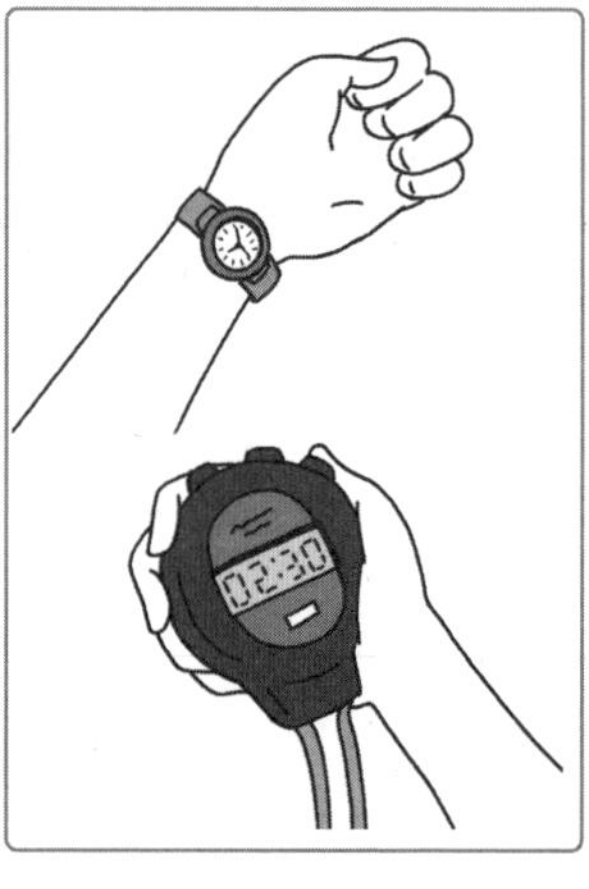

検査・手術などの前後に行なうことと必要な時間

検査や手術などの準備、後処理のために、看護師が必ず行なうことがあります。その処置内容や、実行に伴う時間などは手術の術式によって変わりますが、いずれも手術が滞りなく行なえるように準備し、また術後の患者の状態を確認するのが目的です。

手術前に行なう検査のタイムスケジュール

手術前2時間	浣腸などの処置
手術前30分	麻酔前投薬の投与
手術前25分～30分	バイタルサイン（熱、脈拍、血圧、呼吸など）のチェックと記録 ストレッチャーなどで手術室へ移送 手術室看護師へ申し送り
手術終了前1時間程度	受入れ態勢の準備（ベッド周り）
手術終了	受け入れと申し送り
手術直後	バイタルサインのチェック
手術後30分	バイタルサインのチェック

看護師の時計はどんなタイプ？

看護師の時計には必ず秒針が必要です。ストップウォッチなどを使用することもありますが、ほとんどの仕事が時計の秒針で行なわれます。その例が、次ページで紹介する点滴の滴下数を合わせる仕事です。

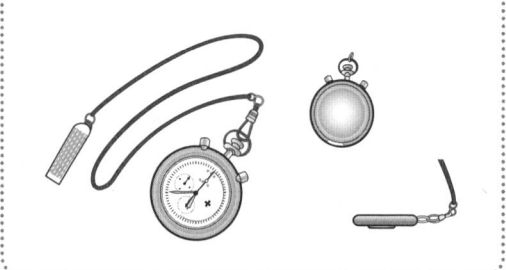

点滴の設定

点滴は、患者の病状や薬のタイプによって、どれくらいの速度でどのくらいの量を患者に投与するか医師が指示をします。この指示どおりに看護師が点滴を設定しています。輸液セットは、「1ml＝○○滴」と設定されています。代表的なのは、「1ml15滴」もしくは「1ml60滴」です。医師からは、「1時間○○ml」と指示されるケースが多いので、看護師は滴下数を見て、その指示に沿うように輸液セットの設定をします。

例

医師の指示が、「1時間60ml」であれば、

輸液セット1ml＝15滴の場合

1時間＝60ml
＝（60ml×15）滴
となります。

通常、1分間の滴下数で合わせますから、
上記の数式を60で割ります。
1分間＝（60×15）滴／60分＝15滴

つまり、1分間の滴下数は、
1時間に滴下させる量（ml）／4
となります。

輸液セット1ml＝60滴の場合

1時間＝60ml
＝（60ml×60）滴
となります。

1分間＝（60×60）滴／60分＝60滴

つまり、1分間の滴下数は、
1時間に滴下させる量（ml）そのものです。

このようにして、時計を使って滴下数を合わせます。

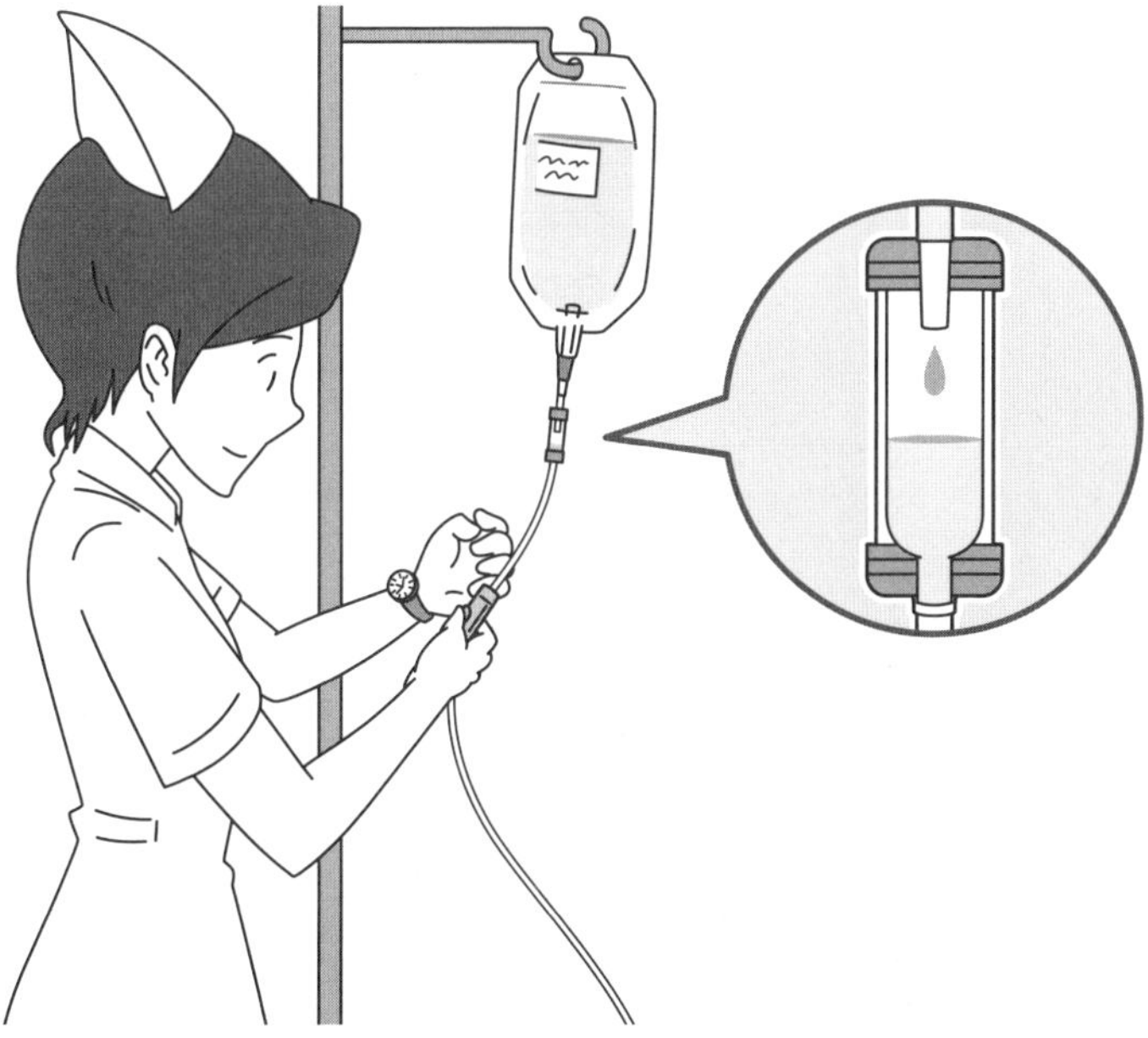

看護師の仕事道具④ 予防衣とエプロン

看護師は感染性の高い病気の罹患患者と接する場合もあるため、その予防のために予防衣（割烹着のようなもの）やエプロンを着用します。

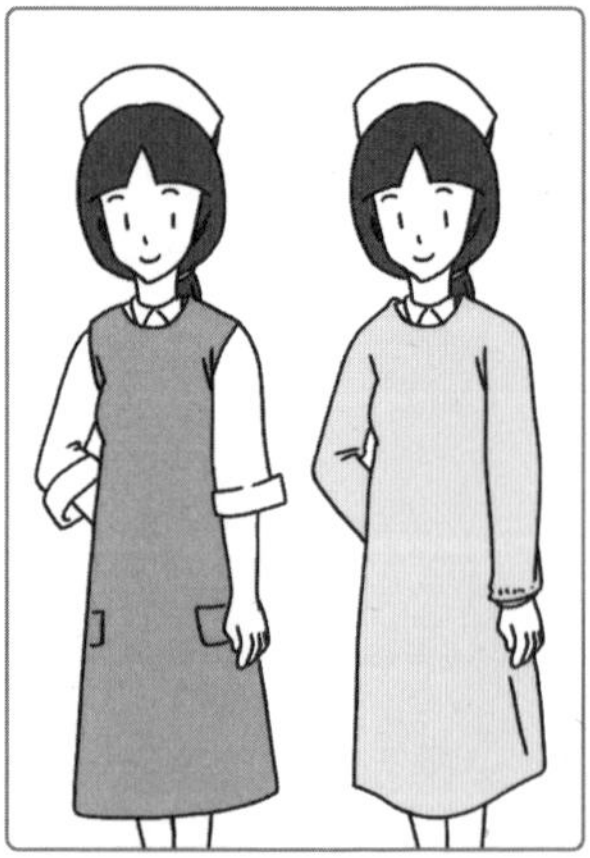

院内感染はどのように起こる？

病院の中で最もリスクの高い、しかも発生頻度の高い事故が感染です。院内には、患者の血液、便、嘔吐物、喀痰（かくたん）、分泌物など感染性のある排泄物は数多くあります。

入院患者は免疫能力が低くなっていることが多く、感染症にかかると重篤な状態になりやすいため、看護師は常に注意を払っています。患者の身を守るだけでなく、感染症患者の血液がついた針を間違って自分の指などに刺してしまう（針刺し事故）など、「自分に感染させない」ことも重要です。

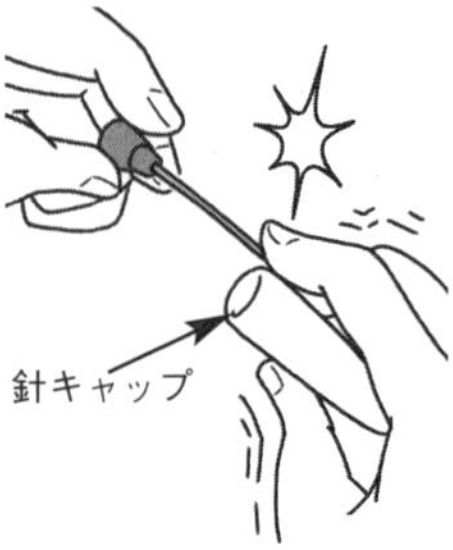

針刺し事故

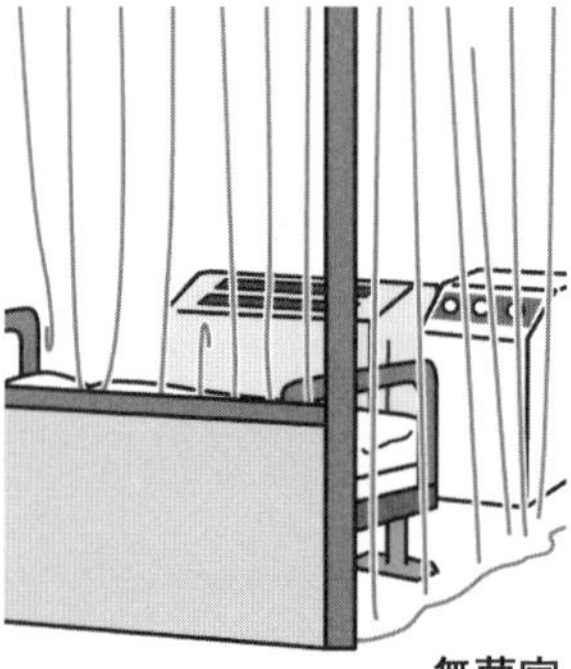

無菌室

予防衣・エプロンの色・デザイン

病棟などで看護師が着用する予防衣はポリエステル素材のものが多く、ゆったりとして大きなポケットがついているタイプや、場合によってはディスポーザブルのタイプを使用します。

小児病棟などでは、とくにイラストつきのエプロンなどを着用し、小児患者から好まれやすい色で工夫をしています。

手術室など清潔なゾーンで着用するものについては、綿素材で身体にフィットしやすく、表面にはポケットなどは何もついていません。

病棟での予防衣

通常、看護師は病院の更衣室などで白衣に着替え、白衣を着たまま病院内の食堂に出かけたり、休憩を取ります。

そのため、病棟内で予防衣を着用することで、白衣を患者の排泄物で汚染させないように、感染源を病棟の外に持ち出したり、看護師自身が排泄物に接触するのを防ぐ目的があります。

とくに、強い感染力のある排泄物に接することが予想される場合は、ディスポーザブルの予防衣を使用します。患者には精神的な苦痛がともないますが、看護師が部屋に入退室するたび、ディスポーザブルの予防衣を脱ぎ着することもあります。

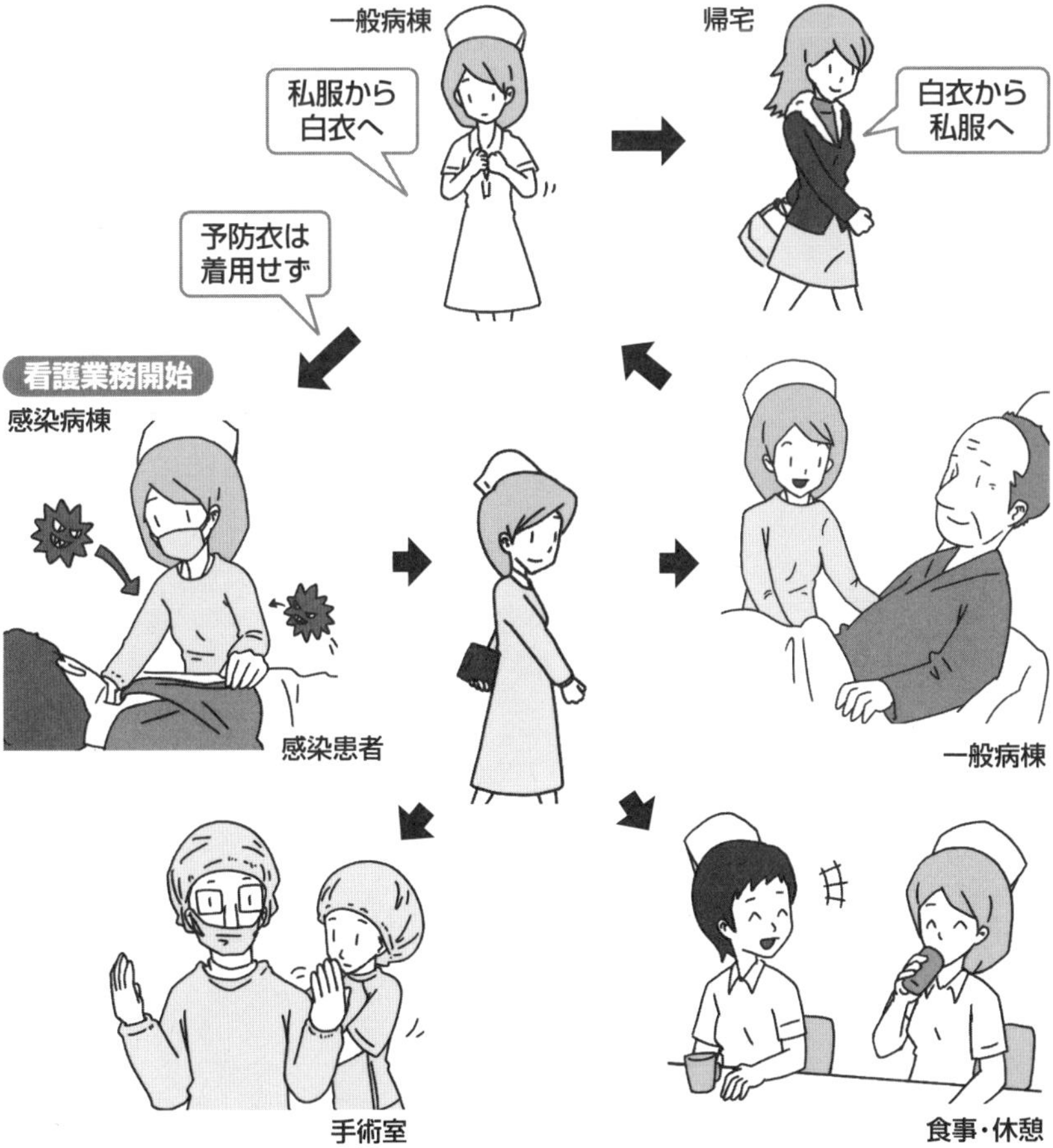

手術室での予防衣

手術室内では、感染源となり得るものすべてを排除しておく必要があります。

まず、手術スタッフ全員が外から異物を持ち込まないようにするために使用します。このときは白衣ではなく、手術用のユニフォームを着用します。ユニフォームは綿素材、半そでシャツ・パンツスタイルで、その上に予防衣を着用します。

この予防衣は滅菌されており、執刀医は、必ず他の人の介助を得て、清潔操作で予防衣を着用します。

Notes on Nursing 5-5

看護師の仕事道具⑤ 筆記用具、印鑑

患者のバイタルサインの記録や看護記録を書くことが多い看護師にとって、筆記用具と印鑑は必需品です。

直接看護と間接看護

看護師の仕事内容は、患者に直接接する仕事（直接看護）と、事務処理などの仕事（間接看護）に大きく分けられます。看護師の仕事は直接看護の部分が多いのですが、間接看護も重要な仕事です。

一般に、看護師の仕事内容を調査した「業務活動調査」によると、どの調査結果を見ても、間接看護は40％程度となっています。

間接看護の具体的な仕事内容は、看護記録や温度板（患者の体温、脈拍、血圧等の体の健康や治療にかかわる数字）を記入したり、他部門への業務依頼のための伝票類の記載などです。このとき活躍するのが、筆記用具と印鑑です。

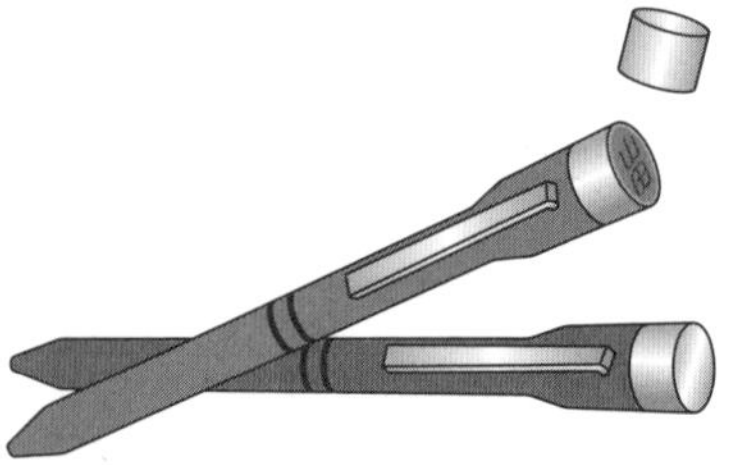

ボールペンと印鑑が一緒になった商品もある。

印鑑と筆記用具はどこで使う？

看護記録では、勤務帯（日勤帯や夜勤帯など）によって色を分けて記載するケースがほとんどなので、２色以上のボールペンは看護師の必須道具です。

また、温度板は患者の体調経過や、行なわれた（予定も含めて）治療・検査の種類が一目瞭然でわかるように工夫されており、どの病院においても、何色も使って記録したり、色を塗って記録する方法をとっています。そのため、色鉛筆も欠かせない道具の１つです。

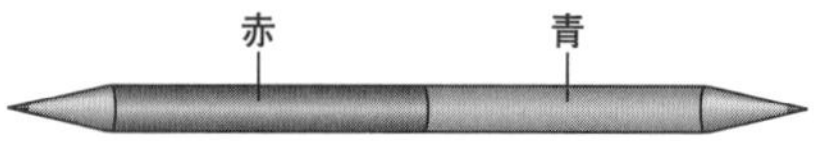

3色ボールペンと印鑑

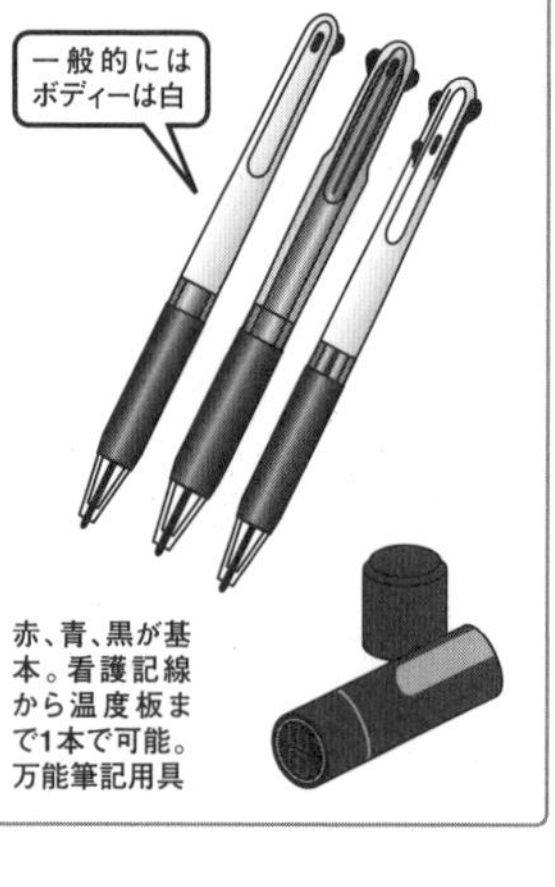

赤、青、黒が基本。看護記線から温度板まで1本で可能。万能筆記用具

看護記録を記入する

看護記録は重要な治療の証拠として扱われ、公文書の扱いとなります。そのため、1回の記録をするごとに記録者の署名が必要とされ、そこに印鑑を使用しているケースがほとんどです。

また、間違えた場合、消しゴムや修正液で消すことは認められていませんので、二重線で訂正して新しい記録をします。訂正部分には訂正印を使用します。


こうした公的な記録以外にも、患者への細かな看護の記録も残します。たとえば、投薬の際に署名をする意味で記録用紙に印鑑を使う病院もあります。

医療の記録は現在、電子カルテ等のＩＴ化が進んでおり、将来的には筆記用具は必要なくなるかもしれませんが、現在のところは看護師の必須アイテムです。

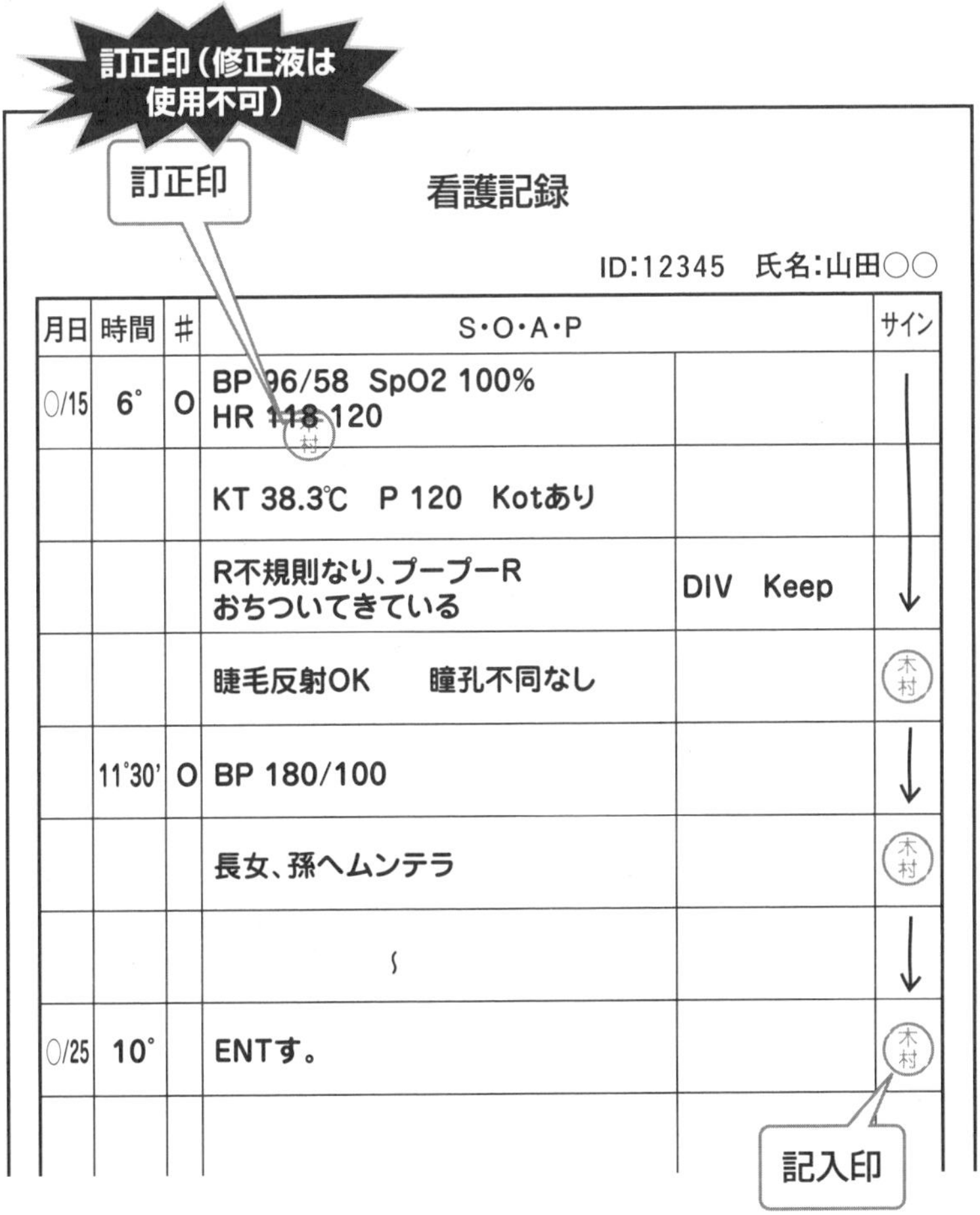

看護記録

ID:12345　氏名:山田○○

月日	時間	#	S・O・A・P		サイン
○/15	6°	O	BP 96/58 SpO2 100% HR ~~118~~ 120 （村）		↓
			KT 38.3℃　P 120　Kotあり		
			R不規則なり、プープーR おちついてきている	DIV　Keep	↓
			睫毛反射OK　瞳孔不同なし		木村
	11°30'	O	BP 180/100		↓
			長女、孫へムンテラ		木村
			ʃ		↓
○/25	10°		ENTす。		木村

看護師の仕事道具⑥
駆血帯《くけつたい》と肘枕《ひじまくら》

駆血帯や肘枕は、看護師がよく行なう採血や注射をする際に必要な道具。患者の負担をやわらげるには、道具のほかに看護師自身の技術と配慮が必要です。

駆血帯を使う理由

採血や静脈注射の際にストレスを感じる患者は多く、不安や緊張もつきまといます。人間の血管は、精神的なものや気温に非常に敏感で、緊張したり不安になったり、寒かったりすると、すぐに収縮して細くなってしまいます。そのくらい血管はデリケートです。

血管が細くなってしまうと血管の面積が狭い部分に針を命中させなくてはならないので、技術的にも難しくなります。

一度失敗すると悪循環に陥り、成功するまで何度も針を刺すケースも多く、患者にとっては気の毒……。

採血や注射に対するネガティブな気分をなるべく相手に与えないように工夫することも必要です。これは、相手が子供であれば、なおさら配慮がほしいところです。そこで、カラフルなものやイラストがついた駆血帯が開発されています。

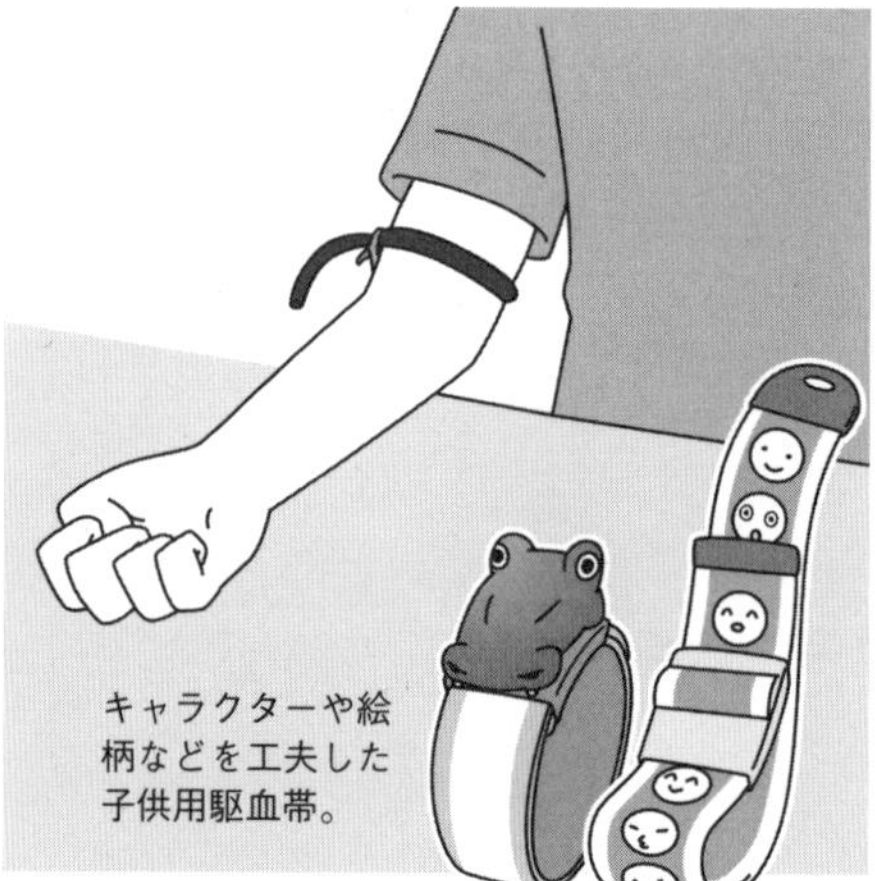

キャラクターや絵柄などを工夫した子供用駆血帯。

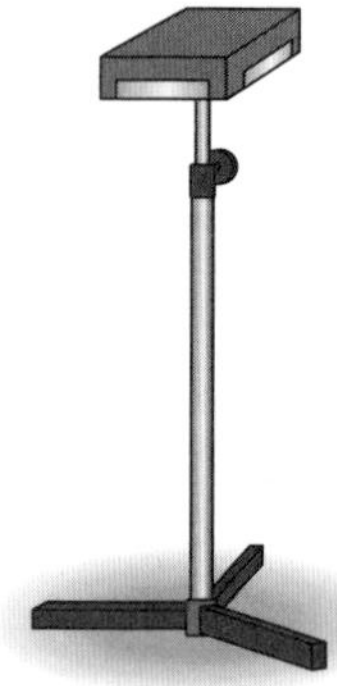

スタンドタイプの肘枕。場所をとらずに採血や静脈注射をすることが可能。スペースがないときに便利。

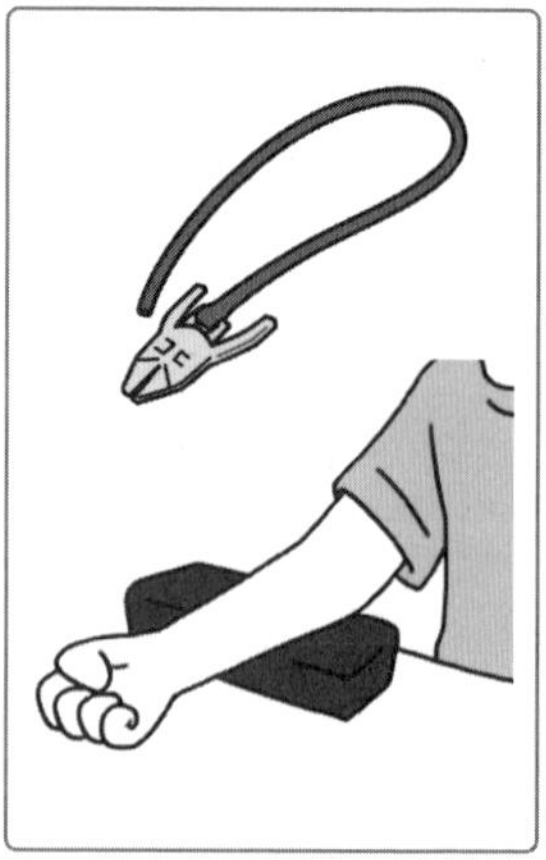

採血や注射をスムーズにする駆血帯と肘枕

身体に針を刺されるという患者のストレスを少なくするため、採血、注射は手際よく行なう必要があります。そのために役立つ道具です。

肘枕を使う理由

肘枕は、肘（腕）を乗せることで腕を固定できるので、採血や注射がスムーズにできるという効果があります。

一般的に採血は、腕を曲げる部分の皮膚下を走っている血管に針を刺します。この部位の静脈は比較的太く、神経もあまり走行していないので、神経を傷つける心配も少なく採血に適しています。

当然、患者に腕を伸ばしてもらう必要があるので、腕枕は患者にとっても楽に採血しやすい状態を作ることができる道具といえます。

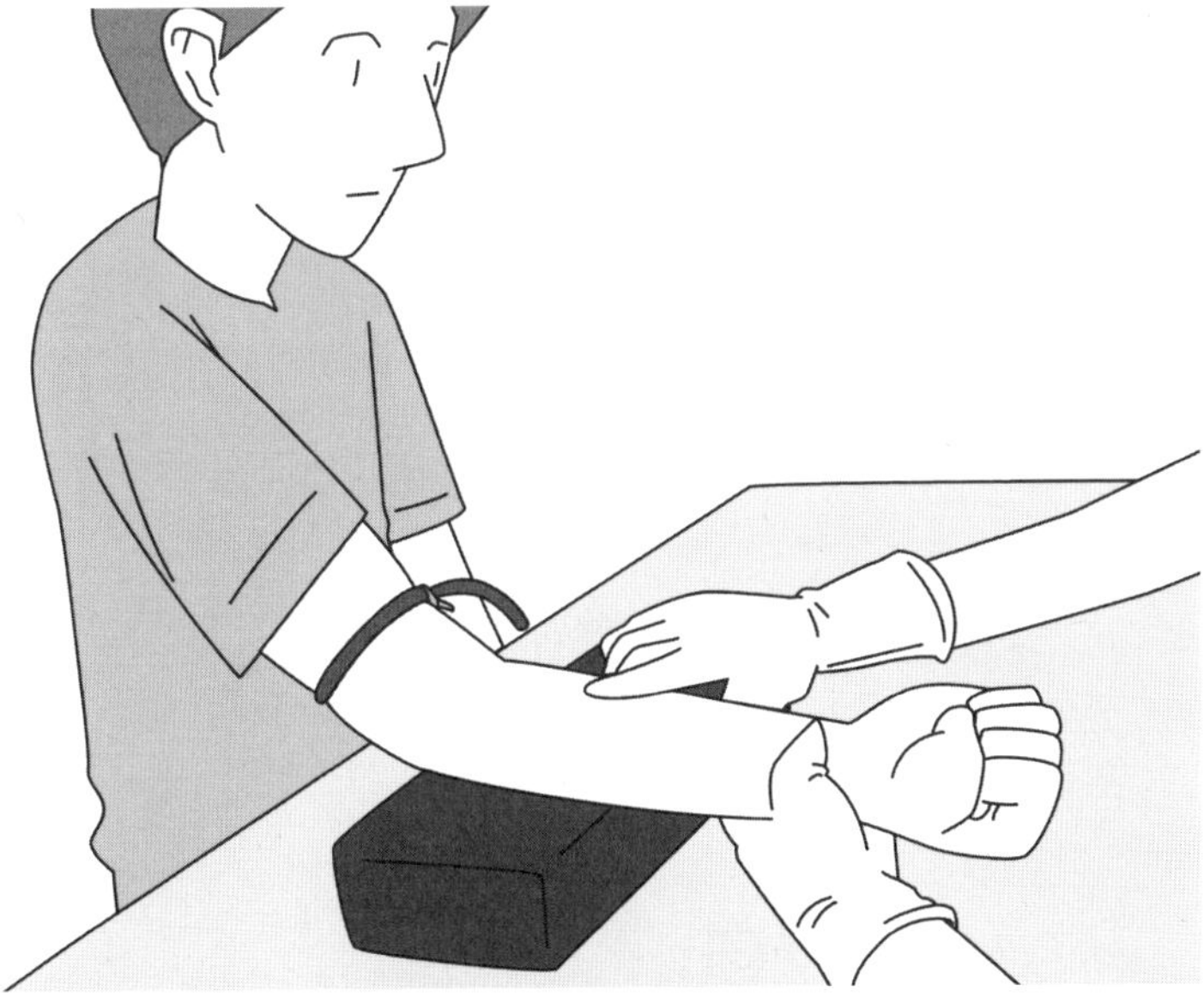

駆血帯とは？　肘枕とは？

駆血帯とは、採血や、静脈に注射をする際、腕をゴムで縛って、一時的に静脈の血液を止めた状態にする道具のことです。看護師は自分用の駆血帯を用意し、採血や静脈注射をするのが一般的です。現在では、さまざまな駆血帯が開発され、カラフルなものや、絵やイラストつきのものなど、タイプも豊富です。

肘枕は字のごとく、肘を乗せる枕のこと。採血や注射の際、腕を乗せて採血や注射を行ないやすくする道具です。

看護師の仕事道具⑦ 体温計・血圧計・パルスオキシメーター

患者の状態（バイタルサイン）を把握するために欠かせない三種の神器。使用法は単純ですが、機械の力だけに頼ると思わぬ落とし穴にはまることがあります。

患者のバイタルサインをつかむ道具

看護で重要なものの１つは、患者の身体の状態を把握することです。患者の身体の状態を把握するための兆候を、バイタルサインといいますが、具体的には、「体温」「脈拍」「呼吸」「血圧」のことを指します。
看護学校では、比較的初期にバイタルサインの測定方法や意義、正常と異常の判断方法などを学びます。この測定に欠かせない道具が体温計や血圧計です。

バイタルサインを
測る部位

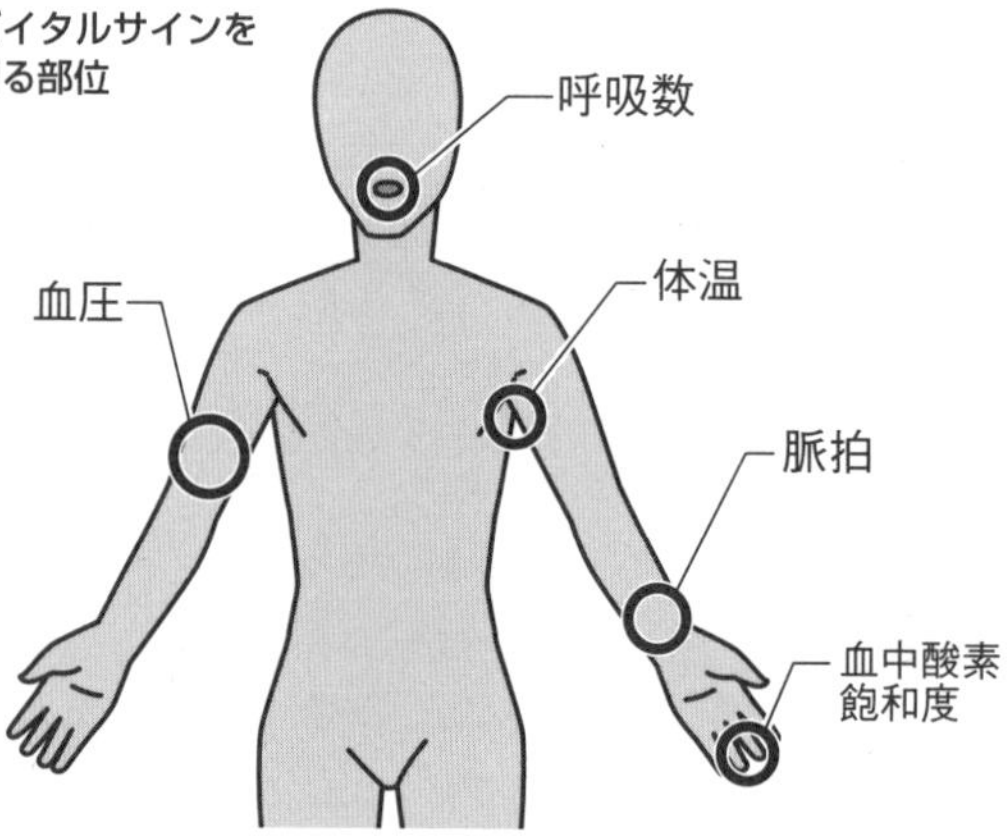

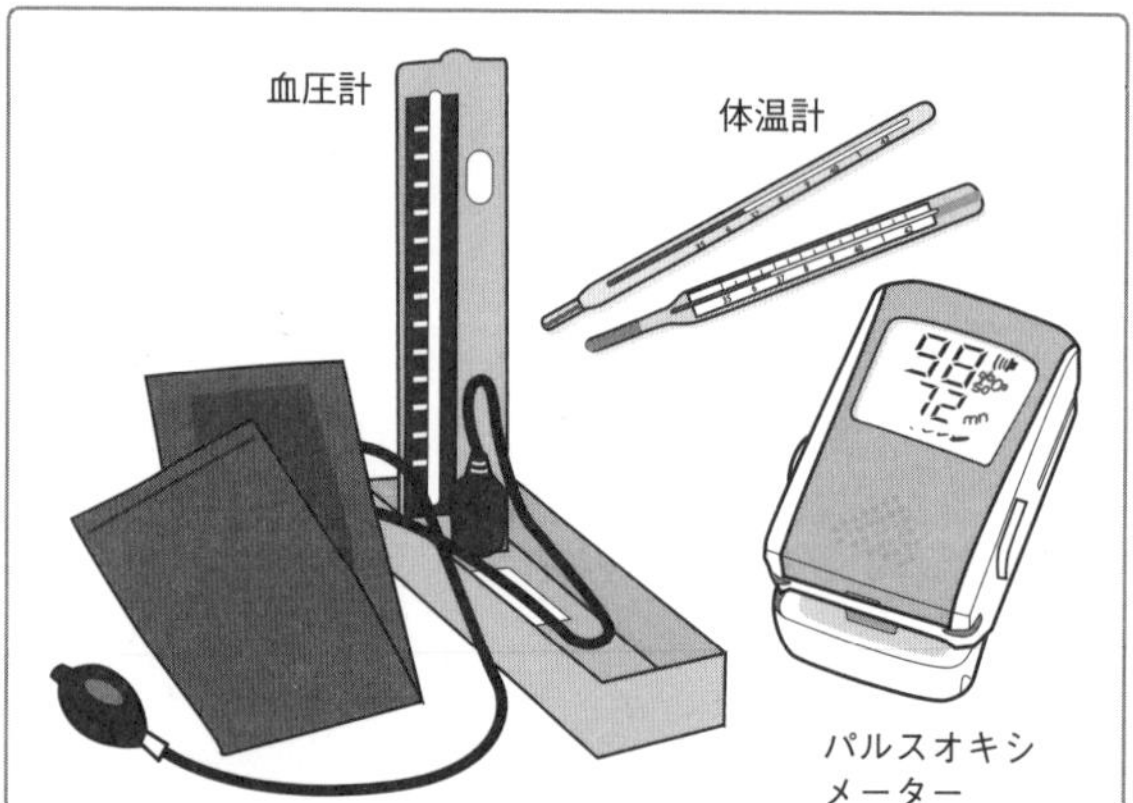

体温計の種類と使い方

体温計は現在、大きく分けて水銀製のものと電子タイプのものがあります。測定部位については、「わきの下」「直腸」「耳」で測るタイプなどがあります。

自分でわきの下に保持できる患者については水銀計でもよいのですが、そうでない人については、破損等の危険もあり、電子体温計を使用します。

耳で測るタイプは測定結果が出る時間が短く、看護師の人手が少ない場合などに大変便利な道具です。ただ、耳垢がたまっていたりすると、正確に測定できないという欠点もあります。

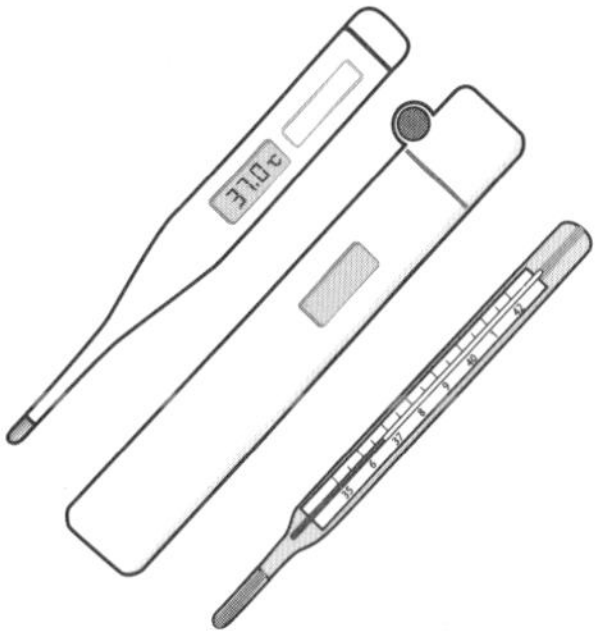

血圧計の種類と使い方

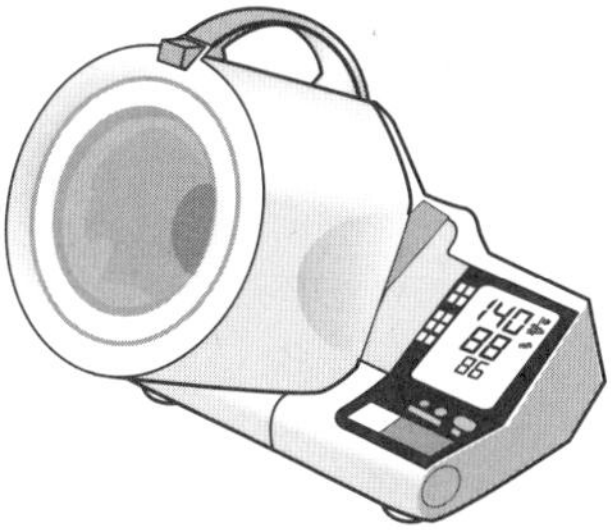

血圧計もさまざまなタイプがあり、水銀製タイプや電子タイプなどがあります。形状も、ベッドに置くタイプやスタンド式、ベッドの壁に取りつけるタイプ、手首で測定できるものなど、使用形態に応じてさまざまなタイプが開発されています。
患者の病状や測定頻度、ベッド周りのスペース等を考慮して、血圧計のタイプを選んで使用されています。
バイタルサインを測定する際、現在では便利な道具がさまざま開発されていますが、性能がよいものほど故障もしやすく、その場合は正確に測定できなくなります。そこで、道具に頼るばかりでなく、看護師自身の目や手から得られる情報など、患者に対する観察力が大事になることは、今も昔も変わらないことです。

パルスオキシメーターの使い方

パルスオキシメーターは、クリップのような形をしていて、指を挟むことで指の端を流れる細い血管の中の血液中に、酸素がどの程度飽和されているのかを測定する機械です。

以前は呼吸状態などが悪い人を観察するために使われていましたが、最近はコンパクトで軽くなり、安価になっています。そのため、バイタルサインを測定するときに同時に測定する病院も多くなっています。

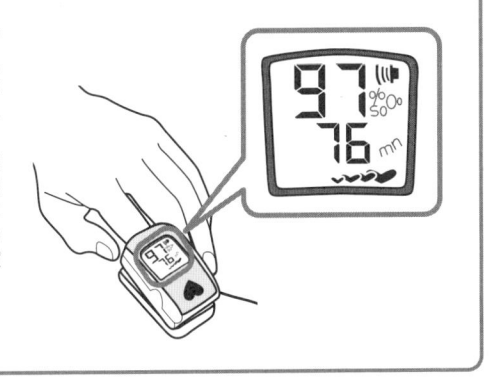

Column 5

看護師の“ポケットの謎”

看護師にはさまざまな“隠し道具”があります。よく使うものについては、ポケットの中に入れて持参して歩きます。まず第一は、2色以上のボールペンや印鑑付きボールペン、油性のマジックなどの筆記用具です。

また、絆創膏も1つくらいは入っています。これは、歩いているときに「点滴が終わりそうです（終わりました）」などと患者に声をかけられ、点滴の針を抜いた際に、綿花で押さえて絆創膏で固定する際に使います。また、傷等がある患者も多く、もともとしていた絆創膏が外れた際に固定し直したりするときにも使います。

ペンライトもよくポケットに入っているグッズです。ペンライトは、脳疾患のある患者の目にあてて瞳孔の状態を見たり、のどの観察、夜勤の際、部分的に点滴等を観察したりと、さまざまな用途で使われます。

そのほか、はさみやタイマー、小さな計算機も入っています。計算機は点滴の滴下数を計算して合わせるときに使います。

また、ペアンもポケットに忍ばせています。ペアンとは「止血鉗子」のことで、はさみのような形をしています。用途としては物をはさむ道具なのですが、何段階かに分けて固定できるようになっています。

たとえば、点滴のルートを外して交換したりする場合に一時的にルートを押さえるのに使ったりします。点滴の横から違う薬を入れる場合、「三方活栓」（点滴のルートの途中に穴が開いているタイプ）が使われます。通常、穴の部分はフタで覆われていますが、そのフタをはずして横から違うルートをはめて使います。フタ自体は小さく、すぐにはずれない構造になっており、指ではなかなか回らないことも多々あります。そのようなときに、ペアンを使って“てこの原理”で開閉するのです。

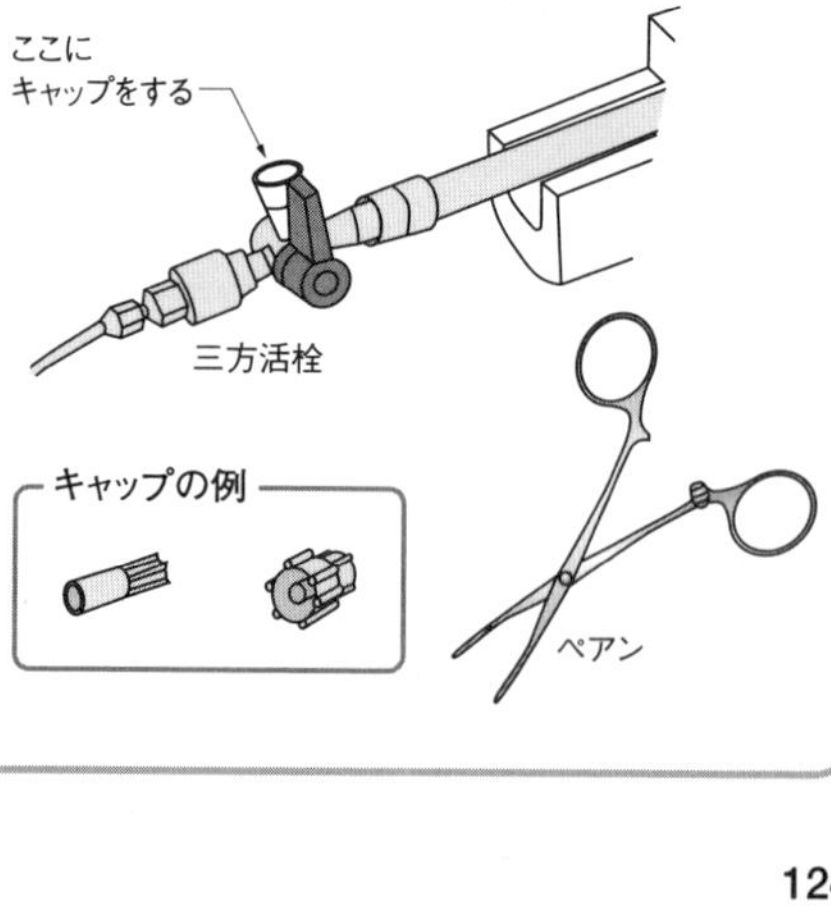

看護師の仕事は時間との戦いですので、いかに時間を有効に使い、患者への対応をスムーズにできるかということを常に考えていなければなりません。そのために看護師のポケットは小道具がたくさんつまっているのです。

6章

看護師になるためのステップ

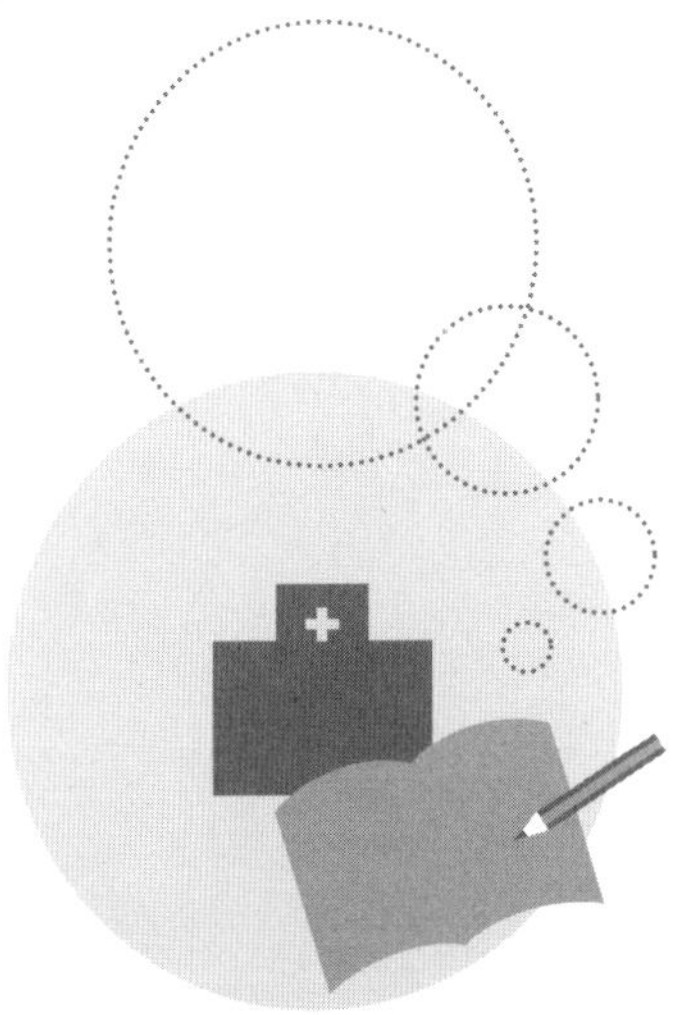

Notes on Nursing

6-1

看護師になりたい！その前に考えたいこと

憧れだけでは途中で挫折してしまいます。夢を実現させるためにも看護師の資質をもう一度、考えてみましょう。

現在、看護師として働いている人たちの中には「幼い頃から看護師になりたかった……」という人がけっこう多いのではないでしょうか。

とはいえ、看護師は人の命をあずかる精神的に大変な仕事であり、また、３６５日24時間、不規則な勤務体制のなか、緊張感を保って働かなければならない肉体的にもきつい仕事です。そのうえ、時には患者のよき相談相手となり、教育者となるよう、心身の状態をつねによい状態に保つことも心がけなければなりません。

どのような仕事でも同じですが、憧れだけでは「こんなはずではなかった……」と後悔することになります。では、看護師の資質とはどのようなものでしょうか。

看護師に必要な資質

①体力が勝負

看護師は、患者が治療に専念できるよう、身の回りの世話から診療や検査の援助を行ないます。

基本的に、24時間体制の仕事ですので、真夜中に出勤し、仮眠も取らずに緊張感を保ちながら朝まで業務にあたらなければなりません。そのため、「体力勝負！」といっても過言ではないでしょう。

②チームワークが大事

看護師は責任と役割をもちながら、医師、薬剤師、診療放射線技師、理学療法士などの他職種とのチームプレーで仕事をします。１人だけの力では、患者の命を救ったり病気を治すことはできません。そのため、チームワークが必要となります。

また、経験を積んでからは、師長や主任などのリーダーに昇格するチャンスがありますので、リーダーシップやマネジメントなどの力も要求されることになります。

③向上心を忘れない

医療技術は日進月歩で向上しています。学校で習得した技術や知識は、時間とともに古くなるものと心得ておくべきです。

そのため、日々、自己啓発に心がけ、知識やスキルアップをする必要があるでしょう。「このままではいけない」「もっといいやり方は？」など、前向きな心が大切になります。

看護師に必要な資質

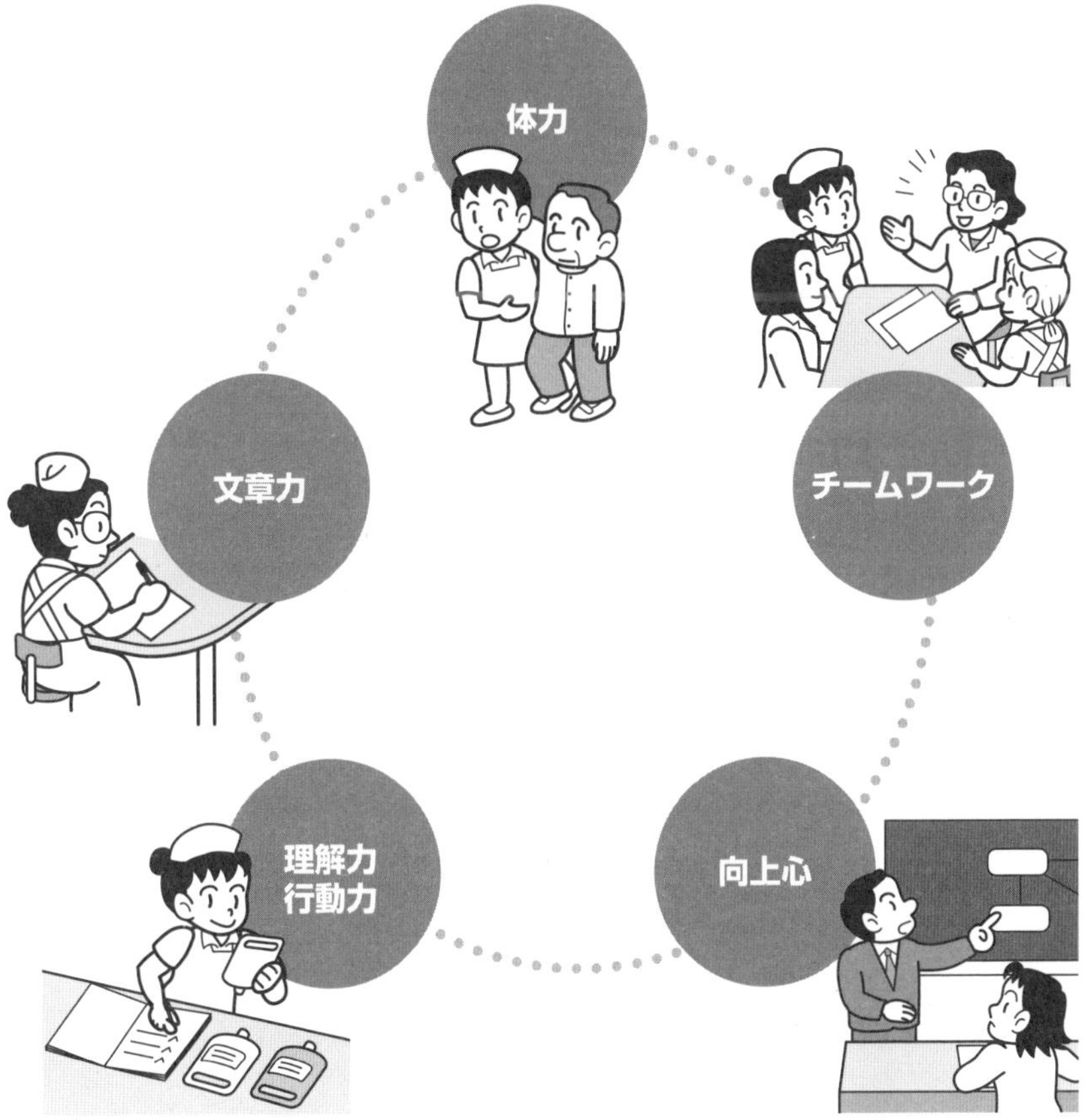

④理解力・行動力を高める

看護師は医師、歯科医師などの指示のもとに仕事をしています。その指示は、薬を例にとると、種類、使用方法、使用時間、量など細部にわたります。そのため、看護師はその指示に忠実に従うための理解力、それを素早く、間違いなく実施する行動力が求められます。

⑤文章力を鍛える

患者の状態や症状、実施した検査や処置など、看護師は毎日、看護記録に記録をします。その他、退院時や転院時などのサマリーなど、医療の現場には記録物がたくさんあります。多少の字のクセは仕方がありませんが、誰が読み返しても確実に伝わるよう、ていねいに書き込むようにします。

また、簡潔に要件をまとめる文章力も必要です。

Notes on Nursing 6-2

看護大学に進学するケース

近年、看護分野にも、より専門性が求められることから、看護学部・学科等を設置する大学も増えています。

看護師を養成する大学は、ここ近年めざましい変化をとげています。その理由には、医療の高度化はもちろん、保健・福祉分野のサービスが複雑化・細分化し、看護にも高い専門性が求められるようになったことがあげられます。

一方で、国内の大学では文系大学を中心に国家資格が取得できる学科、および学部を新設する傾向があります。これは、少子化による影響で学生数が減少し、学校経営にダメージを与えていることから、大学の魅力を強化するための動きといえます。

日本看護系大学協議会によると、2006年度の会員数は142校で、1995年の41校から約3倍に伸びています。今後も看護関連の大学、学部・学科の新設や増設が予定され、さらなる伸びが見込まれます。

看護大学で取得できる資格

現在、ほとんどの看護大学で、看護師、保健師の国家試験受験資格を得ることができます。また、選択科目を取得することで、助産師の国家試験受験資格も得られます。

さらに、保健師免許取得後には、申請により養護教諭2種免許が取得できます。

学生生活の様子

他の大学の学部と違い、カリキュラムはやや過密ではありますが、専門学校などとは違い、より幅の広い領域の勉強をすることができるでしょう。

また、看護系大学の志望倍率は2倍から高いところで6倍程度と、年々高くなっています。

卒業後の進路

看護師の資格を活かした医療現場、福祉現場はもちろんのこと、保健師の資格で行政や保健所で働く方もいます。さらには専門性を活かし、研究機関で研究職として従事したり、CRC（Clinical Research Coodinator：治験コーディネーター）などとして製薬会社などに勤めたり、産業看護師として一般の企業へ、また大学院へ進学する道もあります。

看護系大学数と大学院数の推移

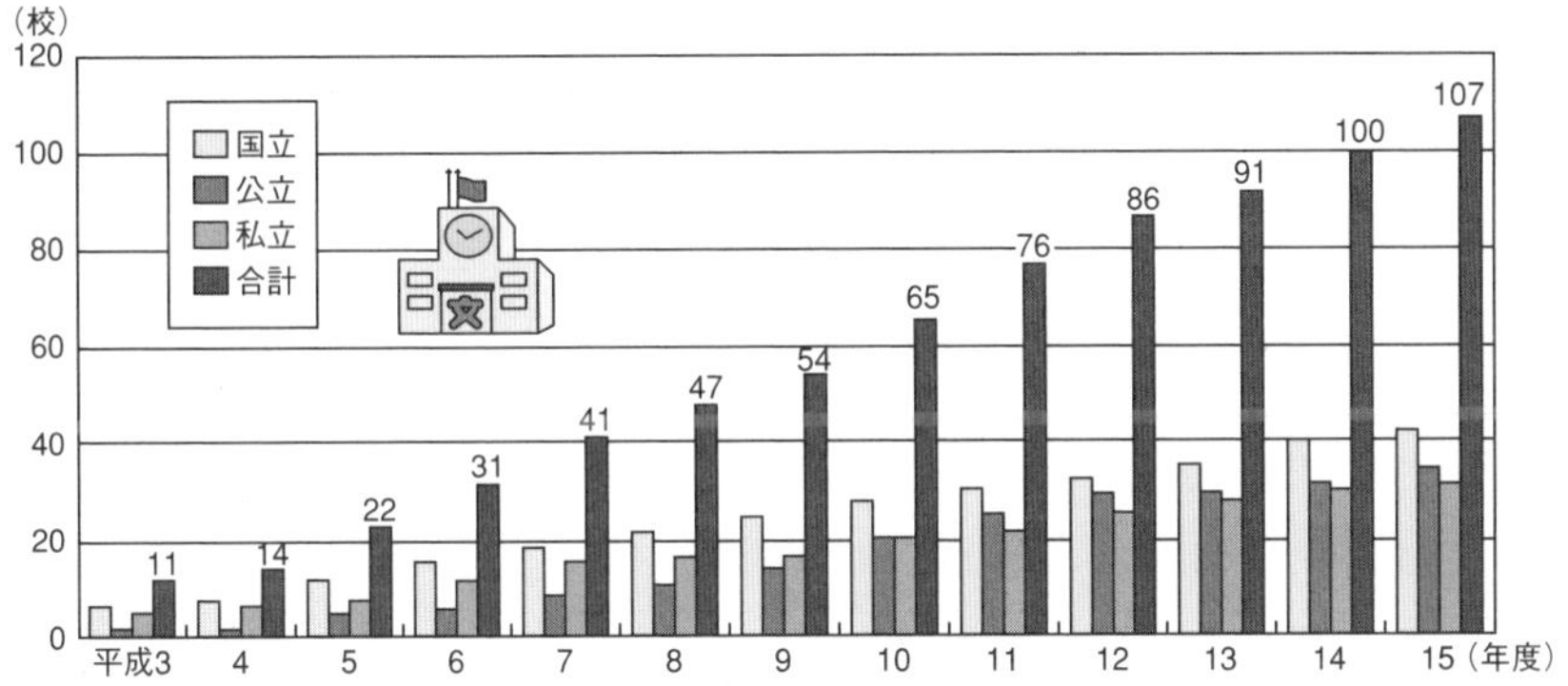

（出所）文部科学省ホームページ「看護学教育の在り方に関する検討会（第１回）」資料

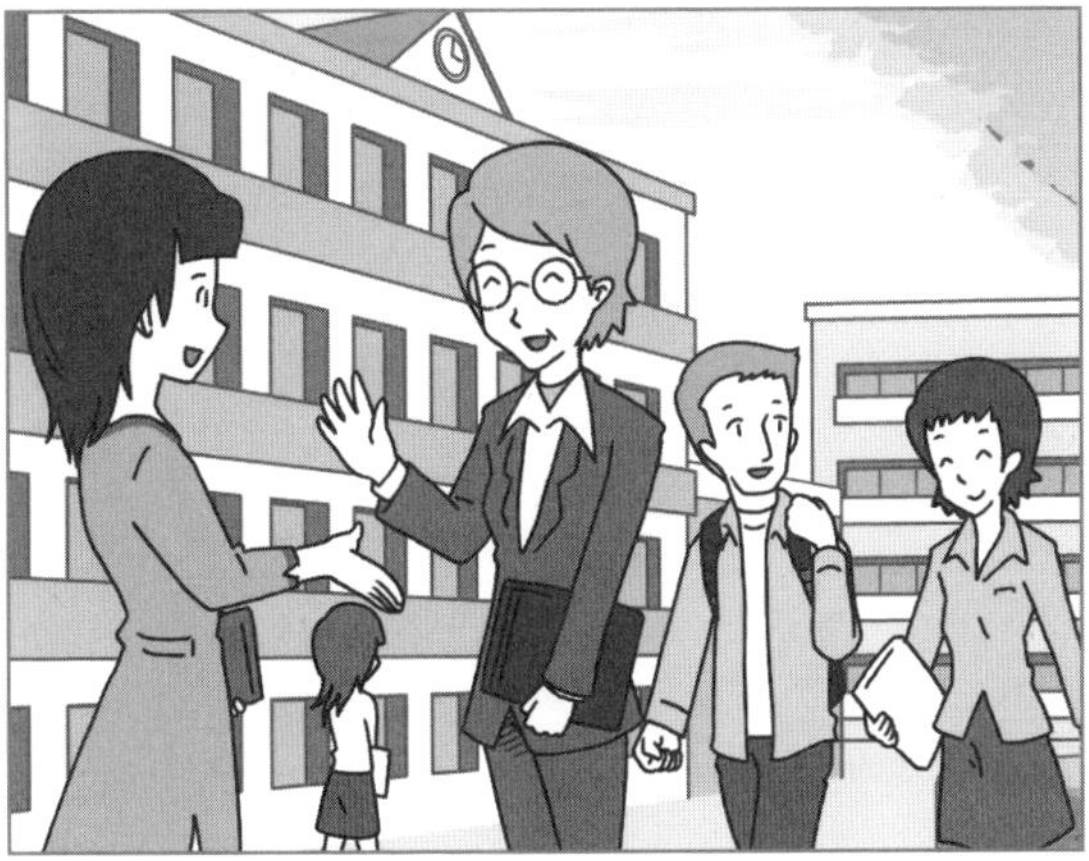

看護系の大学が増えている。

大学か短大か？

看護師になる方法はいくつかありますが、高校を卒業してから進学するのであれば、通常は18歳で入学となります。もしも、「大学生活を謳歌したい」「サークル活動やアルバイトもしながら、他の学部生とも交流をしていきたい」などと考えるのであれば、総合大学の看護学部や保健学科・看護学科などへの進学がよいでしょう。

「看護師になり、保健師の資格を取り、将来もその道に進みたい」という場合は看護大学、「将来は大学への進学を考えるかもしれないが、短期間の就学で看護師になりたい」という場合は看護短大を考えてみてはいかがでしょうか。

また、大学によっては著名な教授陣をそろえ、学校の価値を高める努力をしています。先生の顔ぶれをみて、自分の興味のある講師陣、講義があるかどうかで決めるのもよいでしょう。

Notes on Nursing
6-3

看護短期大学に進学するケース

看護短大の就学年数は3年。将来の選択の幅としては、専門学校より広いといえるでしょう。

一般に、短期大学といえば2年制の大学を指しますが、看護短大の場合の修業年数は3年です。

高校卒業後に看護師を目指す場合、専門学校（3年制）へ進学する道もあります。しかし、短期大学に進学した場合は、卒業後に大学への進学や他学部への転向の道が開かれています。短大で取得した単位数が認められるので、4年制大学の3年次へ編入した場合は有利といえます。

一般的に、短期大学は専門学校よりも実習の時間数が短く、一般教養や他の学科などを学ぶ機会を得ることができます。

看護養成校も高学歴化へ

看護の質の向上をねらい、4年制大学へ転向する短大も多く、看護短大の数は年々減りつつあります。

２００７年3月現在、全国にある看護大学数が１５９校であるのに対し、看護短大の数は27校（著者調べ）となっています。

受験して短大に進学する場合、静岡県立大学短期大学部や京都市立看護短期大学は偏差値は60を超えていますが、そのほかの多くの短大の偏差値は50台で、看護大学よりも進学しやすい傾向にあります。

受験科目と傾向

一般的な受験科目としては国語、英語、理系選択科目1教科の3科目が多いようです。また、大学入試センター試験を利用する大学もあります。推薦入学、社会人入学では面接や小論文が重視される傾向にあります。

取得できる資格と就職先

取得できる資格は、看護師国家試験受験資格です。卒業後、助産師、保健師専攻科へ進学すれば、1年間で助産師・保健師の受験資格を得られます。

就職先は、ほとんどが医療機関です。実習先へそのまま就職したり、自分で病院などを選び、就職試験を受け、就職することになります。

ただ、２００６年度に診療報酬の改定があり、看護師の配置基準が高くなったことを受け、看護師の需要がさらに高まっています。そのため、就職はほぼ１００％となっています。

看護短大のカリキュラムの例（京都市立看護短期大学）

主な授業科目			
	1学年	2学年	3学年
基礎教育科目	生命の科学Ⅰ（生物学）・Ⅱ（化学） 文化芸術論 人間関係論（人権問題を含む） 健康管理論 情報科学Ⅰ＊ 家族心理学＊ 保健体育＊ 英語Ⅰ＊・Ⅱ＊	教育学 情報科学Ⅱ＊ 環境保健論＊ 国際交流論＊ 英語Ⅲ＊・Ⅳ＊・Ⅴ＊ フランス語＊ ドイツ語＊	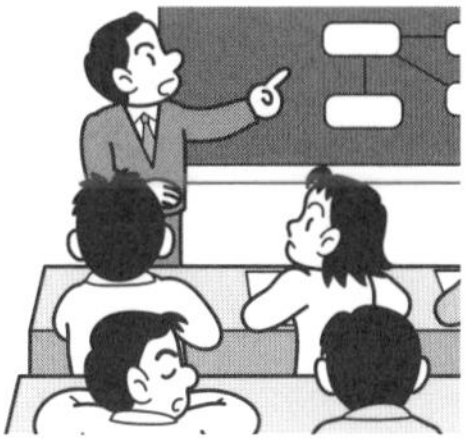
専門基礎教育科目	医学倫理 形態機能学Ⅰ・Ⅱ・Ⅲ 臨床栄養学 薬品作用学 病変学 疾患学 微生物学（臨床検査を含む） 介護福祉論＊	疾患学 公衆衛生学 社会保障・福祉論 衛生行政論 保健行動論 リハビリテーション論 医用システム論＊ 東洋医学＊ 放射線医学＊	専門演習 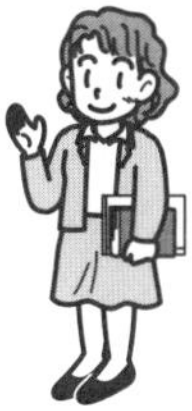
専門教育科目	看護概論 基礎看護技術Ⅰ・Ⅱ 基礎看護技術実習 基礎看護臨地実習１・２ 在宅看護概論 成人看護概論 成人疾患論 老年看護概論 小児看護概論 母性看護概論 精神看護概論	基礎看護技術Ⅲ 看護特論 在宅看護援助論 在宅看護技術実習 成人看護援助論Ⅰ・Ⅱ 成人疾患論 老年看護援助論 老年疾患論 小児看護援助論 小児疾患論 母性看護援助論 母性疾患論 精神看護技術 リエゾン精神看護 精神疾患論 基礎看護臨地実習３	在宅看護臨地実習 成人看護臨地実習 老年看護臨地実習 小児看護臨地実習 母性看護臨地実習 精神看護臨地実習 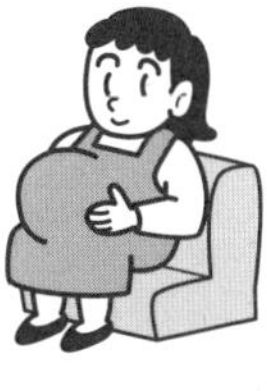

＊は選択科目

（出所）京都市立看護短期大学ホームページ

看護専門学校に進学するケース

実践的プログラムを組まれる専門学校の卒業生は、社会に出てから即戦力として期待されています。

看護師養成校の中で最も数が多いのが専門学校です。一般的に、修業年数は3年制ですが、夜間の通信制で4年制の学校もあります。

カリキュラムの3分の1程度が実習の時間にあてられているため、実践的な内容を学ぶことができます。

また、専門学校の中には4年制で、保健師の国家試験受験資格を取得できる学校もあります。

さまざまな設立母体

専門学校は大学や短大と比較しても設立母体がさまざまです。国立、公立、労働者健康福祉機構（労災○○といわれているもの）などのほか、日本赤十字社、済生会や厚生連系列、医療法人が母体となる学校などがあります。

入学後、実習期間になると、その設立母体に関連する医療機関が実習の受け入れ機関となることがほとんどです。当然、就職先としても強く影響があります。そのため、学校を選ぶ際には、その設立母体についても調べておいたほうがよいでしょう。

受験内容と就職状況

受験科目は主に英語、国語が必須となり、数学、生物、化学の中から1教科を選択します。さらに小論文や面接を併用している学校もあります。偏差値は50前後が大半で、看護短大よりさらに進みやすいといえるでしょう

得られる資格は、看護師国家試験受験資格です。

就職先は、関連する医療機関をもつ学校であれば、そのまま設立母体となる医療機関に就職するケースが多いようです。しかし、看護短大卒業の看護師と同様、就職活動をして設立母体以外の機関に就職するケースもあります。

専門学校卒業の看護師は、他の養成校と比較して実践的なプログラムを受けてきたと医療現場から評価されています。そのため、即戦力としての能力を期待されるケースも多いようです。

さらに進学するには？

保健師、助産師の専攻課程に進むことができます。また、1999年4月

戴帽式の様子

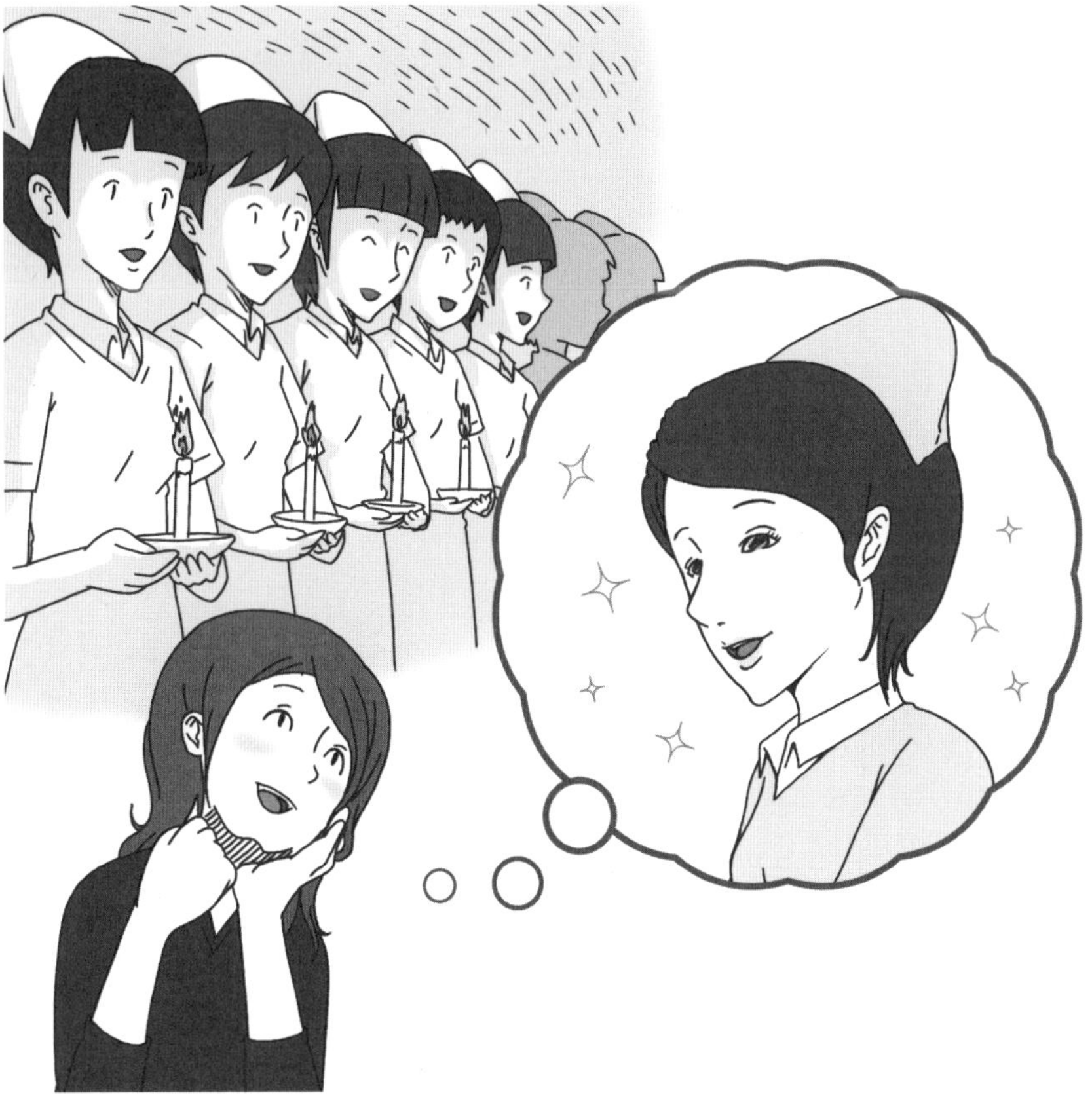

から、学校教育法の改正により、大学への3年次編入が可能となりました。ただし、大学によって専門学校生の受け入れの要件をそれぞれ独自に定めています。

憧れのナースキャップ

小さなときから看護師になるのを夢みていた人たちにとって、ナースキャップは看護師の象徴の一つといえるかもしれません。しかし、数年前からそのナースキャップが不潔であることや、身長よりも高い位置から吊り下げた点滴のチューブに引っかかるなど、その必要性自体が議論され、現在では廃止されている医療機関も多いようです。

しかし、看護学校の卒業式では、看護師としての志を新たに、またその職業意識の誓いをするために現在も戴帽式が行なわれています。

Notes on Nursing
6-5

看護進学校に進学するケース

准看護師の資格を取得してから看護師の資格を取得するには看護進学校に進む必要があります。

看護師の資格を取るには、①高校を卒業してから看護大学（6章—2参照）、②看護短大（6章—3）、③専門学校（6章—4参照）へ進むという三つの方法と、まず准看護師（④高校衛生看護科と⑤准看護師養成校）の資格を取得してから看護師の資格を取得する方法があり、大きく分けると全部で五つの方法があることになります。

看護進学校とは、准看護師の資格を取得して、看護師の受験資格を取得するための2年のコースのことを指します（「進学コース」とも呼ばれる）。まず、准看護師になる方法からみてみましょう。

高校衛生看護科へ進む

高校の衛生看護科は、一般の高校と同様、修業年限は3年です。その3年間で、一般の高校で学ぶ必修の科目と、准看護師になるための教育がなされます。

その中で実習も必修となりますから、履修はかなり厳しく、ハードなスケジュールだといえます。

ただ、高校を卒業して准看護師養成校（2年間）へ進み、進学コース（2年）を経て看護師となるよりも、最も若い年齢で看護師の資格が取得できるのがメリットです。

准看護師養成校へ進む

中学を卒業すれば、准看護師養成校へ進む資格があります。准看護師養成校の就業年数は2年間です。中学を卒業するのが15歳ですから、最短だと17歳で准看護師として臨床の現場で働くことができます。

ただし、最近は看護師の高学歴化が進んでおり、准看護師の新卒受け入れは主に個人病院に限られ、国公立の病院や総合病院への就職は難しいのが実状です。

准看護師から看護師に

准看護師の資格を取り、さらに進学コースへ進んで看護師の資格を取るにはどうすればよいのでしょうか。

准看護師から進学校へ進む場合、その修業年数は2年間です。高校衛生看護科を卒業した場合、進学コース（短大、専門学校など）へ進み、看護師の資格を取得することができます。

准看護師のスケジュール例

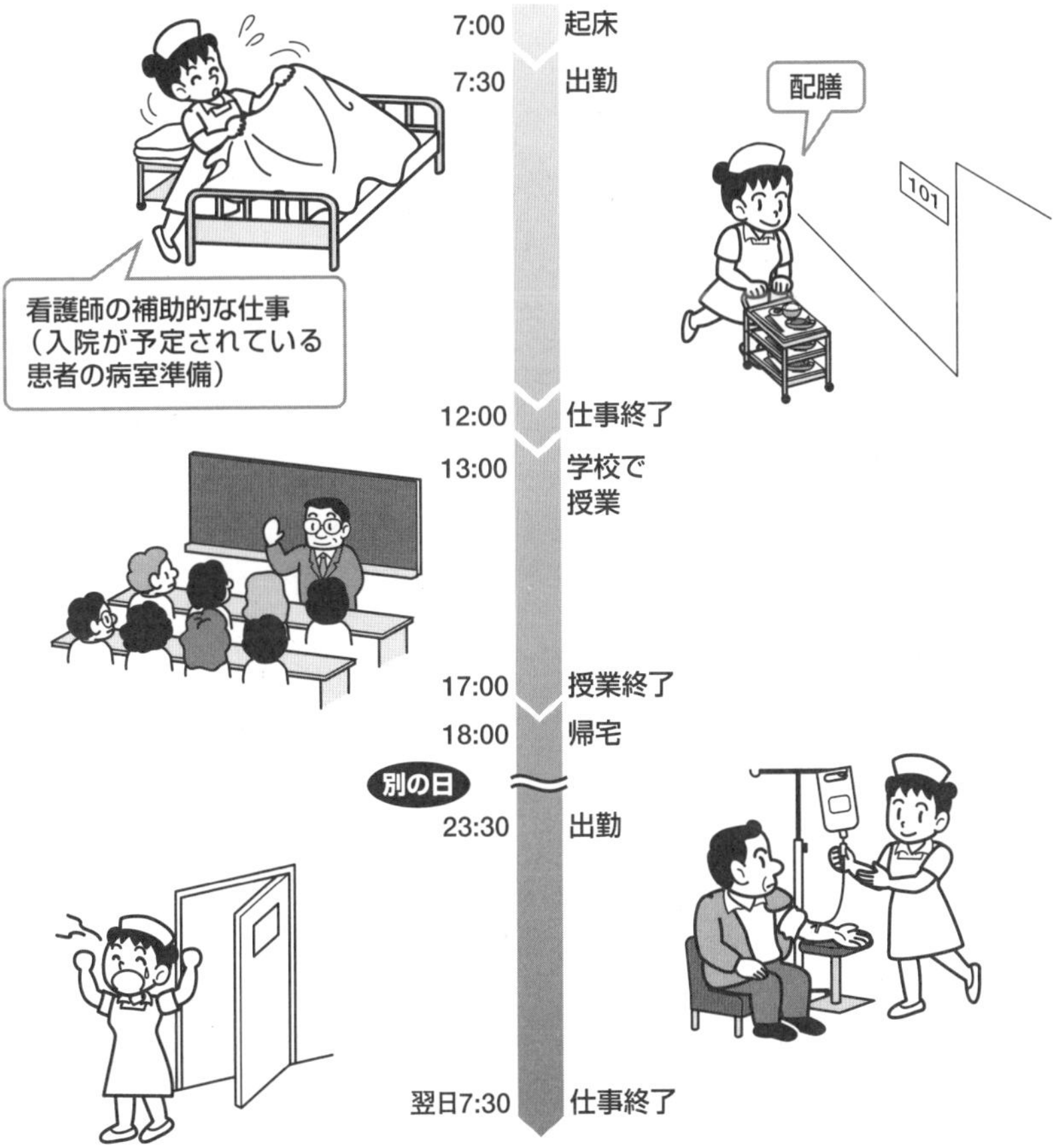

また、最近では衛生看護科を5年コースとして、一貫して教育を受けられる学校も増えてきました。

准看護師養成校を卒業する場合は、卒業して資格取得後、3年間の実務経験が必要です。そのため、働きながら学校へ通う人も多く、ハードなスケジュールといえます。

中学を卒業後、准看護師養成校へ進んだ人が看護師の資格を取るためには、看護進学校のほかに高校にも通わなければなりません。これは、看護師は高校卒業以上となっているからです。

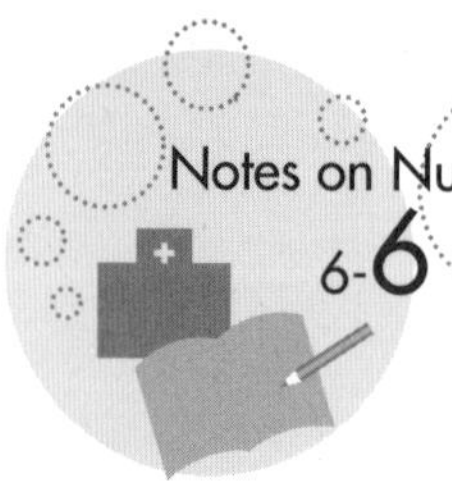

Notes on Nursing 6-6

看護師になってから大学院で学ぶ

大学院の門戸は広がりつつあります。専門学校卒でもキャリアや実績によっては入学が可能です。

大学院への進学はこれまで学士（4年制大学卒業）の資格をもつことが義務づけられていましたが、近年、学校教育法の改正や社会人入学が活発になったことを受け、大学院もその門戸を広げつつあります。

専門学校卒の看護師であっても、大学院によってはそのキャリアや実績によって入学を認め、キャリアアップの機会を提供しています。

看護系大学院へ進学するには？

まず、自分が何を学び、何を研究したいのかを決める必要があります。看護学専攻とひと口にいっても、その専門領域は多岐にわたり、成人、精神、小児、老年、母子、地域、看護管理、がん、など多数です。

多くの大学院では受験前に専攻の志望を決め、志望する専門領域による試験が行なわれます。

また、面接時には実務経験の実績や志望する理由、進学の目的などが問われ、入学前からの強い意志と資質が見分けられるのです。

さらに、入学後には英語の論文を読み進める機会が多いので、入試に英語が必須となっているところがほとんどです。

大学院で学ぶこと

大学院には、大学卒業後に受験する修士課程と、修士課程修了後に進学する博士課程の2種類があります。

修士課程は2年間で、博士課程は3年間です。修士課程は基本的な研究方法を学ぶことに目的をおいていますが、博士課程は自立した研究者、あるいは高度専門職業人の育成を目的としています。

大学院修士課程1年目はほとんどが座学です。といっても、高校や大学のような講義スタイルではなく、教授などが用意したテキスト（プリント等）などを読み合わせたあと、議論を行ないます。また、テキストを読み込んで各自でまとめ、時間内に数分内で発表をするスタイルの講義もあります。

つまり、あくまでも自分で探求していく力と、考える力が求められます。

したがって、「教わる姿勢」では大学

大学院で身につける力

考える力

大学院では、それぞれの講義の中で必ず自分の意見を求められたり、レポートの提出が要求されます。
そこで、考える力が備わってきます。

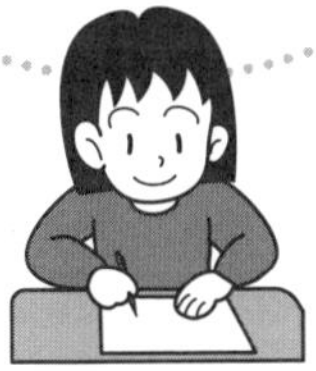

調べる力

大学院では海外、国内問わず、さまざまな論文を読む機会があります。また、その訓練により、どこからどのように調べたらよいのかといった力がついてきます。

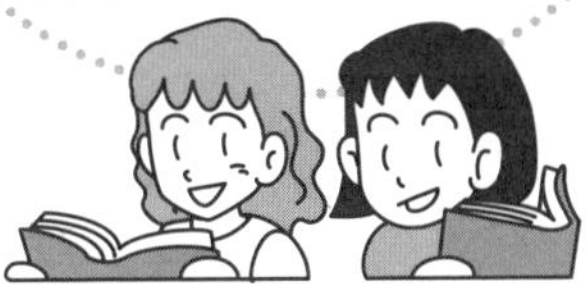

客観性

自分の考えや意見を発信する際、あるいは専門性を高めるためにも、客観性が必要です。

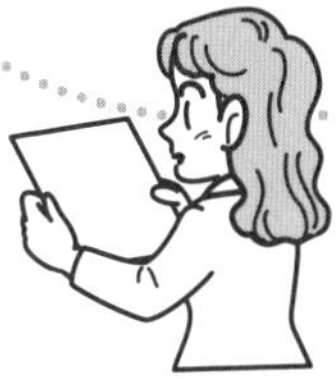

分析力

調査をしたり、データを収集したあと、その傾向をまとめるために分析をします。そのために分析する方法について、実践を通して学びます。

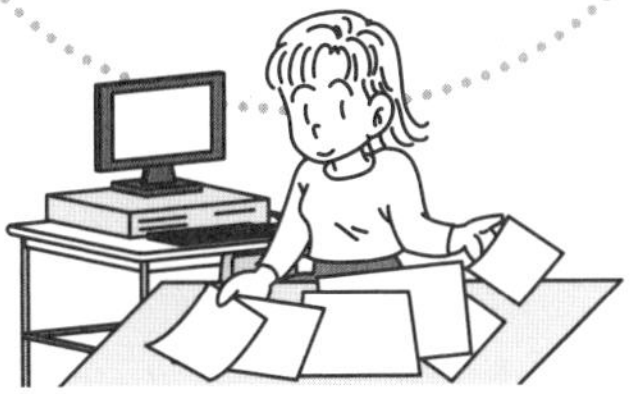

院の単位取得は難しいといえます。

2年目には修士論文を書き上げます。テーマを決め、先行文献を調べたり、調査の内容を詰め、実施・結果を集計し、「考察」としてまとめます。

博士課程では自分の研究したい分野について、どの程度今まで研究されているか文献学習を中心に行ない、研究計画を立てます。2年目は計画にもとづいてデータ収集を行ない、3年目に論文を完成させます。

看護系以外の学部への進学も

看護師の中には看護学以外のさまざまな大学院へ進学する人もいます。たとえば、福祉系、心理系、社会学系、基礎医学系などがあります。

看護学は人間を対象にした学問であり、複雑な人間を理解するには多様な学問領域の教養が求められます。他の学問領域に関心をもつ看護師が多いのも、このような背景からです。

Column 6

看護師のキャリアゴール

◆管理者としてのゴール

看護師の管理職としてのキャリアは「副主任、主任、師長、副部長、看護部長、副院長」といった管理職のルートをたどります。副主任は、管理職としての始まりで、いわば“管理職見習い”です。主任は、師長を支える重要な役割を担います。師長は病棟の責任者として病棟の管理を行ないます。副部長は看護部長の支援を行ないます。看護部長は看護部門の責任者として看護部の方針や教育、採用の計画を作成し実行します。ちなみに、大学病院規模になると看護部長は1000人以上の部下を管理することになります。また、看護部長は院長や事務長とともに病院経営にかかわる重要な３役です。近年は経営の要として「副院長」になるケースも増えています。看護部は病院にとって非常に重要なのです。

◆専門職としてのゴール

看護とは、知識と経験に裏打ちされた職人的な仕事です。医師と同様に専門を極めたい看護師は多く存在します。そんな専門を極めるために「認定管理者制度」があります。認定看護師教育専門課程は、救急看護、重症集中ケア、創傷・オストミー（ストーマ）・失禁看護、ホスピスケア、感染管理、糖尿病看護、小児救急看護、認知症高齢者看護のコースが設定されています。また、病院により専門職としての教育を行なっている機関も増えてきました。さらに、キャリア選択で管理職や専門職を選択できる制度を導入している病院も増えています。

◆教育者としてのゴール

近年、看護学科を設けた新設大学が増えています。そのため、大学の看護学科の教員のニーズも増加しています。教育者としてのキャリアは、看護現場のキャリア（一般的には５年以上）と、大学院の卒業（博士号取得が望ましい）です。大学では、助手、助教、（講師）、准教授、教授という順にキャリアを積み重ねていきます。また、講師以上は職業としても安定的と言われています。

◆起業家としてのゴール

看護師も起業というキャリアゴールがあります。訪問看護を起業する看護師や看護師紹介業を起業する看護師、介護サービスを始める看護師、病院経営コンサルタントとして起業する看護師がいます。当然、病院で看護師を経験した後にビジネススクール（卒業するとＭＢＡが取得できる。経営専門大学院）を卒業し、起業した成功者もいるようです。

7 章

看護計画の立て方と看護記録の取り方

Notes on Nursing 7-1

看護計画の意義と計画の立て方

すべての患者に対して、有効で均質な看護を提供するため看護計画は重要な役割を担います。

看護計画とは？

看護計画とは、看護を必要とする患者の問題を解決できるように、個別のケア計画を記載したものです。

患者が入院すると、看護師がバイタルサイン（熱、脈拍、血圧など）を測ったりするほか、症状や、それまでの経過や既往歴、ふだんの生活、家族その他についてなど、さまざまなことを質問します。

看護師はこれらの情報をもとに、その患者が早く回復できるような援助や配慮について判断します。この個別の情報は、援助にあたる看護師たちが共有して、統一した看護ができるように計画され、看護に活かされます。

看護計画を立てる手順

患者の情報をもとに、まず、看護師は援助すべきことが何なのか検討していきます。このとき、必要な援助を漏れなくリストアップできるように注意します。

漏れを防ぐために、具体的には、情報を得る際に「リスト」を使って患者に質問していきます。このリストは通常、病院などで決まった様式のものを使います。

この様式は、さまざまな看護理論家、研究者が開発した理論に基づいて作成されることが多いようです。そのため、どの理論を採用するかによって病院ごとに項目の表現が多少異なりますが、基本的な情報は網羅されています。

次に、援助すべき問題点は何かを検討していきます。一見、表面的な問題のように思えても、突き詰めていくと深い原因が眠っていたり、問題がたくさんあるようにみえても、実は原因は一つだけというケースもあります。

こうして問題点を整理していきながら、解決する優先順位を決めていきます。優先順位は、生命の危険にかかわるものほど高くなります。

具体的な対策を決める

優先順位を決めたら、具体策を計画していきます。また、解決の時期と解決したときの状況（目標）を立てます。そして、目標を達成するために必要な対策を決定していきます。

対策の内容は、①観察する内容、②

看護師が実施する内容、③患者に教育する内容、の三つに大きく分かれます。

これらをもとに看護を行ない、目標の時期が来たら当初の問題点が解決できているか、計画の見直しが必要ないかを評価し、これに基づいて新しい計画を立てていきます。

一般的に、患者に対しては複数の看護師が交代で看護にあたりますが、看護計画を立てれば看護方針も統一され、矛盾のないケアが実行されます。

看護計画の立て方の手順

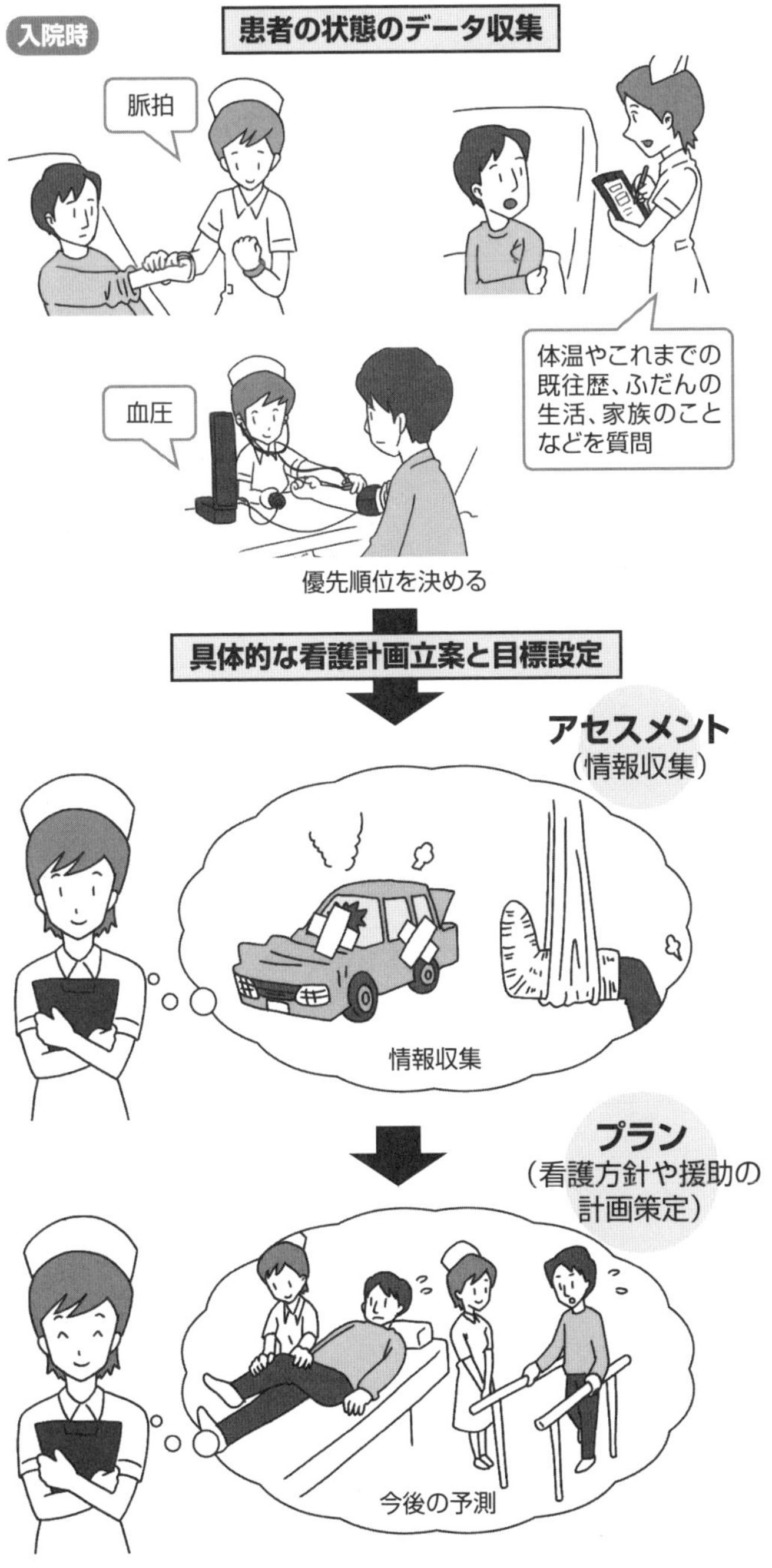

Notes on Nursing 7-2

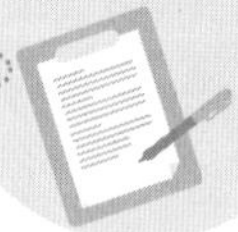

効率的な看護記録を実現するPOS

患者にとっての有益な看護を行なうため
看護記録の方法自体にも工夫が必要になります。

看護記録の意義

看護師は、患者に対して行なった看護内容を必ず記録に残します。看護記録は看護師の「思考」と「行為」を示すものといわれていますが、記録者本人だけでなく、他のケア提供者との情報共有により、一貫した看護の実行に役立ちます。また、実行した看護に対する評価や向上・開発のための貴重な資料にもなります。

看護記録はわかりやすく、効率的に書いていくことが重要で、そのためにさまざまな記録方法が考えられてきました。ＰＯＳは、その中の一つの方法です。

主流の記録方法は「ＰＯＳ」

ＰＯＳ（Problem Oriented System）は、１９６４年にアメリカ人のウィードが開発したもので、日本語では「問題志向型記録方法」といいます。読んで字のごとく、問題点に基づいて記録をしていく方法です。

看護計画を立案するときにあげた問題点に対して、どんなことがあったかという点について記録していきます。

記録の要素は、①主観的データ、②客観的データ、③評価または考察、④計画、の四つです。

①主観的データ（Subjective data：S）

患者の心身の訴え、苦しいこと、不愉快なこと、気持ちの悪いこと、その他のさまざまな訴えの内容を書いていきます。

②客観的データ（Objective data：O）

医師や看護師、栄養士その他の医療従事者が、視診、聴打診等により得た所見や検査データなど、問題解決の参考となる情報を記載していきます。

③評価または考察（Assessment：A）

収集した主観的データと客観的データの解釈、分析・評価を記入します。

④計画（Plan：P）

患者の問題を解決するための計画であり、計画には、観察計画、看護ケア計画、教育計画があります。

ＰＯＳに基づく看護記録によって、

POSの記録例

5/25	♯1	S	**腹痛は1日に2回程度で注射をしてもらうと楽になります。**	
		O	**腸音良好、普通便あり、体温37.1℃。**	
		A	**腹痛の回数が減少しており、便も軟便から普通便になったことなどから、腸の炎症症状がおさまってきていると考えられる。**	
		P	**胃腸症状の観察続行。**	
			⋮	

POSの記録の観点

❶ 主観データ（Subjective data）

患者の訴えの内容を記入する

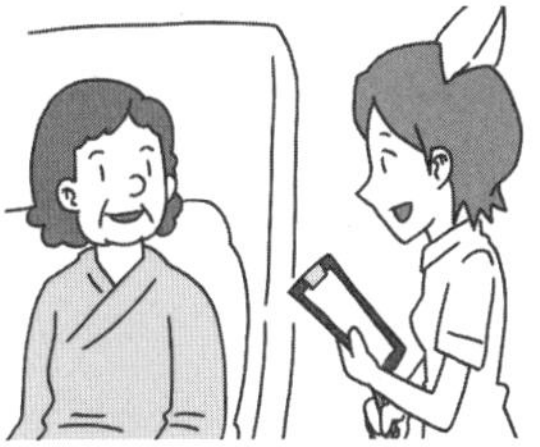

＋

❷ 客観的データ（Objective data）

医師・看護師その他の所見や検査データを記入する

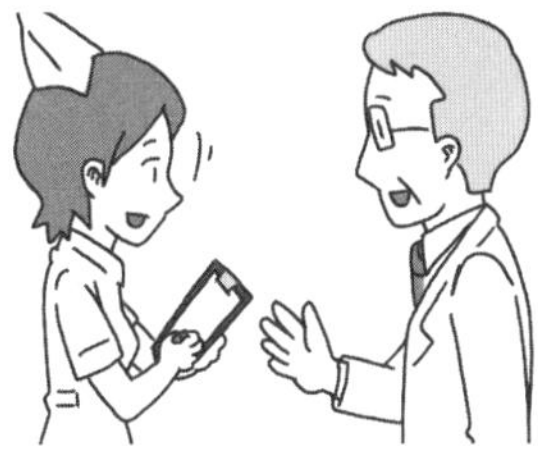

↓

❸ 評価または考察（Assessment）

収集したデータの解釈や分析・評価を記入する

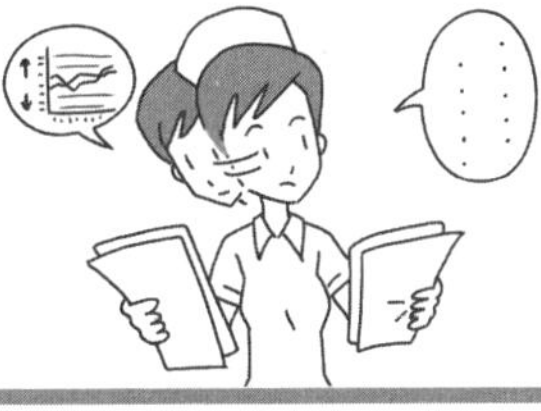

↓

❹ 計画（Plan）

患者の問題を解決する計画を立てる

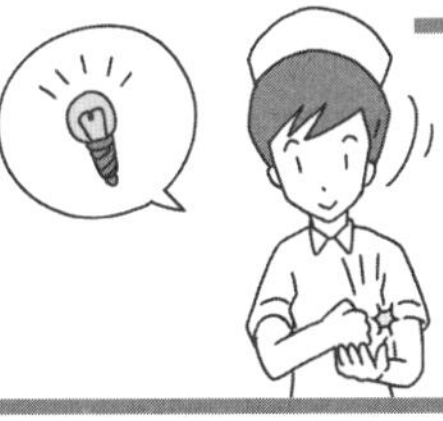

患者の問題を明確にとらえ、その問題解決を論理的に進めていくことができるものといわれています。

なお、ＰＯＳは看護記録のみではなく、医師が行なう記録にも用いられています。

Notes on Nursing 7-3

看護記録方式①フォーカスチャーティング

入院期間が短い患者に配慮し、看護記録に時間をかけないで効率よくするため、患者のケアに焦点を当てる必要があります。

フォーカスチャーティングとは？

フォーカスチャーティングは、アメリカ人スーザン・ランピが考案した看護記録方法の一つです。この方法は、看護師が患者の看護を行なった後に行ないます。

特徴としては、「患者の現在の状態」「目標に向かっての経過状況」「治療・看護介入に対する反応」を記録することに焦点を当てています。その焦点（フォーカスチャーティング）には、①「フォーカス欄（Focus：F）」、②「データ〈情報〉（Data：D）」、③「行為（Action：A）」、④「反応（Response：R）」という四つの要素から構成されます。

記録の仕方と経緯

①フォーカス

記録の記載内容や目的を明確にするものです。データの検索やコミュニケーションをしやすくするため、本文とは別にして記載します。

フォーカスの種類には、たとえば、「明らかになった患者の反応の経過」や、他のケア提供者に知らせたい「患者の新しい徴候」「症状や患者の行動」といった新たな発見を記述します。また、患者の状態に急激な変化が起こった場合は「新しい変化や状態」という表現で記述されることもあります。

②データ

①フォーカスに関する主観的または客観的情報、観察の記述をします。

③行為

記述されたフォーカスに対して行なったケア・治療・処置などの行為や、今後どのような看護ケアや計画をすべきかを記述していきます。

④反応

実行したケアや治療・処置に対する患者の結果・反応や、いかに計画が達成されたかというケアの結果に関して記述していきます。

この記録様式は、先に述べたようにアメリカで開発されました。アメリカは医療費が非常に高く、入院日数が非常に短いという特徴があります。そうした状況のなか、看護師は患者の短い入院期間の中で、効率的に問題点の解決にあたらなければいけません。

患者の問題を解決するにあたって

フォーカスチャーティングの記録例

日付/時間	フォーカス	経過記録
8月8日 10:00	手術後創痛	D:右下腹部痛に10段階スケール中の7の痛み。 A:メペリジン50mgの筋肉注射施行。
12:00		R:ベッドで休んでいる。痛みの程度はスケール4まで軽減したとのこと。

フォーカスチャーティングの観察の観点

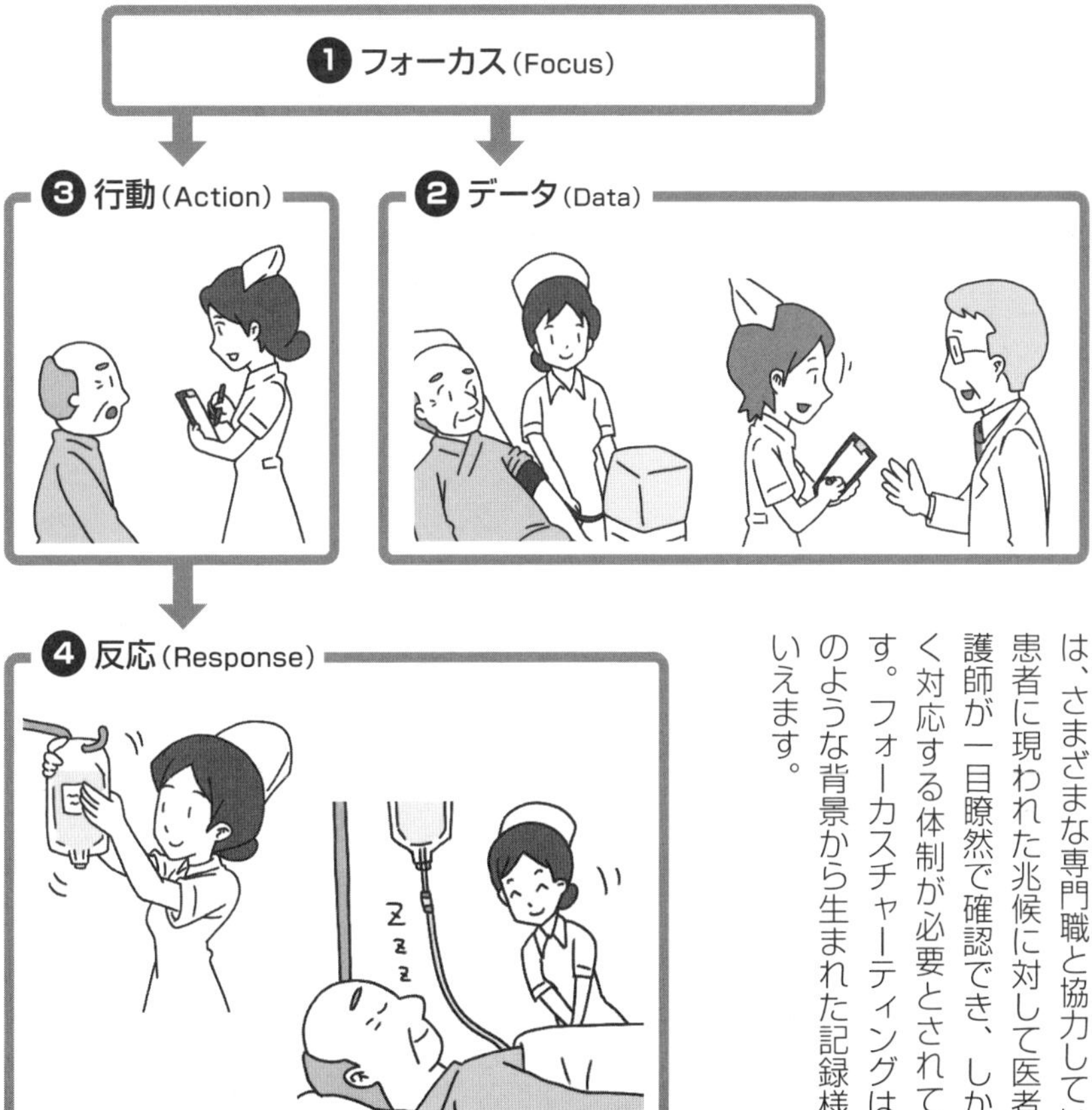

は、さまざまな専門職と協力していき、患者に現われた兆候に対して医者や看護師が一目瞭然で確認でき、しかも早く対応する体制が必要とされています。フォーカスチャーティングは、このような背景から生まれた記録様式といえます。

Notes on Nursing
7-4

看護記録方式②
経時記録

行なった看護を時間順に記録するという
シンプルな看護記録方法です。

経時記録とは？

「経時記録」もフォーカスチャーティングと同様に、看護師が患者の看護を行なった後に行なう看護記録の方法です。

経時記録は、古くからある看護ケアの経過記録の方法で、いわゆる日記のような書き方です。この方法では、勤務時間内に観察した患者の状態や、実施した看護と治療・検査、およびそれに対する患者の反応等のできごとについて時間経過順に記述していきます。

たとえば、「何時に点滴をした」「何時に浣腸をした」……、というように記録していきます。

経時記録の利点と欠点

この記録方法の一番の利点は、患者に関する出来事が時間を追って把握できるということです。

たとえば、薬を投薬し、その後、どのくらいの時間をかけて症状がおさまったのかなどが把握しやすく、薬の効果が測りやすいといえます。

しかし、患者の問題点や、生じた出来事の評価がどこに記載されているか把握しにくいという欠点もあります。そのため、医師や他の医療従事者との記録の情報共有が難しいという問題点も指摘されています。

この経時記録がされていた頃は、病院や施設にいる看護師数が今より少ない時代でした。1人の看護師が受け持つ患者数も非常に多かったため、行なった看護を忘れないうちに、時間順に記録する方法が最も効率的だったのかもしれません。

また、看護師の受け持つ患者数が多いと、1人あたりの記録量も少なく、見つけやすいので記録した場所がわからなくなってしまうこともなかったのかもしれません。

看護記録の記録方法は、その時代や背景を反映して開発されており、その時代に生きる人の知恵の結果ともいえます。

現在までにもさまざまな看護記録方法が開発されていますが、看護記録の目的や、記録内容の特徴に応じて方法を選択していけばよいのです。

経時記録の例

月日	時刻	指示および処置	観察および看護行為	サイン
6／1	14:00	入院	胸内圧迫感あり妻に付き添われ入院。体温37.3℃、脈78緊張良好、不整なし、血圧108/74。ベッド上でうずくまるように座っていると楽とのこと。	
	16:00	心電図		
	18:00		妻帰る。夕食、主食半分、副食全量摂取。トイレに行こうとしたときに胸内圧迫感出現、ベッド上での排泄希望し、尿器にて排尿。	

患者を観察して記録する

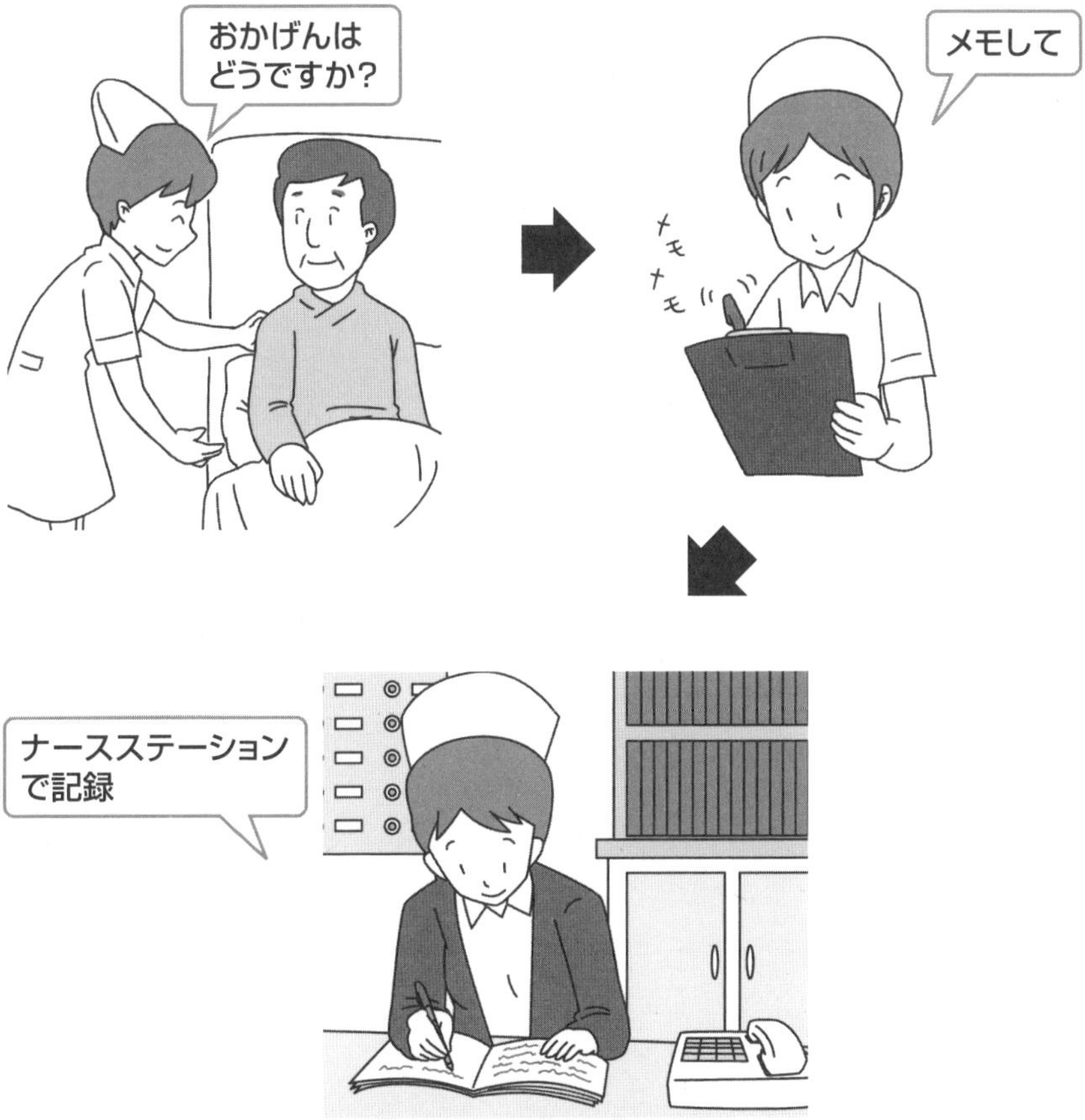
おかげんは
どうですか?
メモして
メモ
メモ
ナースステーション
で記録

Notes on Nursing 7-5

看護記録方式③ フローシート

複数のデータについて、一覧で時間を追って見たい場合に効果的な看護記録方法です。

フローシートとは？

フローシートとは、時間を追って客観的に観察した内容を記録する必要がある場合に用いる看護記録です。

フローシートは、看護を必要とする人のもつ、特定あるいはいくつかの問題に関連する項目を、経時的に観察するために用いられる経過一覧表のことをいいます。簡易型経過記録ともいわれ、「日付」「時間」「実施したケア」を記録する縦と横の欄で構成されています。

この記録方法は、ケアを行なったり、状態の変化を観察したときに、簡潔に記録することができ、データの比較検討や経過の評価が容易にできる利点があります。

どんな場合に用いられる？

毎日観察される患者の「体温」「脈拍」「血圧」「血液検査の結果」「便通や排尿回数」「実施された点滴や注射の種類」「検査の内容」……などを、週、または月ごとの表にして1枚にぎっしりと記載したシートがあります。この表は通称、「温度板」と呼ばれ、フローシートの代表例です。

温度板は一目瞭然で、患者さんの経過がわかりやすく記載されているため、看護師や医師の重要な情報源となっています。大学病院の教授回診などで治療方針のアドバイスを受ける場合、短い時間で患者の状態が把握できる温度板が威力を発揮します。

現在は、電子カルテの普及で、これらの内容をコンピュータによって記録するケースも見られます。

ICUなど重症患者が入院している病棟では、状態変化の激しい患者が多いもの。このような場合、時間を追ったフローシートが非常に便利なので、よく用いられます。

また、副作用が強い治療をする場合にも、「体温」「脈拍」「血圧」「尿量」「点滴の量」や、「副作用の有無」などをいち早く把握する必要があるので、この場合にもフローシートが非常に役立ちます。

温度板のマメ知識ですが、一般に体温は青、脈拍は赤と色分けしてぬってあります。

フローシートの例

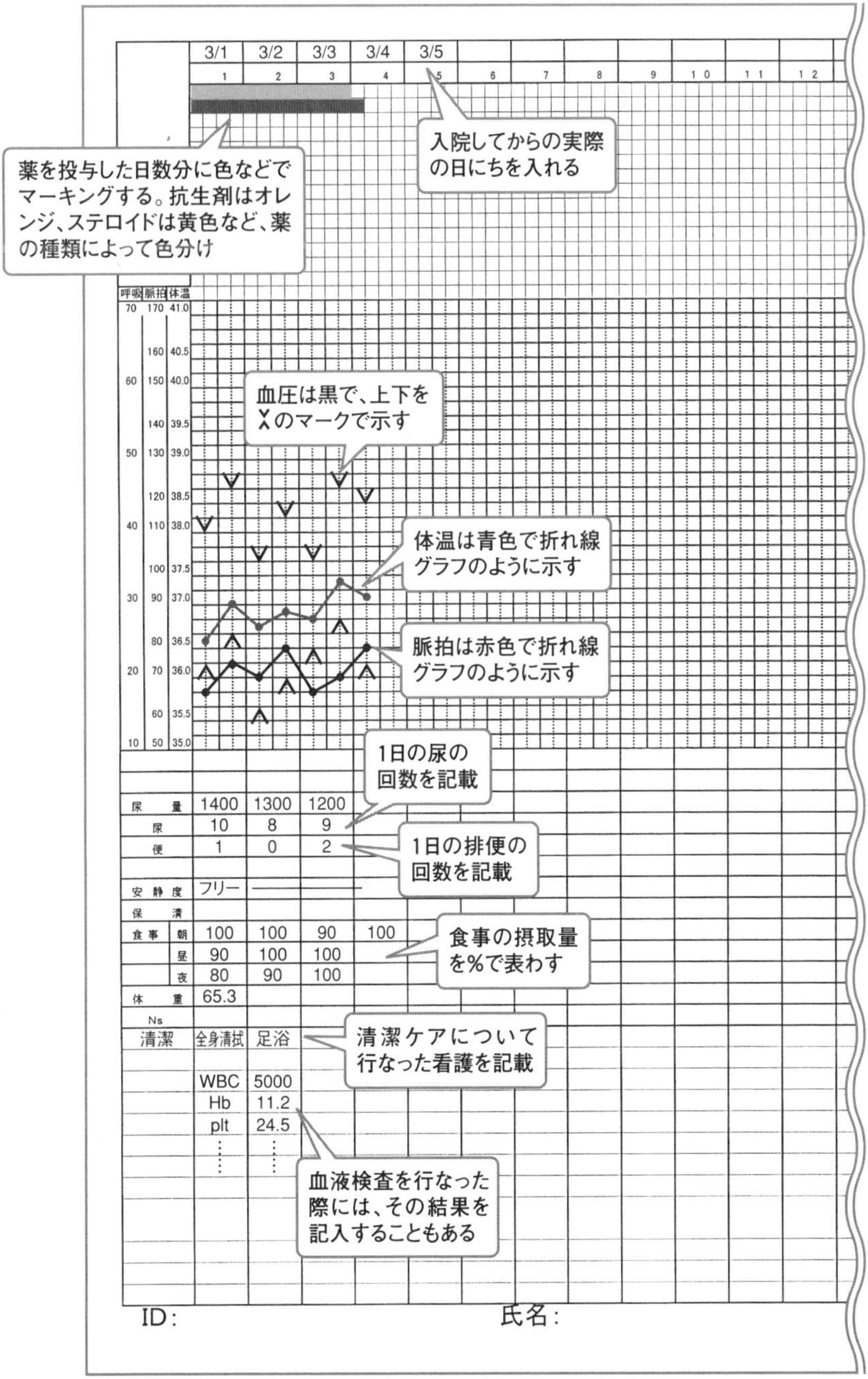
3/1 3/2 3/3 3/4 3/5
1 2 3 4 5 6 7 8 9 10 11 12
入院してからの実際の日にちを入れる
薬を投与した日数分に色などでマーキングする。抗生剤はオレンジ、ステロイドは黄色など、薬の種類によって色分け
呼吸 脈拍 体温
70 170 41.0
160 40.5
60 150 40.0
140 39.5
50 130 39.0
120 38.5
40 110 38.0
100 37.5
30 90 37.0
80 36.5
20 70 36.0
60 35.5
10 50 35.0
血圧は黒で、上下を ⩛ のマークで示す
体温は青色で折れ線グラフのように示す
脈拍は赤色で折れ線グラフのように示す
尿量 1400 1300 1200
尿 10 8 9
便 1 0 2
1日の尿の回数を記載
1日の排便の回数を記載
安静度 フリー
保清
食事 朝 100 100 90 100
昼 90 100 100
夜 80 90 100
食事の摂取量を%で表わす
体重 65.3
Ns
清潔 全身清拭 足浴
清潔ケアについて行なった看護を記載
WBC 5000
Hb 11.2
plt 24.5
血液検査を行なった際には、その結果を記入することもある
ID:
氏名:

Column 7

看護師は事務仕事が多いって本当？

看護師は事務仕事が多いというのは本当です。

看護師に観察者が同行して看護師の行動調査する「看護師の業務調査」が多く報告されていますが、そのデータによると、看護師が患者に直接触れない、つまり間接的な看護を提供している時間は１日の仕事の４割程度を占めると報告されています。

この４割を占める間接的な看護のほとんどは、事務仕事で占められています。看護計画を立案したり、看護記録を記載したり、患者が治療や検査をスムーズに受けられるように関係部署に連絡をしたり、伝票を作成したりということで占められます。

そのほか、看護師の行なう仕事の中には「調整」という機能があります。たとえば、手術を終えた医師が患者の家族に手術経過を説明するとき、看護師が家族は気が動転して説明がうまく理解できないと判断すれば、再度、家族に説明をする場を設けてもらうように医師に相談するといったことも行ないます。

また、生活指導が必要な患者に対して、看護師からいくら説明しても深刻に受け止めない患者の場合、その性格を考慮して、栄養士や医師から説明してもらうといった判断もします。

さらに、施設内の調整のみではなく、最近では、患者がスムーズに退院できるよう、外部施設や訪問看護ステーション、保健所に連絡するケースも見られるようになりました。

しかし、看護師にとっていちばんやりがいがあるのは、やはり患者への直接看護です。そこで、看護師でなくてもできる仕事は、できるだけほかの職種の人にしてもらうという考え方が進んでいます。病棟に事務員を配置したり、環境整備をアウトソーシングする病院・施設も増えています。

また、検査のための採血は検査課の臨床検査技師が担当したり、リハビリの送迎もリハビリ課の職員が兼ねながら行なうというように、他職種の協力を得ながら、看護師が患者中心に働けるような工夫もされています。

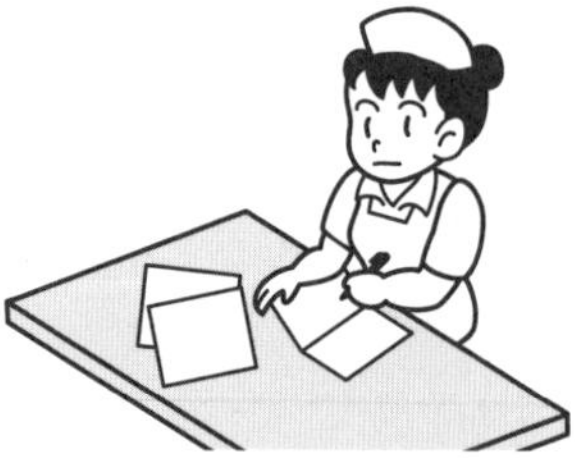

8章

看護提供方式の種類と内容

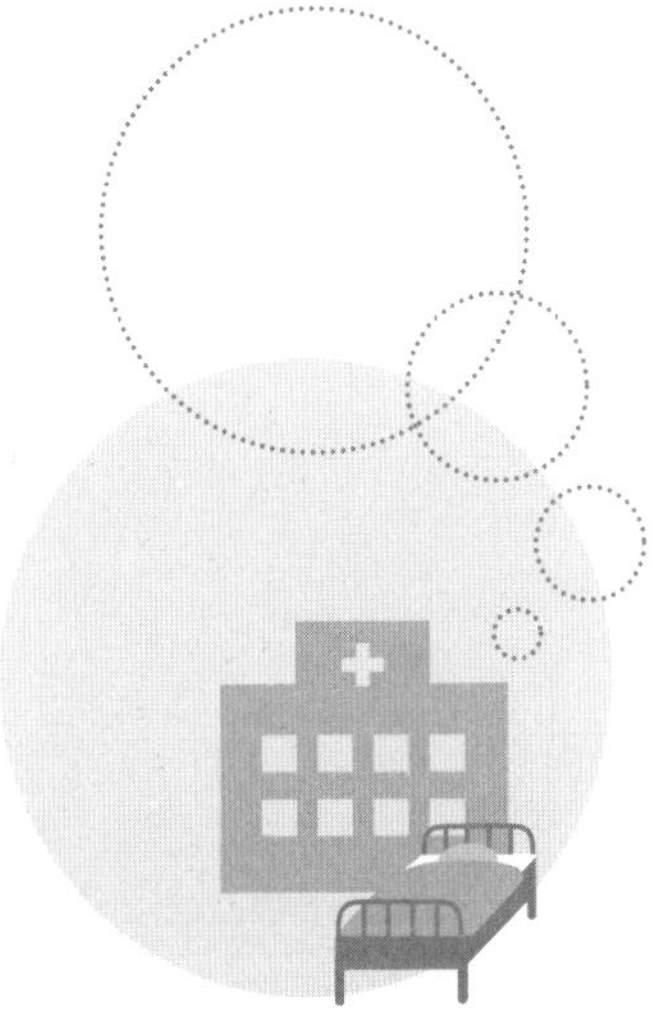

Notes on Nursing 8-1

看護師の役割分担を決める看護提供方式

看護提供方式を選択することで、患者に対してより効果的な看護を継続的に行なえるようにします。

看護提供方式とは何か？

入院患者への看護は、24時間365日体制で求められます。看護を必要としている患者の要望には、看護師1人では応じきれません。

そこで、患者の看護を十分に行なえるように、複数の看護師でチームを組みます。このように、看護師がチームを組んで看護を行なうとき、その役割分担の仕方を決めるのが「看護提供方式」といわれるものです。

方式決定のための視点

看護提供方式の種類については、これまでの看護師の経験や知恵をもとに、さまざまな方式が考えられてきました。

さまざまな看護提供方式の中から、どの方式を選択するかは、患者の人数、看護師の数、患者の病気や治療の特徴など、さまざまな点を考慮して選択していきます。

もちろん、患者にとって最も適切で効果的な看護はどれかという視点も重要になります。

最近では、一つの方式に絞るのではなく、二つ以上の方式を組み合わせ、それぞれのよい部分を取り入れた看護提供方式を採用するケースも多くなっています。

看護提供方式のポイント

どの看護提供方式を採用する場合にも、以下のポイントは欠かせません。

①看護サービスを提供する看護師の構成
②患者とのかかわり方
③看護に対する責任や仕事の割り当て方

繰り返しになりますが、看護師1人では患者に十分な看護サービスを提供することは不可能です。安全でよりよい看護サービスを提供するためには、1人ひとりの看護師が的確な看護技術を身につけ、同時に、複数の看護師が効果的な看護をいかに連続して行なうようにするかを考えていくべきでしょう。

通常、看護提供方式の決定は、師長や主任、副師長などと呼ばれる管理職にあたる人が中心に行ないます。

現在、医療技術の高度化、患者の高

看護提供方式とは看護をチームで行なう際の役割分担

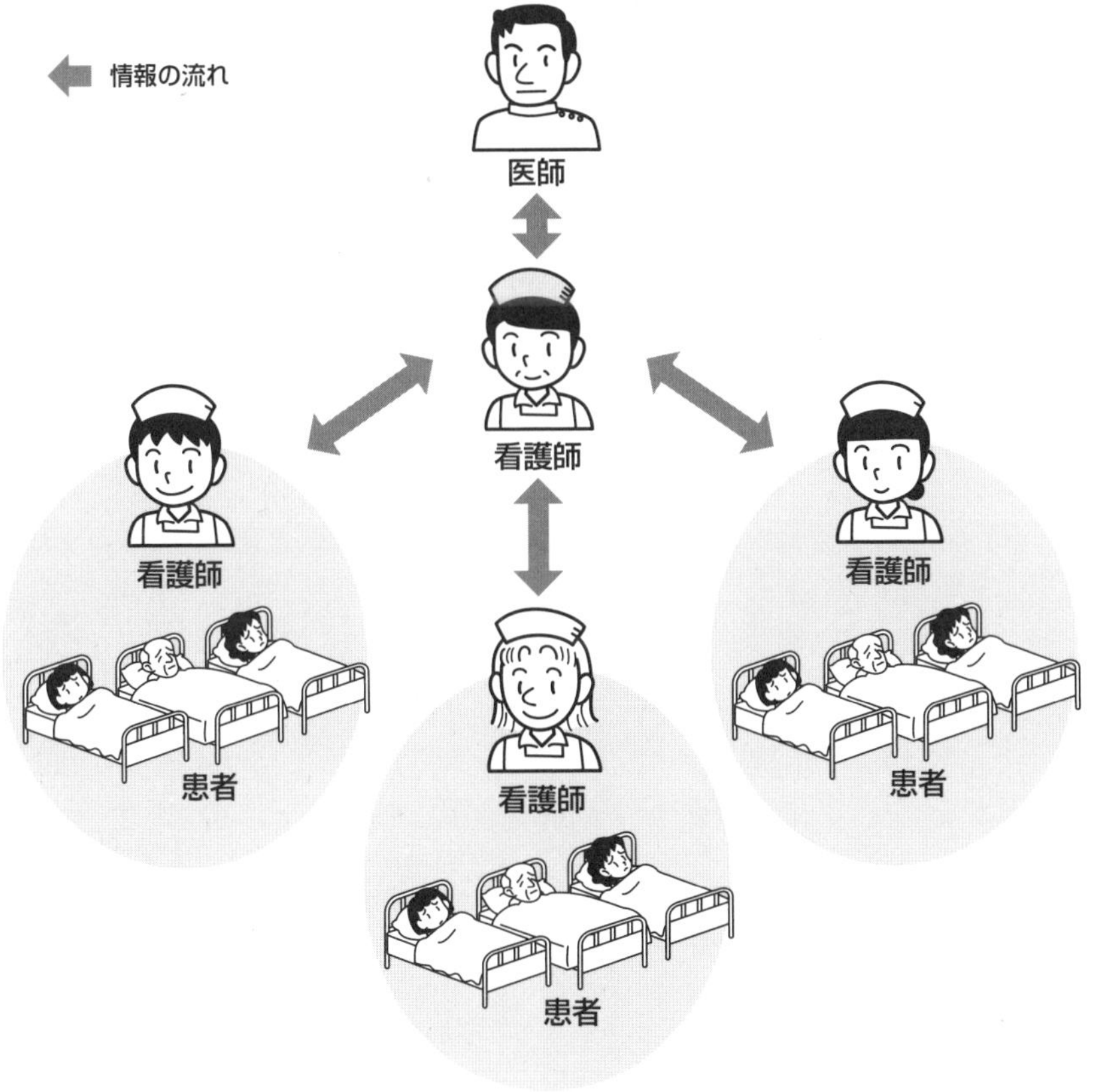

年齢化、入院日数の短縮化など、医療環境はめまぐるしく変化してきています。これに対応する形で求められる看護サービスの内容も変化していますので、今後は、ユニークで画期的な看護提供方式が開発されるかもしれません。

Notes on Nursing 8-2

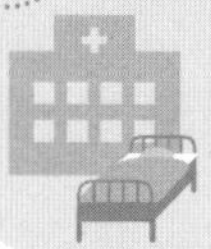

看護提供方式①　機能別看護方式

比較的古くからある看護提供方式で、
看護師の人手不足を補う知恵から生まれています。

機能別看護方式とは？

機能別看護方式とは、複数人の看護師が、入院患者へ看護を行なううえでの役割分担を示した看護提供方式の一つです。

機能別看護方式では、患者の看護に必要な仕事を、「検温」「処置」「投薬」「注射」「清潔ケア」などの業務ごとに係を決めて看護師に割り当てる方式で、看護師が行なう業務を中心に考えられています。

機能別看護方式の特徴

機能別看護方式では、看護職の能力に応じて業務を割り当てられます。つまり、患者に提供する看護レベルに差が生じることは少ないですが、一方で、総合的かつ継続的な看護を提供することは難しくなりがちです。

機能別看護方式は、比較的少ない看護師で能率的に看護を提供できるといわれています。しかし、患者からみると、複数の看護師が入れ替わり立ち替わり看護に来るので、同じことを何度も伝えなければならなかったり、聞きたいことを誰に尋ねればよいのかわからないという不便さも生じます。

たとえば、注射をするのはA看護師、体を拭くのはB看護師、検査の説明をするのはC看護師、検温するのはD看護師……、というようになるわけです。

そのため、機能別看護方式においては、なるべく患者の看護が分断されることのないように、看護師同士が協力・協働することが重要となります。たとえば口頭、または文書を用いて、看護師同士がいつでも情報交換できるようにしたり、引継ぎを行なってチームの責任者に情報を集中させるなど、患者の看護に責任が取れるような工夫が不可欠となります。

機能別看護方式は、比較的古くからあるものです。いかに看護師の人手不足に影響されないで看護サービスを提供するか、知恵をしぼることで生まれた看護提供方式といえるでしょう。

現在では、この看護提供方式のみで看護を提供している病棟はないと思いますが、一部に機能別看護方式を導入している病棟は多くみられます。

機能別看護方式のしくみ

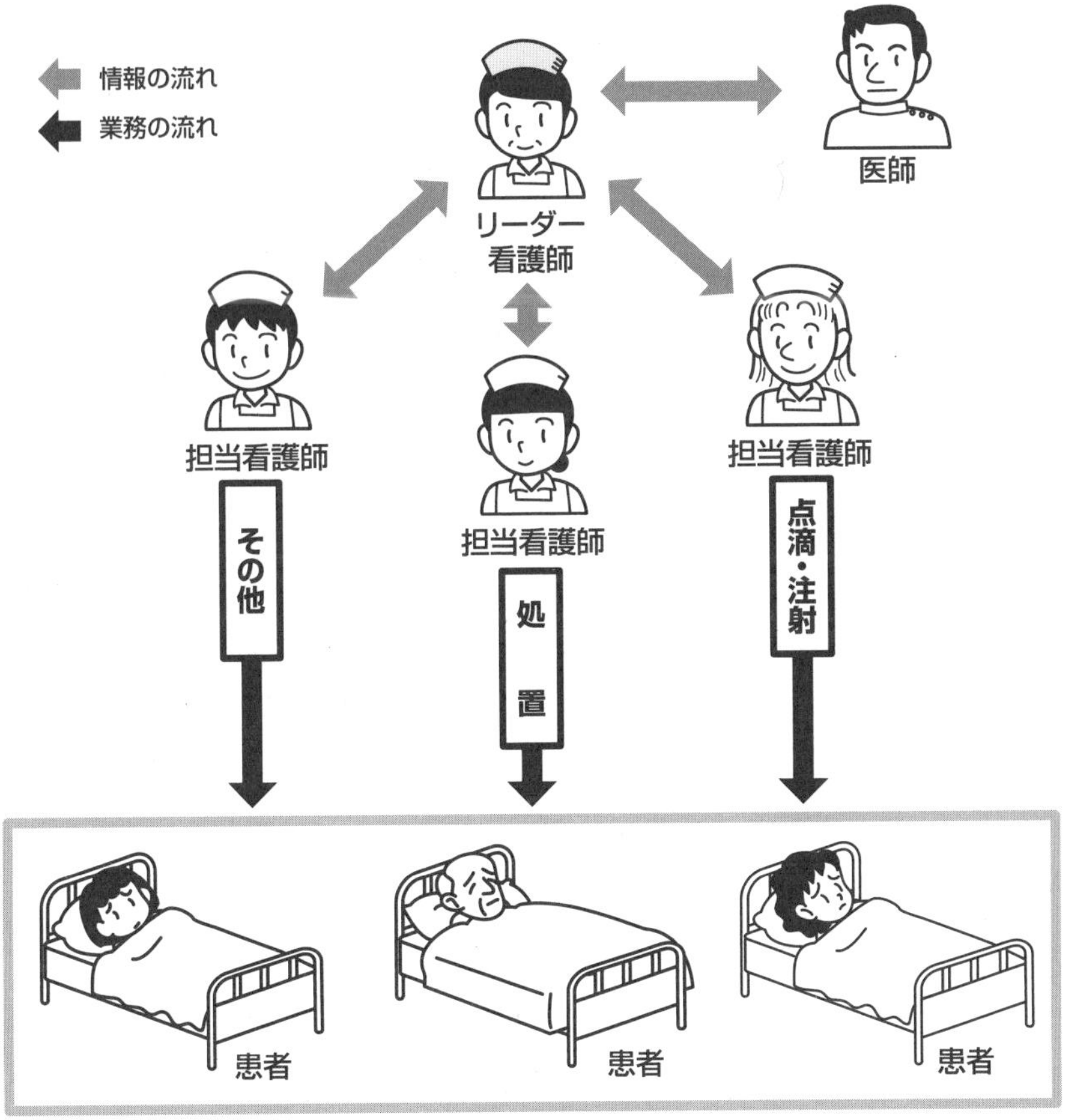

機能別看護方式の概要

特徴	患者の看護ケアに必要な業務を検温、注射、清潔ケア、与薬などの係を決めて、仕事中心に看護師を割り当てて看護ケアを行なう。
患者との関係	患者からみると、だれが自分の看護について責任をもつのかがわかりにくく、継続的な関係を築くのが難しい。
必要な看護師の能力	看護師としての能力のばらつきがあっても許される。
必要な協働の内容	口頭、もしくは文書による情報交換、引継ぎを徹底しなければならない。つねにチームの責任者に情報を集中させることも必要。

そうした意味では、機能別看護方式は能率的に業務を行なうことができる有効な方式といえるでしょう。

Notes on Nursing 8-3

看護提供方式② チームナーシング

チームナーシングでは判断力のあるリーダーとメンバーの協働が重要になります。

チームナーシングとは?

チームナーシングも看護提供方式の一つです。この看護提供方式は、まず、一つの病棟で二つ以上のチームを作り、そのチームを一定期間固定します。そして、チームは一定の患者を受けもちます。チームにはリーダーを作り、メンバーはリーダーの責任のもと、24時間体制で継続して看護が提供されるように動きます。

チームナーシングの特徴

チームリーダーは患者の看護に最大の責任をもち、方針を立てたり、チーム内のメンバーに指示を与えたり、担当医師に患者の状況を報告したりします。医師からアドバイスがあれば、その治療方針についてチームメンバーに伝えて指示します。

チームメンバーは、リーダーの指示を受け、実際の看護を患者に提供する役割を担います。チームメンバーは、患者に看護を行なっていくなかで、患者の状態や変化についてリーダーに報告をして、場合によっては指示を受け行動に移します。

チームナーシングでは、チームに所属する看護師全体で患者全員に対して責任をもって看護します。

チームの構成員を決定する場合は、判断力のある看護師をリーダーとして選任し、メンバーはベテラン看護師、新米看護師などのバランスを検討して決めていきます。

たとえば二つのチームがある場合、その2チームの看護提供力に差が生じないように、構成員を検討していきます。

チームナーシングの中に、「固定チームナーシング」という方式があります。これは、通常のチームナーシングよりも人数が限られた患者、限られたチーム員で構成されるものです。固定チームナーシングでは、通常のチームナーシングよりも看護の責任が明確になるといわれています。

チームナーシングをうまく活かす

チームナーシングは、アメリカで開発された方式です。開発の背景としては、看護補助者、新米看護師、ベテラン看護師など、能力に差がある人材でいかに一定水準の看護を提供するか、という考えから生まれた方式だといえます。

チームナーシングでは、チームリーダーの責任が大きく、また看護の責任は、多数のチームメンバーにあるため、責任の所在が不明確になりやすいということも指摘されています。

チームナーシングにおける協働は、以下のことが実現してはじめてうまくいくと考えられます。

①チーム責任者に情報を集中させることを徹底する

②責任者は状況の把握に努め、より効果的な仕事の割り振りを行なう

③メンバーは、割り当てられた仕事とその結果の報告を確実に行なう

チームナーシングのしくみ

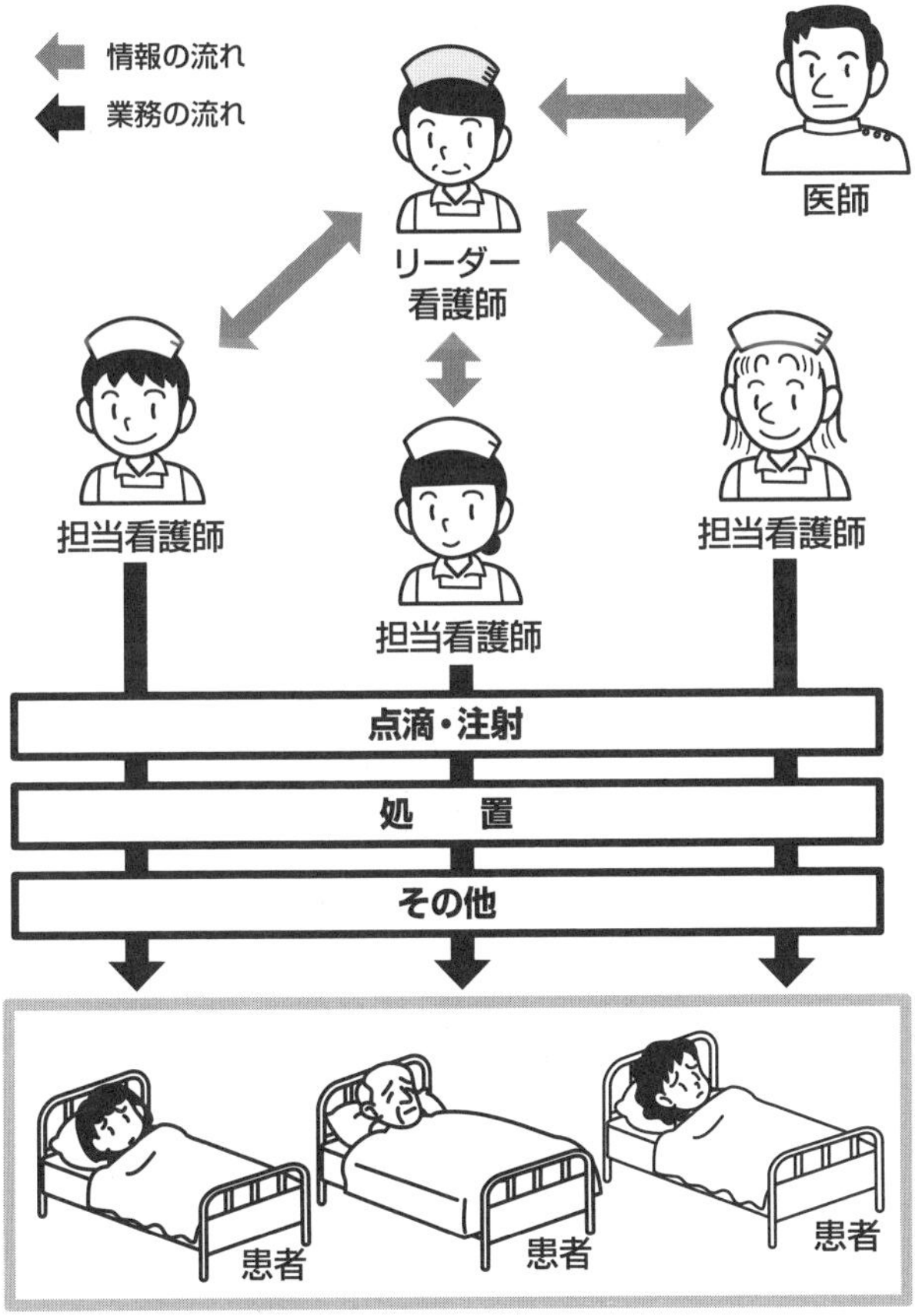

チームナーシングの概要

特徴	1つのチームの中ではチームリーダーのもとに患者の看護ケアを行なう。
患者との関係	患者は誰が自分の看護ケアについて責任をもつのかわかりにくく、継続的な関係を築くのが難しい。
必要な看護師の能力	チームリーダーには高い能力が求められる。その他のメンバーに看護師としての能力のばらつきがあっても許される。
必要な協働の内容	つねにチームリーダーに情報を集中させることを徹底する。チームリーダーは、状況の把握に努める。チームメンバーは、割り当てられた仕事とその結果の報告を確実に行なう。

Notes on Nursing 8-4

看護提供方式③ プライマリナーシング

担当患者の入院から退院まで一貫して看護を担当する方式で、看護師のやりがいも生まれます。

プライマリナーシングとは？

　プライマリナーシングも、看護提供方式の一つです。この看護提供方式は、1人の看護師（プライマリナース）が、患者の入院から退院までを一貫して担当し、担当患者のすべての看護に責任をもつ看護ケア提供システムです。

　プライマリナースは、その患者のケアに責任をもって看護を行ないますが、看護は24時間行なわれるため、看護師は交代で看護にあたります。

　そのため、プライマリナースが不在のときもあります。このときは、プライマリナースが立案した計画に基づいて、別の看護師（アソシエートナース）が看護にあたります。

　つまり、1人の看護師は数人の患者に対しては、プライマリナースとして、それ以外の患者に対しては、アソシエートナースとしてかかわることになるわけです。

プライマリナーシングの特徴

　プライマリナーシングでは、看護に対する責任が明確になるうえ、看護の継続性も保証されるので、患者への看護が効果的に実践できるといわれています。

　一方で、プライマリナースの能力により、患者に提供する看護内容に差が生じる場合もあることが指摘されています。

　たとえば、プライマリナースが新米かベテランか、気がきくか、きかないかといったことで、看護内容に差が生じる可能性があるということです。

　前項のチームナーシングと同様に、プライマリナーシングもアメリカで開発されて日本に導入された看護提供方式です。プライマリナーシングは、看護師不足が深刻な問題となった社会背景をもとに、看護師がやりがいをもって看護を提供することができるように考案された方式です。

　看護師が1人の患者の入院から退院までを継続して担当すると、提供する看護を深めることができます。患者との信頼関係も深まるので、看護師のやりがいにつながります。やりがいは、能力アップにも影響します。

プライマリナーシングのしくみ

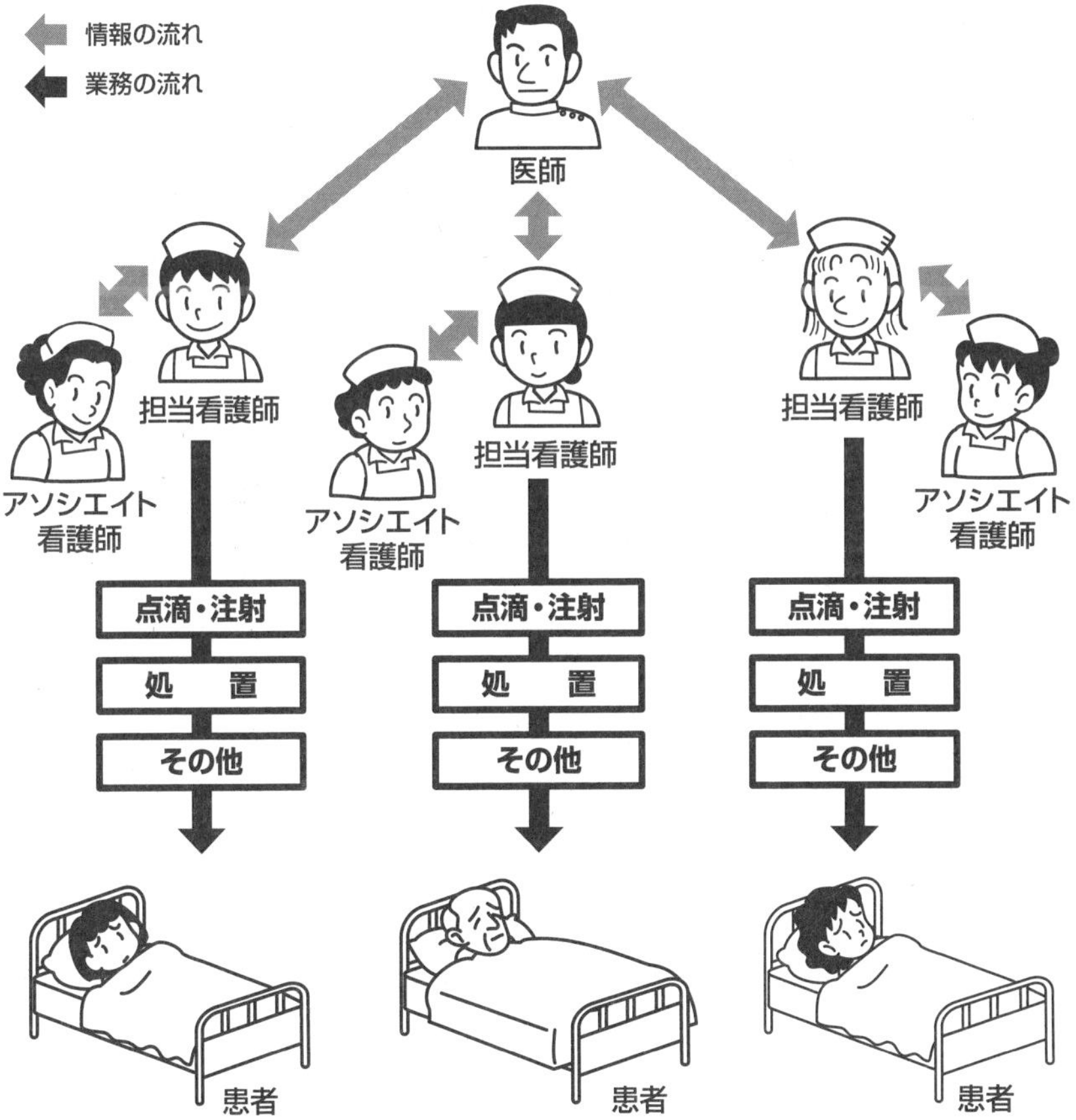

プライマリナーシングの概要

特徴	1人の看護師（プライマリナース）が、患者の入院から退院まで一貫して担当し、担当患者の看護ケアのすべてに責任をもつ。
患者との関係	患者と看護師の対応関係が明確であり、お互いに関係を保ちやすい。しかし、患者と看護師の相性が悪いと良好な関係が保ちにくい。
必要な看護師の能力	すべて、もしくは、ほとんどの看護師がプライマリナースとして自立できる能力が問われる。
必要な協働の内容	適切な情報交換により、協働の効果を最大限に引き出す。

しかしプライマリナーシングは、チームナーシングや機能別看護方式に比べて看護師の人数が多く必要で、ある程度の人数を確保しないとなかなか実現できないともいわれています。

Notes on Nursing 8-5

看護提供方式④ モジュール型看護方式

アメリカで生まれた看護提供方式を日本仕様にうまくアレンジした看護提供方式です。

モジュール型看護方式とは？

ほかの看護提供方式と同様、複数人の看護師が入院患者へ看護を行なううえで、役割分担を示す看護提供方式の一つです。モジュール（module）は、単位という意味をもちます。

この看護提供方式は、1病棟内に二つ以上のチームを編成し、そのチームの看護師を一定期間固定します。

そのなかで、看護師はそれぞれの受けもち患者の入院から退院までのすべての看護を行ないます。チームを単位として考えていくため、モジュール型看護方式という名前がつきました。

モジュール型看護方式の特徴

モジュール型継続受けもち方式は、プライマリナーシング（8章—4）と、固定チームナーシング（8章—3）の折衷方式であり、チームのサポート力を強化したプライマリナーシングといえます。

この看護提供方式は、日本で誕生したものです。チームナーシングやプライマリナーシングはアメリカで開発され、日本に導入されました。しかし、アメリカの病院に配置されている看護師の人数に比較して、日本の病院に配置されている看護師の標準数は、圧倒的に少ないという特徴があります。

そのような背景のなか、アメリカで生まれた看護提供方式をそのまま日本に導入しても無理があったり、そのメリットが活かせないケースも生じていました。

そこで考案されたのが、このモジュール型看護方式です。アメリカで考案された看護方式の利点を日本でも導入し、かつ、日本の制度の中であっても利点が活かせるよう、知恵をしぼって生まれた方式といえます。

現在、日本の病院では、チームナーシング、プライマリナーシング、モジュール型看護方式など、さまざまな看護提供方式を取り入れている病院があり、また、一部機能別看護を取り入れている病院もあります。

いちがいにどの看護提供方式がベストとはいえませんが、それは、患者の疾病の状態や特徴に応じて看護師が多様なニーズに応えている結果ともいえます。

モジュール型看護方式のしくみ

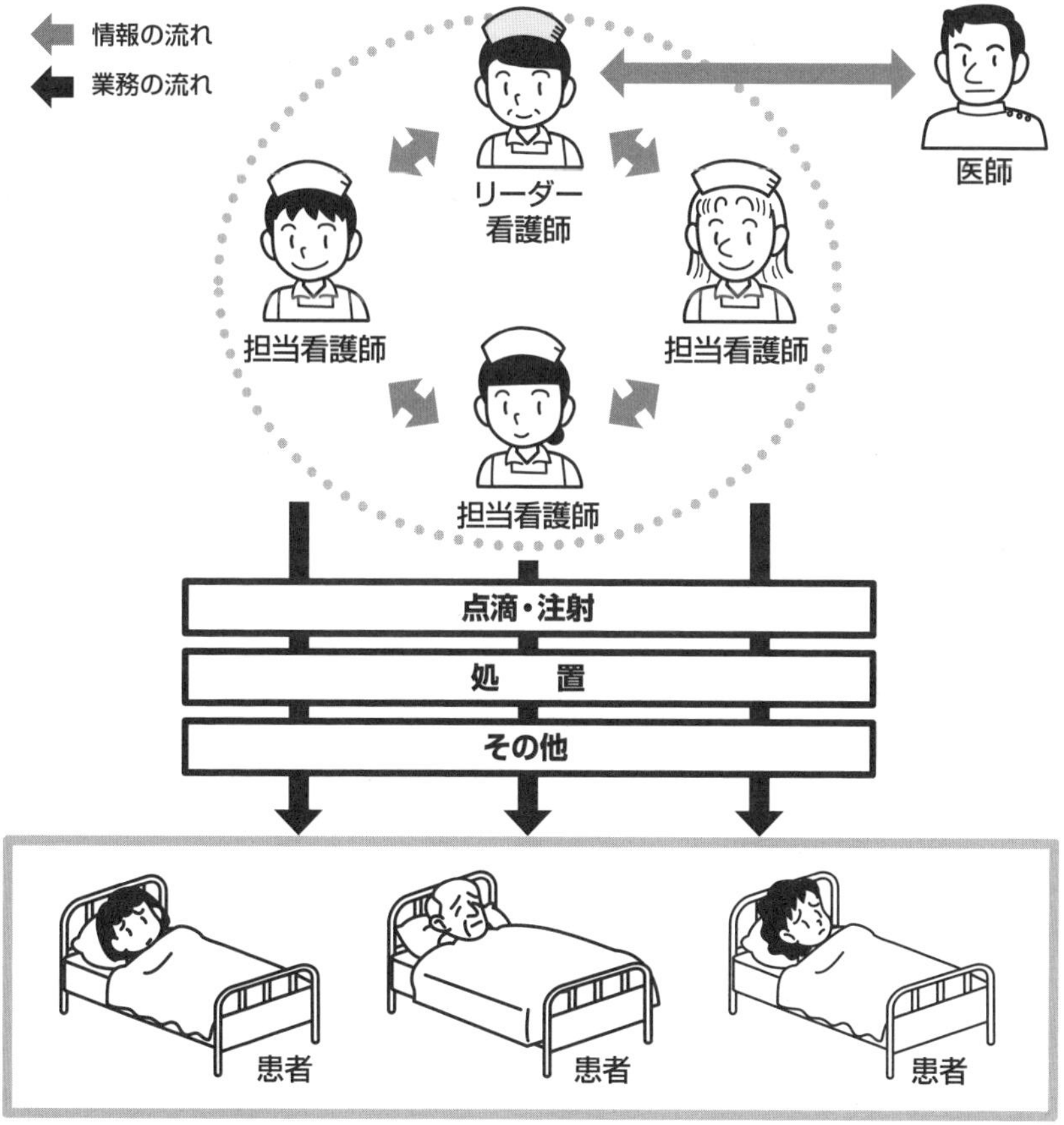

モジュール型看護方式の概要

特徴	チームの看護師がモジュール内の患者の入院から退院まで一貫して担当し、担当患者の看護ケアのすべてに責任をもつ。
患者との関係	患者とモジュールを受けもつ看護師の対応関係が明確であり、お互いに関係を保ちやすい。
必要な看護師の能力	基本的に看護師はプライマリナースとして自立できる能力が問われるが、看護師としてのばらつきはチームリーダーがサポートする必要がある。
必要な協働の内容	モジュール間での適切な情報交換により、協働の効果を最大限に引き出す。

いずれにしても、どの看護提供方式を選択するかは、看護師の構成や患者の疾病、治療の特徴などを総合的に考えて、最も効率的・効果的に看護を提供できる方式を選ぶことが大切です。

Column 8

質のよい看護とは？

質のよい看護とは、患者の視点でいうと、「安全で安心できる看護を受けられること」に尽きます。この安全で安心できる看護を提供できるかどうかは、１人の看護師がいかに優秀かということも重要ですが、それと同時に、その病院に勤務している看護師一人ひとりがどのくらい能力を発揮できているかどうかということに左右されます。

つまり、全看護師が“よい看護”のために一生懸命に働いているかということが重要なのです。すべての看護師が、できる限りの看護を実践できるような体制を考えたり、指導を行なっていくのが看護管理者といわれる人の仕事です。

看護管理者は、「看護部長」「副看護部長」「看護師長」「主任」「副主任」等と呼ばれている人たちを指します。病院の中でも看護師は最も人数が多く、その人たちを束ねて管理していくことはとても大変な仕事です。

また、看護は人が提供するサービスであり、サービスを提供する人が活き活きと満足して仕事をしていなければ、より良いサービスは生まれません。看護管理においては、働く看護師をいかに満足させるかということが重要だといえます。

看護管理者は、看護師の満足を高めるように、不満の原因を解決するような対策を実施したり、看護師が自分の能力を磨く研修制度を作ったり、役割を与えたりということをしています。

患者の立場から質の高い看護を提供している病院を選ぶには、もちろん、その施設の患者から直接聞くという方法もありますが、病院に訪れて肌で感じる雰囲気で判断できるものです。雰囲気がなんとなくよかったりあたたかい感じの病院は、働くスタッフにも不満は少なく、外から来た人を迎え入れる余裕のある病院が多いものです。感覚的なことではありますが、病院の雰囲気は非常に重要な指標となります。

また、医療の質を第三者が評価する機関としては「医療機能評価機構」があり、ここの審査を受ける病院も多くなっています。その認定を受けた旨を掲げている病院もありますが、これは一定の基準に沿って質が認定されたという証拠なので、そうした病院は質の改善や保証に努力しているといえるでしょう。

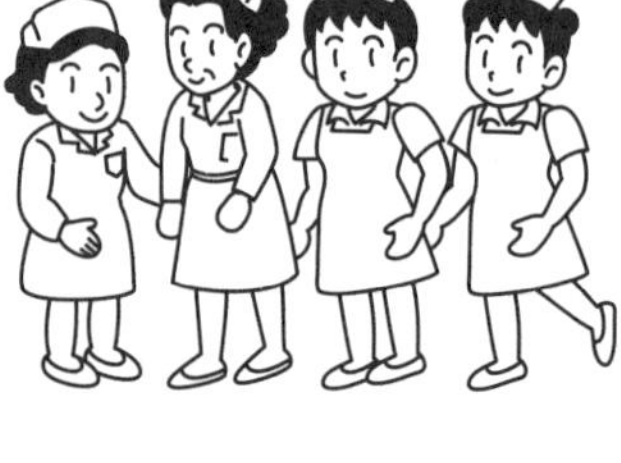

9章

看護の未来と課題

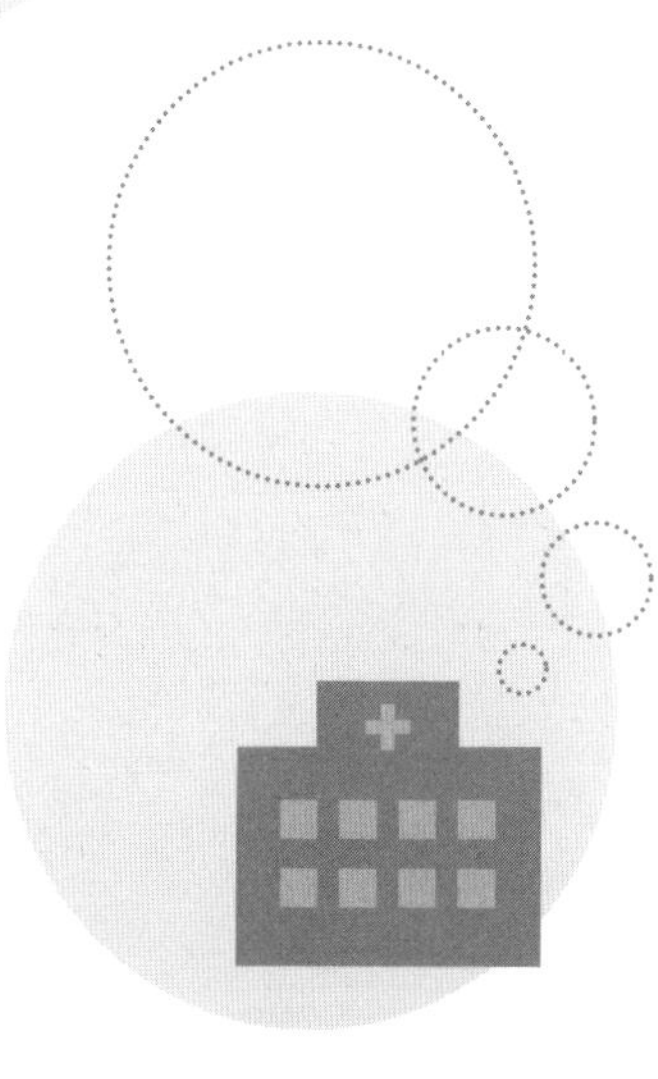

Notes on Nursing 9-1

医療の質はクリニカルパス次第

クリニカルパスは医療を標準化することにより治療全体の効率化を図るものです。

医療の質を落とさず、平均入院日数を短くする手法が「クリニカルパス」です。クリニカルパスは、次ページ上図のように、縦軸に患者に対するケア内容、横軸に入院日数などの時間を位置づけています。

クリニカルパスとは何か？

クリニカルパスは、効率的で質の高い医療を提供するため、アメリカで開発されました。その後、アメリカの病院では、医療費抑制政策へ対応するため利用されてきました。

クリニカルパスは、医療を標準化することで質の向上を図るものです。この「標準化」とはどんなことを指すのか、急性虫垂炎で手術適応になる例でみてみましょう。

急性虫垂炎の手術では、典型的な治療経過や転機（結果）をたどる場合がほとんどです。そのため、治療を標準化することは、患者を観察するポイントや検査などを定型化することです。こうした典型的な治療はクリニカルパスを整備することで、従来のように手間をかけずに、効率よく進めることが可能です。

この無駄を省いた分で、クリニカルパスで整備できていない病気や重篤な病気にウエートをおいて、診療ができるのです。

実際には、クリニカルパスを整備した病気でも途中からクリニカルパスから外れるケースがあります。このような場合を「バリアンス」といい、このバリアンスを収集してその後の治療やクリニカルパスの改善に利用します。

さらに、クリニカルパスの見直しを行なうと、医療の質を下げずに入院日数を短くするという改善も可能です。

クリニカルパスの発展

これまで、クリニカルパスは1病院内で利用するものでした。しかし、近年の地域医療連携の高まりにより、地域連携パス（次ページ下図）という新たなクリニカルパスが出現しました。

これは、地域における医療機関の連携をスムーズにし、患者に対して転院先でどのようなことが行なわれるかを把握できるものです。これからは、地域で共有するクリニカルパスが、医療の質を向上させるでしょう。

クリニカルパスの例

《患者様用クリニカルパス》

＿＿＿＿＿＿＿＿ 様　＿＿＿＿＿＿ 病棟　＿＿＿＿＿＿ 号室

病名：＿＿＿＿＿＿＿＿＿＿＿＿＿＿＿＿

心臓カテーテル（AM）

経過日付	入院日	2日目・検査前	検査後	検査後1日目・退院
検査	血液・心電図・レントゲンの検査があります	心臓カテーテル検査		
治療・処置	刺入部位の除毛を行ないます	点滴前に検査着に着替えていただきます	心電図の器械をつけます 出血しないよう止血バンドをします	朝、器械をはずします 刺入部位の消毒をします
点滴		検査前より点滴を始めます	検査後点滴を1本行ないます	
内服	医師の指示通り内服してください			
食事	治療食が出ます	朝食は食べられません	検査後1時間したら食事が食べられます	治療食が出ます
水分		水分・お茶の制限はありません（ジュース・牛乳類禁）	帰室後より水分を多めにとってください	
安静	制限はありません	車椅子で検査室に向かいます	治療後、トイレまで歩けます	制限はありません
清潔	シャワー・入浴ができます	今日は入浴を控えていただきます		退院後入浴ができます

特定医療法人　○○会△△病院　循環器科

注：病名、入院期間等は現時点で考えられるものであり、今後治療を進めていくうえで変わる場合があります。

備考	

主治医：＿＿＿＿＿＿　担当看護師：＿＿＿＿＿＿

紹介と地域連携パスのしくみ

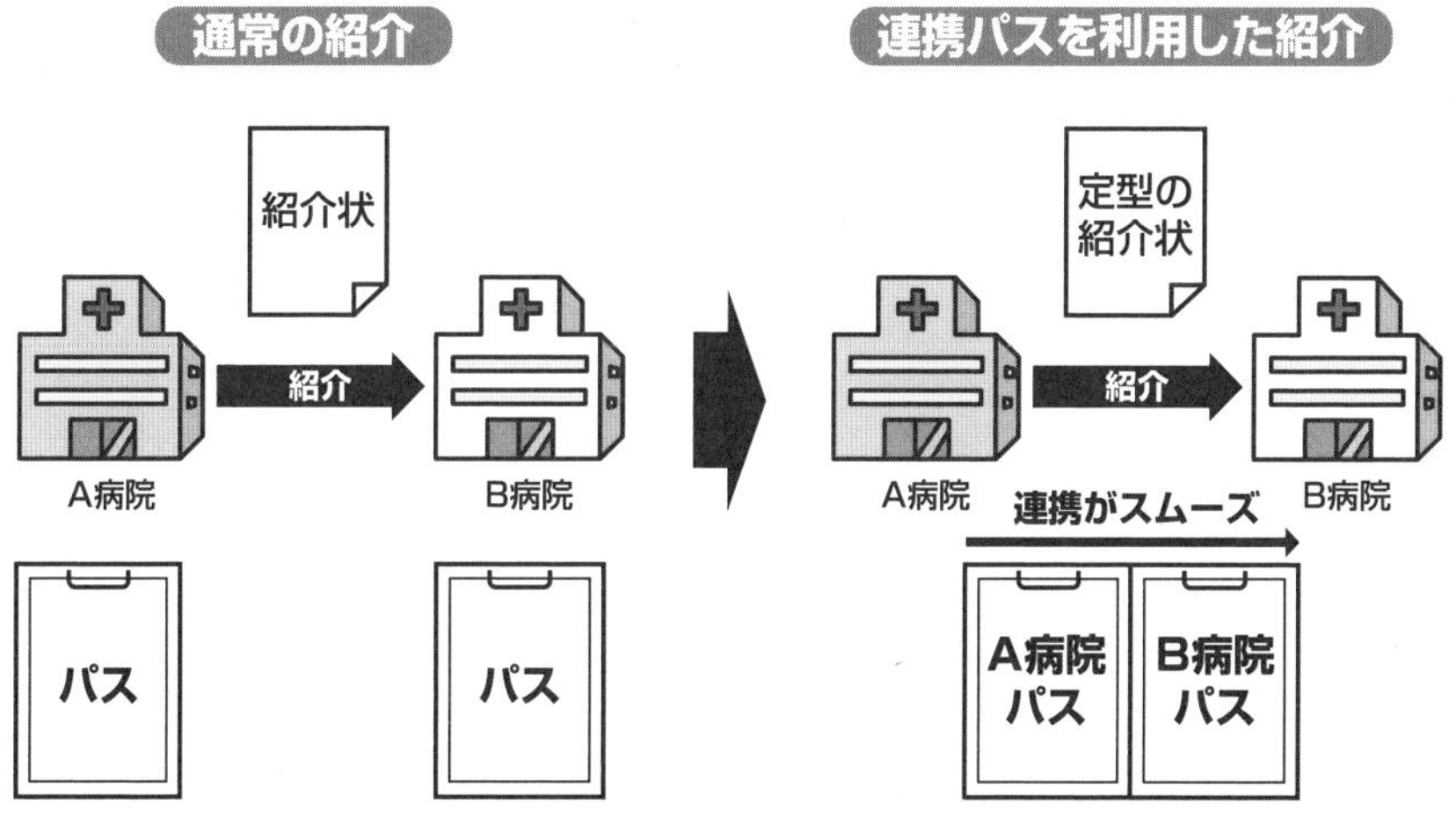

（出典）川越満・木村憲洋『2006年度診療報酬改定 33個の「変化」と「対応策」』（ユートブレーン）

Notes on Nursing

9-2

安全管理は看護師が鍵を握る

患者に一番長い時間接する看護師は、実は医療事故とのかかわりが大きいのです。

患者の取違いによって、不必要な手術が行なわれてしまう事件が、ある大学病院で起きました。こうしたケースをきっかけに、医療安全に国民の関心が集まっています。

医療安全の鍵を握る看護師

病院の医療安全は、看護師次第といっても過言ではありません。というのも、入院中の患者と一番長く接するのは看護師であり、当然、医療事故を起こす可能性も高いうえに、患者に変化があったときに気づく確率が高いのも看護師だからです。

ナイチンゲールの『看護覚え書』に記されている「患者の生命力の消耗を最小にするように整える」という部分は、医療を受ける患者が医療事故で生命力を消耗することや、生命を失うことから守らなければならない、ということも意味しています。

医療安全対策とは?

病院は、医療安全対策（次ページ上図参照）が義務づけられています。そのため、どの病院でも医療安全対策委員会が整備されています。

委員会では、未然に防いだ医療事故のインシデントや、不幸にも医療事故となってしまったアクシデントの報告制度の確立、そして病院職員向けの研修などを行なっています。

医療安全教育の研修

医療安全の教育は、国立保健医療科学院の安全管理研究科で行なわれています。その対象は、一定の期間病院に勤務歴のある人や、医療安全に携わっている人などとなっています。

安全管理研究科は、他業界の安全管理の理論と実践から医療の安全管理の総論や各論、医療事故時のマスコミ対策までの講義で構成され、6か月間という長期の研修です。この研修は、看護出身者が一番多く受講しています。

医療安全と改善

医療安全活動において報告されたインシデントやアクシデントは、次ページ下図の「ＳＨＥＬモデル」により分析されます。Ｓはソフトウェア、Ｈはハードウェア、Eは環境、Lは人間（当事者と他者）です。

このSHELモデルは、全国の多くの病院で利用されている医療安全ための一般的な改善ツールです。

SHELモデルでは、医療事故が起こる原因は、当事者がソフトウェア、ハードウェア、環境、他者に影響されていることにあるとしています。

たとえば、ソフトウェアの視点からは、業務フローが悪いという要因であれば、安全性が高い業務フローとする対応策が考えられます。

このように、五つの視点で要因を洗い出し、それぞれの対応策を考えていきます。

医療安全対策の内容

- 医療安全のための指針が整備されている。
- 医療事故などの院内報告制度が整備されている。
- 医療安全対策委員会が設置され、月1回程度開催されている。
- 医療安全に対する研修が年2回程度開催されている。

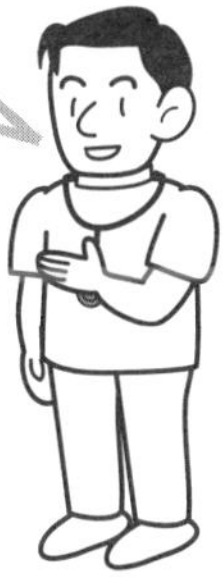

ホーキンスのSHELモデルと分析

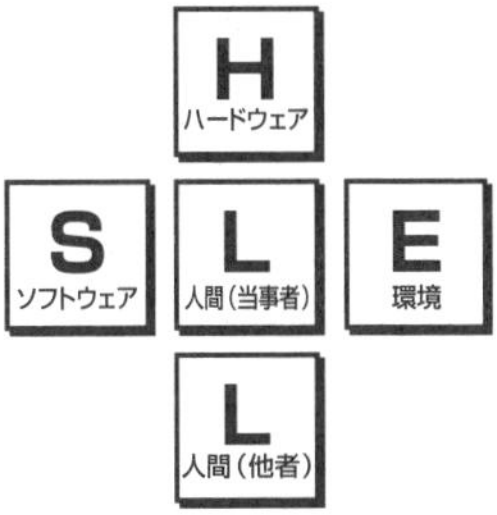

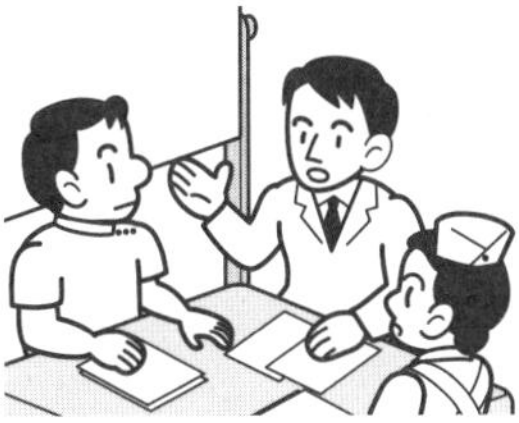

	要　因	対応策
S ソフトウェア		
H ハードウェア		
E 環　境		
L 他　者		
L 当事者		

Notes on Nursing

9-3

褥瘡《じょくそう》ケアの重要性が高まっている

寝たきりや栄養不良などが原因で起こる褥瘡は入院患者の新たな敵になります。

病院の経営課題として、患者の平均在院日数の短縮があります。平均在院日数を短縮するには、患者の入院日数を短縮する必要があります。入院日数の短縮は、褥瘡の予防や手術後感染症の予防が効果的だといわれています。患者の立場から考えても、早期退院して社会復帰することが望ましいのは違いありません。

褥瘡は看護と密接にかかわる

褥瘡という言葉はあまり聞き慣れませんが、床ずれというと一般の人にもわかりやすいでしょう。

褥瘡の発生は、寝たきりや栄養不良状態、糖尿病などの疾患により発生しやすくなります。褥瘡は患者の回復を遅らせるだけでなく、患者を重篤な状態にしてしまうこともあります。

褥瘡の予防には、寝たきり患者の体位変換（身体の向きを変えること）や、口から栄養のある食べ物をバランスよく摂取すること、また、皮膚を清潔に保つことなどが重要となります。

ちなみに、口から栄養のあるものを食べることは免疫力の向上と栄養状態の改善にも効果があります。

ところで、体位変換や患者に対する食物摂取のための援助、身体を清潔にする援助は、看護の日常業務といえます。看護の質が低下すると、病棟内の褥瘡発生率が高まります。ですから、医療の質を見る指標として、褥瘡の発生率が重要となってきています。

診療報酬で評価される

診療報酬では、褥瘡について「褥瘡患者管理加算」と「褥瘡ハイリスク患者ケア加算」で評価しています。

前者は、褥瘡対策の計画を立案し、計画を実行、評価を行なうことで、入院ごとに20点が加算されます。

後者は、専従の管理者を設置し、褥瘡に対して総合的な対策を継続して実施した場合に、入院ごとに５００点が加算されます。

現在では、多くの病院で多職種でチームを組んで褥瘡予防のための活動をしており、褥瘡対策は病院全体にとって重要なサービスとなっています。

WOCナースとは？

WOC（Wound Ostomy Conti-

WOCナースの専門内容

創傷 (Wound)

- 褥瘡や潰瘍患者のアセスメント
- 治療環境の整備
- スキンケア
- 各診療科の治療情報の統合など

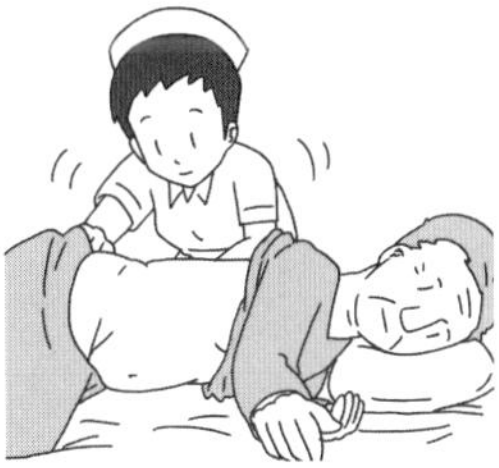

オストミー（ストーマ）(Ostomy)

- ストーマ患者のアセスメント
- 入院中のストーマケア
- 退院後のストーマの指導など

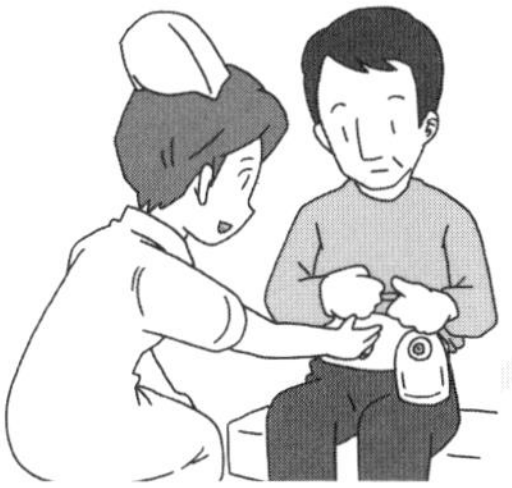

失禁 (Continence)

- 排泄障害のアセスメント
- 日常の生活の指導など

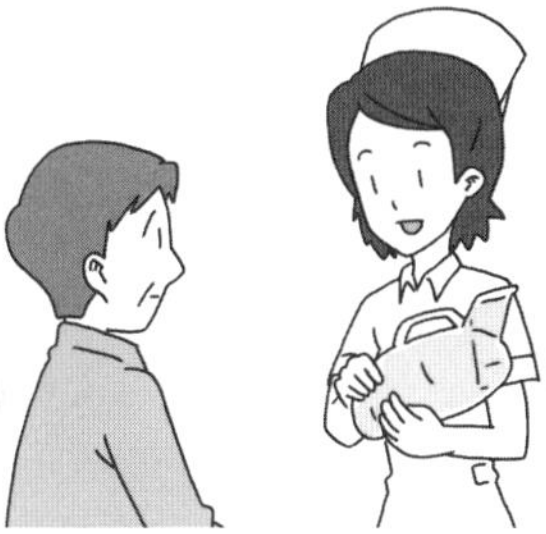

nence)ナースは、「創傷」「オストミー（ストーマ）」「失禁」を専門とする看護師です。全国的にはまだまだ少ないWOCナースですが、今後は褥瘡ケアで中心的な存在になることが期待されています。現在は、左表の7つの機関でWOCナースの養成が行なわれています。

WOC認定看護師養成機関一覧

- 日本看護協会看護研修学校認定看護師教育専門課程
- 埼玉県立大学教育研修センター
- 社会保険看護研修センター認定看護師教育課程
- 北海道医療大学認定看護師研修センター
- 日本赤十字看護大学看護実践・教育・研究フロンティアセンター
- 京都橘大学看護教育研修センター
- 兵庫県看護協会認定看護師教育課程

（2006年11月現在）

Notes on Nursing 9-4

医療のIT化が看護の質を高める

看護分野にもＩＴ化の波がきています。これにより、質の高い看護が均質的に行なえるようになります。

電子カルテやオーダリングシステムなどの導入により、医療は効率化されています。

電子カルテは医師が主に使用するイメージですが、実は看護はＩＴ化・ハイテク化が進んでいる分野です。

電子カルテと安全管理

電子カルテには、看護師が利用する看護支援システム部分として、看護記録や温度板（次ページ上図参照）などがあります。

看護記録は、従来の紙の看護記録を電子化し、温度版はＰＤＡを利用することにより、バイタルサインの記録が自動でできるようになっています。

そのしくみは、ベッドサイドで体温や血圧を測り、その情報をＰＤＡに入力します。患者全員のバイタルサインを測定し、そのつど入力します。そして、ナースステーションに戻りＰＤＡのベースステーションに置けば、自動的に温度板が作成されます。

最新のシステムでは、無線でリアルタイムの情報更新が行なえるようになっています。

また、ＰＤＡを利用して患者の安全管理（次ページ下図参照）もされています。

たとえば、点滴をする前に患者が身につけているリストバンドなどのバーコードをＰＤＡに読ませ、本人確認を行なってから、これから行なう点滴のバーコードと照合して、間違いがないかを確認します。もし、間違いがあるようならブザーが鳴ります。

このようなしくみは、電子カルテとオーダリングシステム、看護支援システムが連動していることで可能になっています。当然、点滴が実行されれば、「点滴実行済み」と電子カルテ画面などに表示されます。

将来の看護のＩＴ化

将来は、ＲＦＩＤ（ＩＣタグ）を利用した患者の安全管理が想定されています。医療現場にバーコードが普及していない現状では、バーコードがついていない薬剤などに、わざわざバーコードを貼る手間がかかります。

ＲＦＩＤでこれらの問題が解決され

患者のバイタルサインが記録される温度板

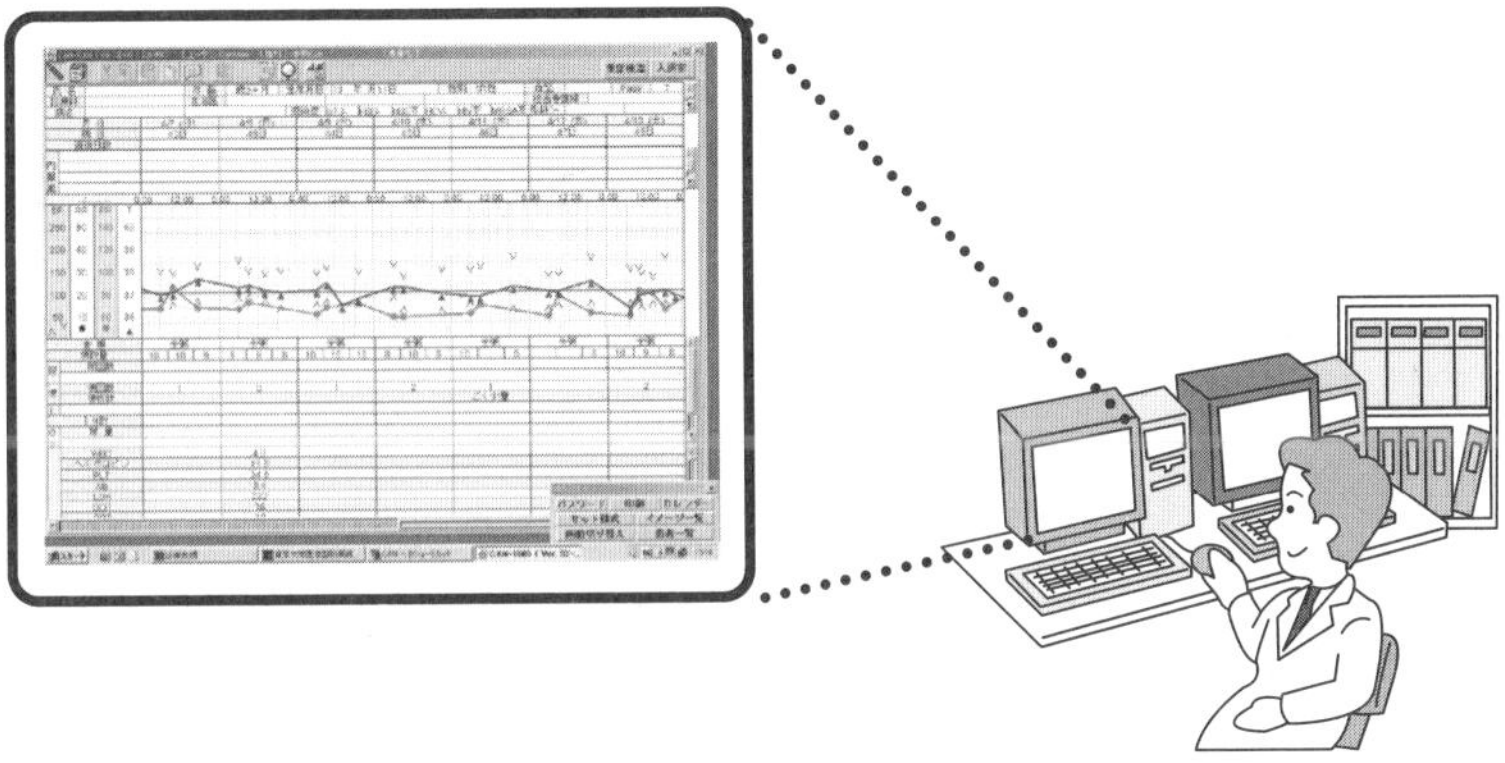

ＰＤＡによる安全管理

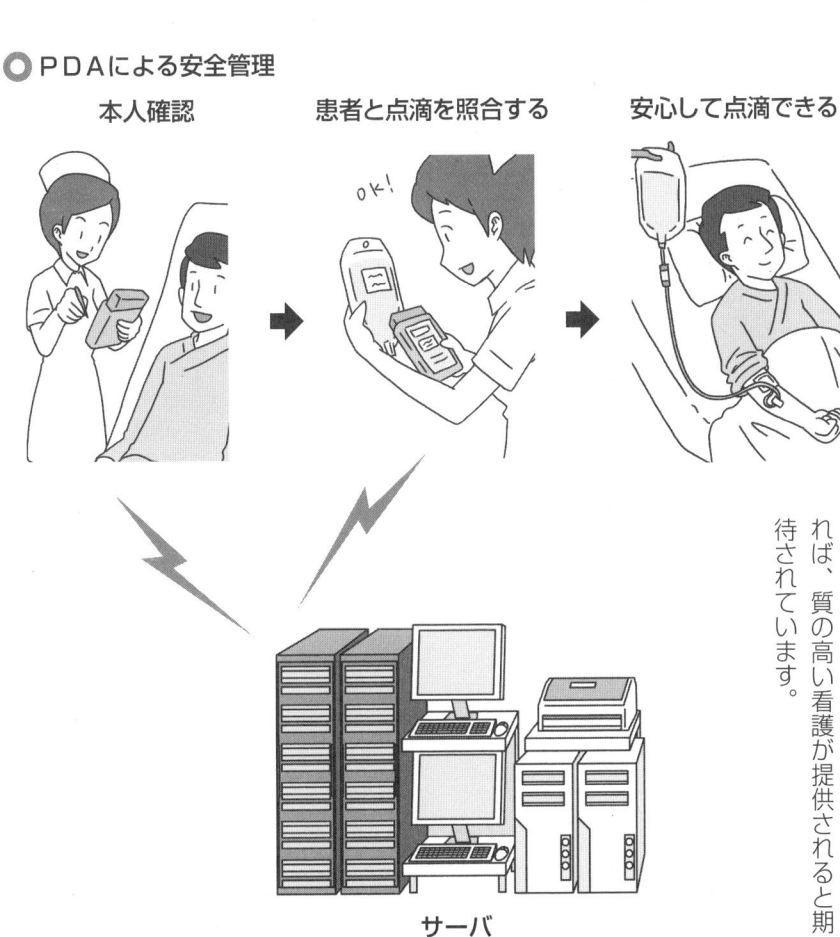

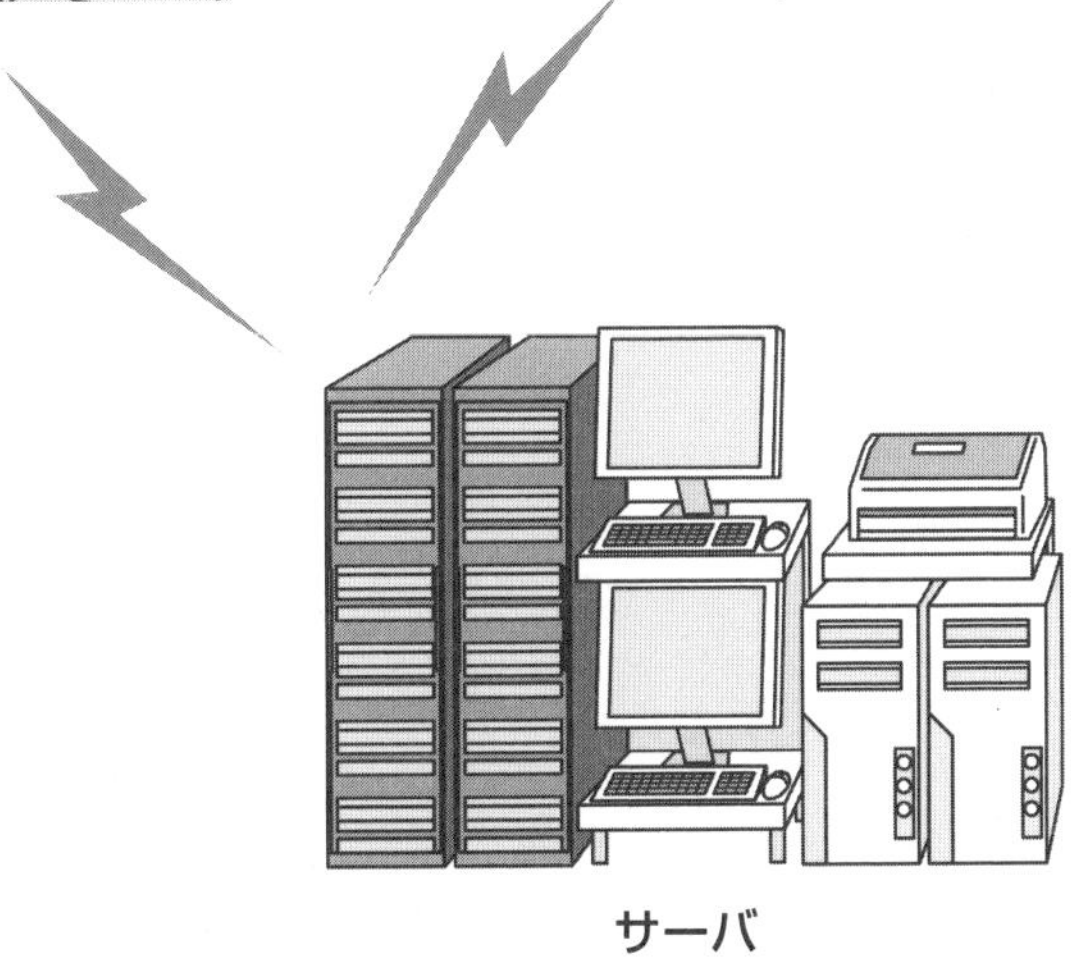

れば、質の高い看護が提供されると期待されています。

Notes on Nursing

9-5

看護師の離職防止に役立つこととは？

夢をかなえて看護師となった人でも、その後のライフサイクルの変化や環境等により離職するケースもあります。

看護師が離職する原因には大きく二つあり、1点目は仕事の内容にかかわるもの、2点目は看護師になる人のライフサイクルの変化に分けられます。

軽い気持ちでは勤まらない

以前から看護師の仕事内容は、「きつい、汚い、危険がともなう」、いわゆる３Ｋといわれ、軽い気持ちでは勤まらないといわれてきました。

看護を提供する相手は病気をわずらっている患者であり、24時間３６５日体制の看護が必要です。そのため、看護師は夜も交代で勤務にあたるので、不規則な生活になりがちです。

また、重症な患者を担当したり、急に体調が悪くなる患者を担当したりと神経を使う場面も多く、心身ともにストレスがたまりやすいのです。

ライフサイクルの変化

もう一つの理由は、看護師自身のライフサイクルです。看護師は最近でこそ男性も増えてきてはいますが、圧倒的多数は女性です。女性はライフサイクルにどうしても影響されます。

たとえば、結婚、出産、育児、介護といったきっかけで、仕事を辞めざるを得ないというケースです。

このような理由で辞める人は、病院でも主軸を担う人が多く、病院としては優秀な人材を失うことになります。

看護師が新人として就職して、一人前の能力をつけたときに、結婚や出産等で辞めてしまうケースはまれではありません。そうなると、病院としては教育しても教育しても、病院全体の看護能力が高まっていかないという課題が生まれます。

こうした問題を解決するため、男女雇用機会均等法や人材確保法という法律ができ、女性がライフサイクルに影響されないで仕事を続けられるような対策が取られてきました。

その他の看護師離職の背景

看護師の離職防止に関する研究は以前から行なわれてきました。

そして、実は「やりがいを感じられない」ということが一番重要な原因であることがわかってきました。

そもそも患者の看護をしたいと思って看護師になった人が多いので、「患

「新卒看護職員の早期離職等実態調査」結果の要約（2004年）

- 2003年度の新卒看護職員の入職後1年以内の離職率は全体平均で8.5%
- 入職後1年以内の離職が「増加する傾向にある」病院は18.6%
- 新卒看護職員の悩みは「専門的技術の不足」「医療事故が不安」。支えは「同じ部署の同期の同僚」

（出所）㈳日本看護協会 中央ナースセンター

看護師の離職の構造

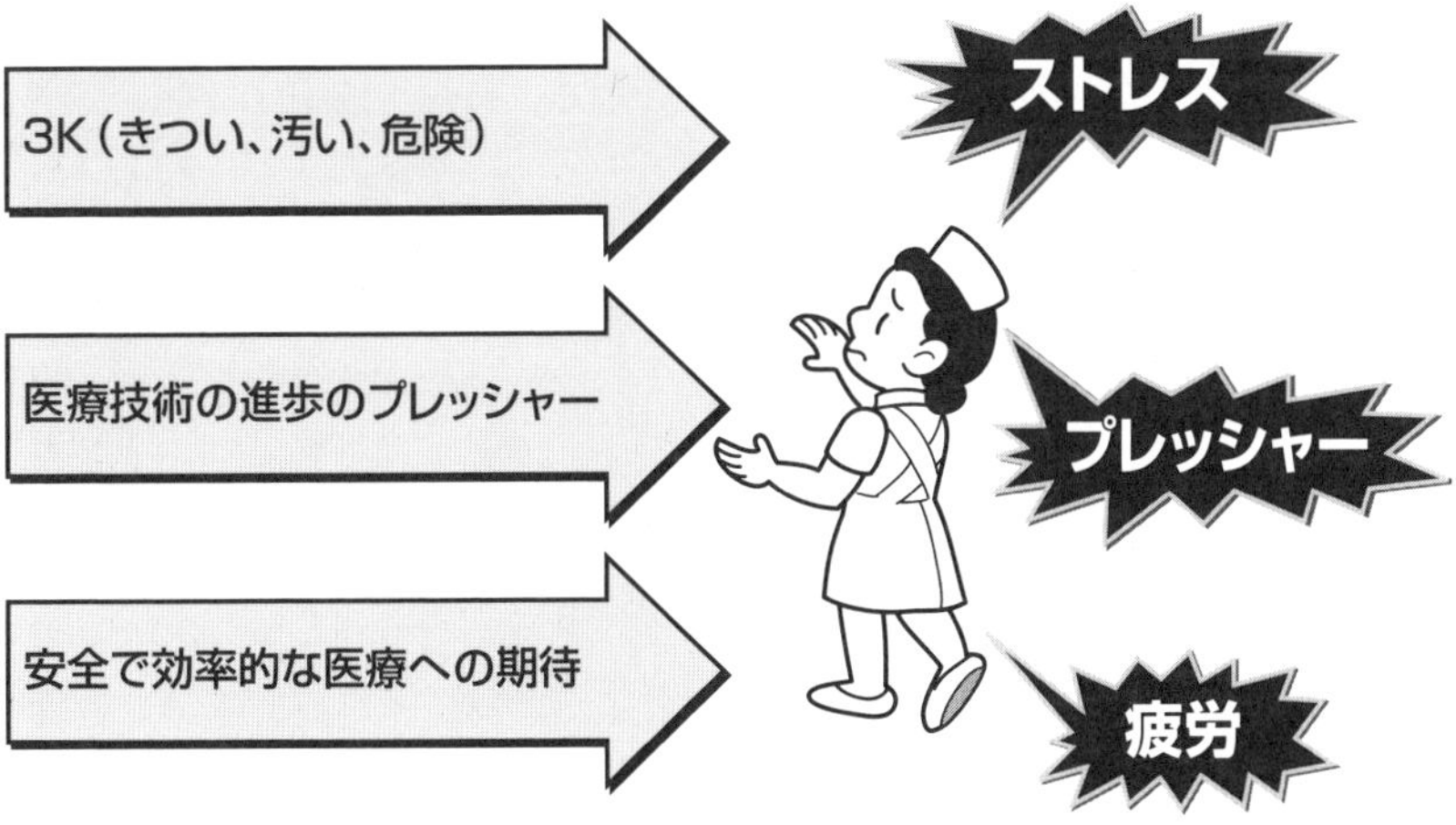

者に直接接することができる時間をできるだけ多くする」「自分が判断できる部分を多くする」といったことが、やりがいをもつために重要です。

看護師は患者の生活のあらゆる場面で援助をするので、病院の中の「何でも屋」となってしまう危険性があります。いつの間にか看護師ではなくてもできる仕事や、医師の秘書のような仕事をしていたりと、本来の専門性を活かせない毎日を過ごす可能性も高いのです。

こうした環境にならないように調整するのが看護管理者です。

現在では、看護師の離職率は看護管理者がきちんと役割を果たしているかどうかのバロメーターとなっています。

Notes on Nursing 9-6

新人の実践能力を向上させるために

高学歴の看護師が増える一方、現場で求められる力とのギャップが問題になっています。

新人をとりまく環境

　最近の新人看護師の特徴として、「高学歴化」「手先が不器用な人が多い」などがあげられます。

　昔から、看護師不足は社会問題となっていたので、看護師の教育は即戦力となることを主眼に行なわれ、時には病院に勤めながら看護専門学校に通うケースもみられました。そのため、学校卒業と同時に即戦力として働ける看護師は珍しくありませんでした。

　時代が変わって、医療技術の高度化や患者のニーズも多様化すると、これに応えるためには、主体的・専門的に判断できる人材が必要とされはじめました。

　そこで、考える力に優れた看護師を教育することが重要という考えのもと、大学に看護学科が増設されました。

　しかし、大学では、教養や看護理論等の基礎的知識の教育に比重がおかれてきたため、以前と比べて、病院に就職してから即戦力にならないという声も聞かれるようになりました。

　患者の高齢化、在院日数の短縮化や年々、患者が重症化していること、また、医療技術の高度化に応じて求められる技術レベルも上昇し、患者が医療事故に過敏に反応することなど、教育と現場で求められるスキルにかい離が生じています。

実践能力向上のための対策

　新人看護師の実践能力を向上させるため、文部科学省主催の研究会が開催され、2002年と04年に、「新人看護師の実践能力の向上に対する提言に関する報告書」が発表されました。

　現在、全国の看護教育機関では、これらの報告書をもとに、授業内容を見直したり、新しい教育方法を開発する対策をとっています。

　さらに、大学教育のみで一人前の看護師に育てるには限界があるという考えのもと、医師のように卒業後の研修制度が必要という意見や、薬剤師のように大学で教育する年限を伸ばすなどの意見も出ています。これらについては、現在、さまざまな学会や職能団体の会議で議論がなされています。

看護職員として必要な基本姿勢と態度についての到達目標

領域	到達目標
看護職員としての自覚と責任ある行動	①医療倫理・看護倫理に基づき、人間の生命・尊厳を尊重し患者の人権を擁護する。 ②看護行為によって患者の生命を脅かす危険性もあることを認識し行動する。 ③職業人としての自覚をもち、倫理に基づいて行動する。
患者の理解と患者・家族との良好な人間関係の確立	①患者のニーズを身体・心理・社会的側面から把握する。 ②患者を一個人として尊重し、受容的・共感的態度で接する。 ③患者・家族の意向を把握し、家族にしか担えない役割を判断し支援する。家族が納得できる説明を行ない、同意を得る。 ④守秘義務を厳守し、プライバシーに配慮する。 ⑤看護は患者中心のサービスであることを認識し、患者・家族に接する。
組織における役割・心構えの理解と適切な行動	①病院および看護部の理念を理解し行動する。 ②病院および看護部の組織と機能について理解する。 ③チーム医療の構成員としての役割を理解し協働する。 ④同僚や他の医療従事者と安定した適切なコミュニケーションをとる。
生涯にわたる主体的な自己学習の継続	①自己評価および他者評価を踏まえた自己の学習課題を見つける。 ②課題の解決に向けて必要な情報を収集し解決に向けて行動する。 ③学習の成果を自らの看護実践に活用する。

（出所）厚生労働省

看護技術についての到達目標の領域

- 環境調整技術
- 食事援助技術
- 排泄援助技術
- 活動・休息援助技術
- 清潔・衣生活援助技術
- 呼吸・循環を整える技術
- 創傷管理技術
- 与薬の技術
- 救命救急処置技術
- 症状・生体機能管理技術
- 苦痛の緩和・安楽確保の技術
- 感染防止の技術
- 安全確保の技術

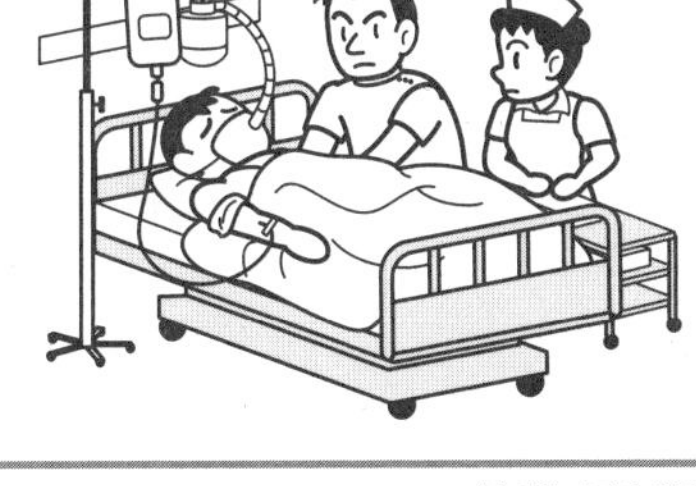

（出所）厚生労働省

Notes on Nursing 9-7

医療の国際化と外国人看護師

フィリピンをはじめとするアジア諸国の人々が、看護師の勉強や仕事をするために日本に来ています。

医療の国際化が進展してきています。日本の医師や看護師が米国や英国に留学することも、現在では珍しくありません。

また、日本でも、2006年にフィリピン人看護師などの受け入れが決まり、続いて、タイなどアジアの国々からも介護福祉士の受け入れが予定されています。

人材の国際流動化

看護師の人材流動化については、米国や英国などでは以前からフィリピンからの看護師の受け入れが行なわれてきました。英国では現在、4万人のフィリピン人看護師が就労しているともいわれています。

なぜ、フィリピン人看護師が国際的に活躍しているのでしょうか。

フィリピンにおける看護師教育は、米国の看護師教育と同等のレベルで行なわれているといわれています。カリキュラムと教科書は米国と同等であり、4年制の大学課程となっています。

さらに、国家試験のレベルも高く設定されています。

また、フィリピン国内の事情もあります。フィリピンは、外貨獲得を出稼ぎにより行なっています。この出稼ぎで効率よく外貨を稼ぐ役割を担うのが看護師というわけです。一説には、アメリカの医療機関の1日の給与が、フィリピンの1か月分に相当するともいわれています。

日本の「看護国際化」の取り組み

日本とフィリピンとのEPA※（Economic Partnership Agreement：経済連携協定）により2006年9月、当初2年間で看護師400人、介護福祉士600人を受け入れることが締結されました。

ちなみに、EPAとはこの協定を結んだ国間で経済の自由化を行なうためのものであり、たとえば、EPA締結国間では関税を撤廃することや、相手国で就労することができるようになります。

日本とフィリピンにおけるEPAにより、外国人看護師の就労は自由化に向けて動き出しました。

しかし次ページ図のように、最終的には日本の看護師国家試験に合格しな

フィリピン人看護師・介護福祉士の受け入れ例

看護師・介護福祉士国家試験受験コース

候補者の選抜

- 看護候補者の要件
  看護師資格保有者＋看護師経験有
- 介護候補者の要件
  比（フィリピン）介護士研修修了者（TESDAの認定保持）＋4年制大学卒業者」または「看護大学卒業」

↓

入国・滞在

- 滞在期間：上限「看護3年、介護4年」

↓

日本語研修・看護介護研修

- 共同実施機関：AOTS（日本語、看護介護研修）および国際交流基金（日本語）
- 研修期間：6か月

↓

就労・研修

- 日本国内の看護、介護関連施設で就労
- 就労中の研修は、受入れ施設が実施

↓

国家試験受験

- 看護：看護師国家試験
- 介護：介護福祉士国家試験

↓

受験後

- 合格者は、新たな在留資格で就労
- 在留期間3年、更新可能
- 不合格者は帰国

介護福祉士養成施設コース

候補者の選抜

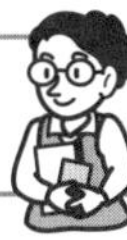

- 候補者の要件
  4年制大学卒業者

↓

入国・滞在

- 滞在期間：養成コース受講に必要な期間

↓

日本語研修

- 共同実施期間：AOTSおよび国際交流基金
- 研修期間：6か月

↓

養成コース受講

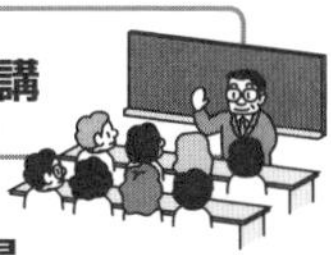

↓

国家資格取得

- 養成施設での課程を経て卒業した者は、介護福祉士資格を取得

↓

資格取得後

- 資格取得者は、新たな在留資格で就労
- 在留期間3年、更新可能
  資格を取得しなかった者は帰国

（出所）外務省

ければ、日本での就労と長期滞在は難しいのです。

日本の医療機関における外国人看護師の受入れは、看護師不足の病院では歓迎ムードです。これから病院に看護師として勤める人や、入院する患者は、国際化の進展を肌で感じるケースが増えてくることでしょう。

※ FTA（Free Trade Agreement：自由貿易協定）とほぼ同じ意味。

Notes on Nursing 9-8

保健師助産師看護師法の課題点

看護師について定められている保助看法は時代とともに改正されてきています。

保健師助産師看護師法（通称：保助看法）は、第二次世界大戦後、GHQの指導のもとに作成された、看護職の身分について規定した法律です（2章—1参照）。

50年以上も前に作られた法律が、現在も引き継がれているのです。そういう意味では、戦後まもなく作成された法律の内容が優れていたといえるかもしれません。

もちろん、時代の変化とともに多少の変更はしており、現在までに約20回の改正が行なわれています。

保助看法の課題点

現在まで行なわれてきた保助看法の改正の目的は、主に「看護師不足の解消」と「法の不備の是正」の二つに分けられます。今までの改正で、時代に即した内容に修正されてはいますが、課題が完全に解決されたとはいえません。

たとえば第1条では、保助看法の目的がうたわれており、「看護職の資質の向上を図ること」と規定されています。これについては、自らの資質を向上させることは専門職として当然であり、国民に対する任務を規定すべきであるという意見があります。

また、看護師の業務について規定した第5条では、看護師は「傷病者若しくはじょく婦に対する療養上の世話又は診療の補助を行うことを業とする」と定義されていますが、現在、看護の対象は幅広く、傷病者やじょく婦とは限りません。現在では、病気になってからの対策よりも予防を重視した対策が重要とされ、その部分での看護師の役割も大きくなってきています。

また、「診療の補助」という表現についても専門的な知識がなければできない内容が多く、診療の協力という表現のほうが適しているという指摘もあります。

看護師と医師とのかかわり

第37条では、「看護職は医師の指示がなければ、診療機械を使用し、医薬品を授与してはいけない」というような文言があります。これは医師の指示がなければ診療機械を使用したり、医薬品を与えてはいけないと解釈されるものであり、指示があったら必ず従わなければいけないという意味ではありません。

しかし、看護師の中には、医師の指示について、不満や疑問があったり、自信がなくても従わなければならないと思っている人が多いです。

これは「指示」という言葉の強さからくるものでしょう。実質的には「依頼」や「要請」等の文言に変更したり、薬剤師法が「処方箋中の疑義」という処方箋中に疑問のあるときは医師に確認することを義務化しているのと同様に、看護師も、「医師の指示の内容が間違っていないか」「納得いく内容であるか」ということを専門的に判断し、主体的に指示を受けることを追加してもよいのではないかという意見もあります。

現在では、保助看法の抜本的改正の必要性を唱える意見もあり、国民の健康を守る質の高い看護を保証するためには、どのような法律にしたらよいのか、今後も検討を重ねていく必要があります。

保健師助産師看護師法の構造と課題

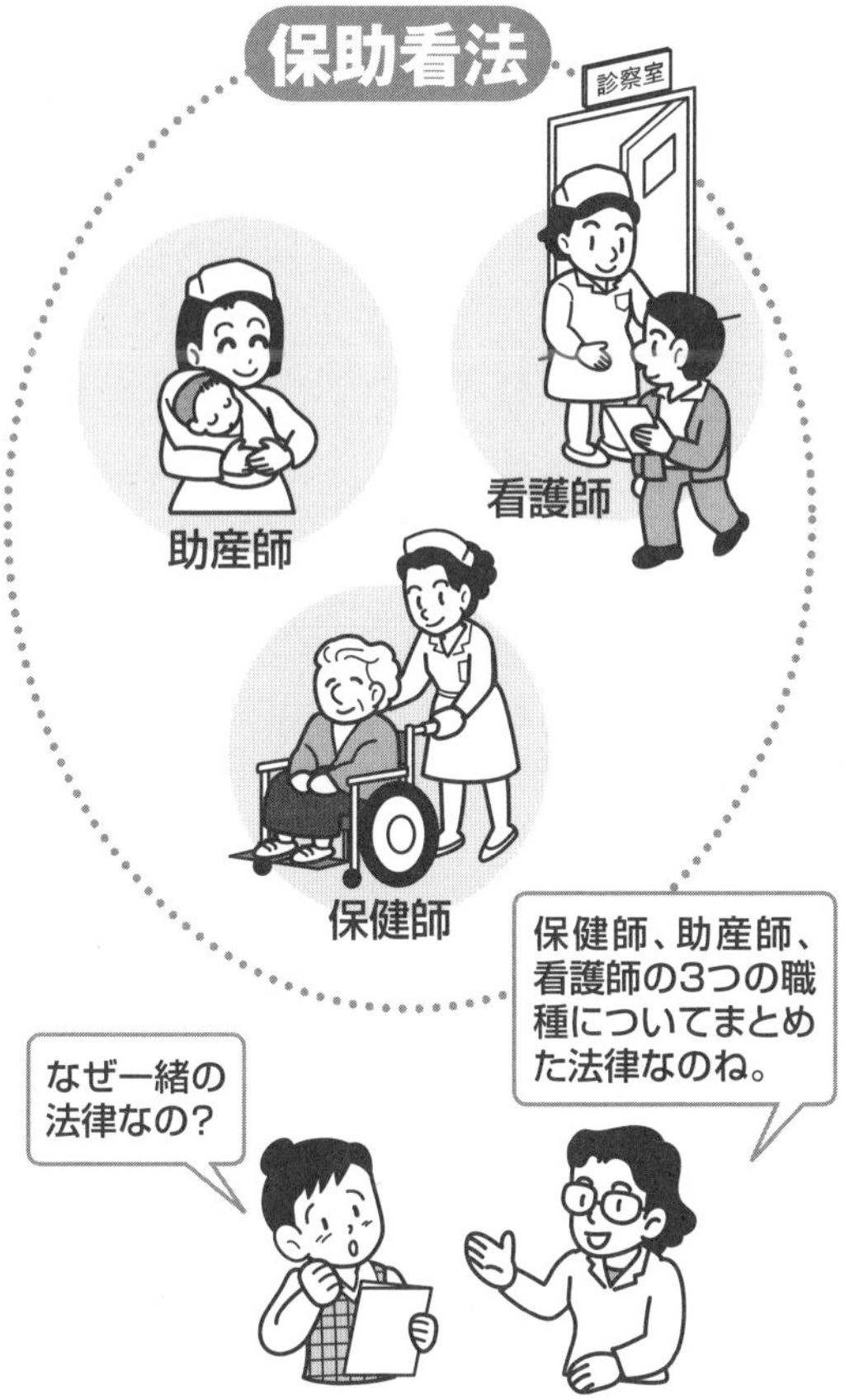
保助看法
診察室
助産師
看護師
保健師
なぜ一緒の法律なの？
保健師、助産師、看護師の3つの職種についてまとめた法律なのね。

保健師助産師看護師法の課題の背景

- **法律の構造限界**
  法律が現代に適応できていない部分がある。
- **他医療従事者との整合性**
  新たな医療職の法律と整合性が取れていない。
- **時代のニーズ**
  時代の求めるニーズに対応していない。

Column 9

看護師不足はいつまで続く？

看護師不足は、今にはじまった課題ではなく、永遠の課題といっても過言ではありません。また、この課題は日本だけのものではなく、世界共通の課題です。しかし、その時代によって看護師不足の背景はさまざまです。

看護師不足の要因としては、政策の方針や社会的な背景が大きく影響してきます。看護師不足の歴史をみると、日本では1960年代に看護師不足による看護師の過労が続いたことから、働く看護師の労働条件の改善を求めて、国立病院等に勤務する看護師が人事院に対して「行政措置要求書」を提出しました。これを受けて、65年、人事院によっていわゆる「２・８判定」がなされ、１か月８回以内で複数人による夜勤体制が確保されるといった経緯がありました。

その後、90年代にも看護師不足が社会問題として大きく取り上げられましたが、これは、85年の医療法の第一次改正が原因となっています。それまで病院の開業は自由でしたが、改正後は、各都道府県で必要な病床数（ベッド数）を計算して、数に不足がある場合は病院の新規開業は認められますが、足りている場合は開業を認めないという、いわゆる病床規制を意図とした改正が行なわれました。

この政策によって過剰な病床が抑制されることになり、看護師不足も解消されることが期待されていました。ところが、この制度が施行される前に増床してしまう“駆け込み増床”が生じ、急激な病床数の増加に看護師数が追いつかないという現象が生じました。これが病院の看護師獲得競争を過熱させたのです。

現在、看護師不足となっている一番の理由は、2006年の診療報酬の改定です。それまで診療報酬で認められている患者に対する看護師の人員配置は「患者10人に対して看護師１人」というのが最も厚い人員配置でしたが、改定後は「患者７人に対し看護師１人」という配置が新しく設定されました。その診療報酬を得ようと、急性期治療をしている病院が看護師を募集しているということが背景にあります。

日本の医療の特徴は、人口に対する病床数が世界の先進国に比べて多く、ベッドあたりの看護師数が極端に少ないことがあげられます。高齢化が進む日本では、看護師不足は今後も続くと予想されます。

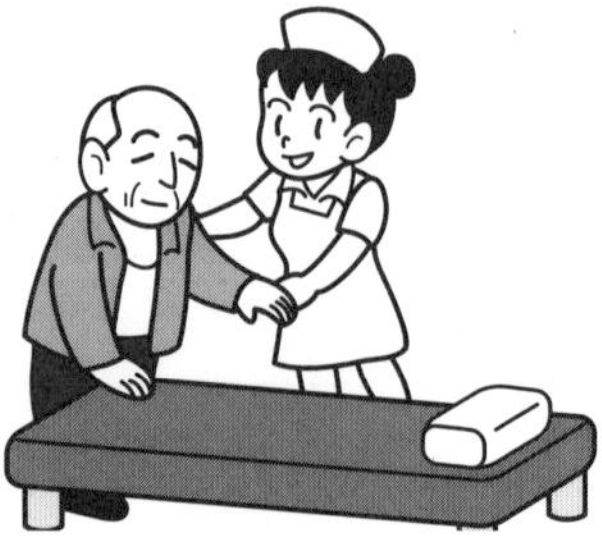

執筆者プロフィール

叶谷由佳（かのや・ゆか）

北海道大学医療技術短期大学部看護学科を卒業後、千葉大学看護学部看護学科、東京大学大学院医学系研究科保健学専攻修士課程を経て、2002年、東京医科歯科大学大学院保健衛生学研究科にて論文博士号を取得。

千葉県立がんセンター、㈱ヘルスケアシステムズ看護管理部長、東京医科歯科大学大学院保健衛生学研究科助手、神戸市看護大学看護管理学助教授を経て、2004年からは山形大学医学部看護学科地域看護学講座教授に就任し、現在に至る。

主な著書に、『看護部が変われば病院は変わる』（日本看護協会出版会、トップマネジメント研究会編、共著）、『在宅ケア　クリニカルパスマニュアル―ケアの質保証と効率化』（中央法規出版、島内節他編、共著）、『地域ですすめる閉じこもり予防・支援』（中央法規出版、安村誠司編著）など多数。監訳に、『看護診断にもとづく看護ケア基準1～3』（マリー S. ジャフェ著、日本看護協会出版会）などがある。

木村憲洋（きむら・のりひろ）

1971年、栃木県足利市生まれ。1994年、武蔵工業大学工学部機械工学科卒業後、神尾記念病院を経て、1998年、医療法人杏林会・今井病院に入職。現在、同病院企画情報室室長。現職を務めるかたわら、国立医療・病院管理研究所研究科修了、現在は東京医科歯科大学大学院医歯学総合研究科博士課程満期退学。

著書に『イラスト図解　病院のしくみ』（日本実業出版社、共著）、『病院経営戦略』（医学書院、共著）『イラスト図解　薬局のしくみ』（日本実業出版社、編著）などがある。

e-mail　PXF00603@nifty.ne.jp

櫻井園子（さくらい・そのこ）

1991年、名古屋大学医療技術短期大学部卒業後、看護師として名古屋大学医学部付属病院に入職。1995年に渡英し、帰国後、英会話学校講師を経て、看護師業務に復帰。

2001年アポプラスステーション株式会社に入社し、薬剤師職業紹介、薬系大学生の就職指導等に従事。2006年社会福祉法人こうほうえんに入職し、介護・保育・就労支援の総合福祉施設「うきまこうほうえん」の開設準備から携わる。現在、同次長。2005年武蔵野大学大学院福祉マネジメント専攻修了。

著書に『イラスト図解　薬局のしくみ』（日本実業出版社、共著）、翻訳に『医薬品と飲食物の相互作用～正しい医薬品の副作用～』（じほう）などがある。

主要参考文献

◆単行本等

村上美好監修『写真でわかる臨床看護技術』インターメディカ
村上美好監修『写真でわかる基礎看護技術１』インターメディカ
村上美好監修『写真でわかる基礎看護技術２』インターメディカ
村上美好、松月みどり監修『写真でわかる急変時の看護』インターメディカ
石井範子、阿部テル子編集『イラストでわかる基礎看護技術』日本看護協会出版会
和田攻、南裕子、小峰光博編集『看護大事典』医学書院
種池礼子、中川雅子、岡山寧子編集『パーフェクト看護技術マニュアル』照林社
ナーシングカレッジ編集部『NCブックス看護技術を根本からマスターしよう』医学芸術社
井部俊子、中西睦子監修『看護管理学習テキスト1 看護管理概説』日本看護協会出版会
ドンナ・L. ハートウェッグ著、黒田裕子、本庄恵子監訳『コンサイス看護論オレムのセルフケア不足理論』照林社
アン・マリナー・トメイ編集、都留伸子監訳『看護理論家とその業績』（第２版）医学書院
吉田時子監修『標準看護学講座第12巻基礎看護学１』金原出版
木村憲洋・川越満『イラスト図解　病院のしくみ』日本実業出版社
井手口直子・木村憲洋編著『イラスト図解　薬局のしくみ』日本実業出版社
川渕孝一編著『第五次医療法改正のポイントと対応戦略60』日本医療企画
川越満・布施泰男『業界の最新常識　よくわかる医療業界』日本実業出版社
川越満・木村憲洋『2006年度診療報酬改定33個の「変化」と「対応策」』ユートブレーン
日本看護協会看護婦職能委員会『看護婦業務指針』日本看護協会出版会
米国医療の質委員会／医学研究所編、医学ジャーナリスト協会訳『医療の質』日本評論社
別冊エキスパートナース『ナースのための進学・留学ガイド』照林社
田原幸子監修『合格への近道　看護師をめざす人の本』成美堂出版
藤野彰子、長谷部佳子・監修『看護技術ベーシックス』医学芸術社

◆サイト等

厚生労働省HP（http://www.mhlw.go.jp/）
経済産業省HP（http://www.meti.go.jp/）
総務省HP（http://www.soumu.go.jp/）
日本医師会HP（http://www.med.or.jp/）
日本看護協会HP（http://www.nurse.or.jp/）
看護ネット（http://www.kango-net.jp/）
Florence Nightingale Museum（http://www.florence-nightingale.co.uk/index.php）
「新しい創傷治療」夏井睦（http://www.wound-treatment.jp/）

叶谷由佳（かのや　ゆか）

北海道大学医療技術短期大学部看護学科を卒業後、千葉大学看護学部看護学科、東京大学大学院医学系研究科保健学専攻修士課程を経て、2002年、東京医科歯科大学大学院保健衛生学研究科にて論文博士号を取得。

千葉県立がんセンター、㈱ヘルスケアシステムズ看護管理部長、東京医科歯科大学大学院保健衛生学研究科助手、神戸市看護大学看護管理学助教授を経て、2004年からは山形大学医学部看護学科地域看護学講座教授に就任し、現在に至る。

主な著書に、『看護部が変われば病院は変わる』（日本看護協会出版会、トップマネジメント研究会編、共著）、『在宅ケア　クリニカルパスマニュアル―ケアの質保証と効率化』（中央法規出版、島内節他編、共著）など多数。

木村憲洋（きむら　のりひろ）

1971年、栃木県足利市生まれ。1994年、武蔵工業大学工学部機械工学科卒業後、神尾記念病院を経て、1998年、医療法人杏林会・今井病院に入職。現在、同病院企画情報室室長。現職を務めるかたわら、国立医療・病院管理研究所研究科修了、現在は東京医科歯科大学大学院医歯学総合研究科博士課程満期退学。著書に『病院のしくみ』（日本実業出版社、共著）、『病院経営戦略』（医学書院、共著）などがある。
e-mail　PXF00603@nifty.ne.jp

＜イラスト図解《ずかい》＞
看護《かんご》のしくみ

2007年 4 月 1 日　初版発行

編著者　叶谷由佳 ©Y.Kanoya 2007
　　　　木村憲洋 ©N.Kimura 2007
発行者　上林健一

発行所　株式会社 日本実業出版社　東京都文京区本郷 3－2－12 〒113-0033
　　　　　　　　　　　　　　　　　大阪市北区西天満 6－8－1 〒530-0047
編集部 ☎03-3814-5651
営業部 ☎03-3814-5161　振　替　00170-1-25349
http://www.njg.co.jp/

印刷／壮光舎　　製本／若林製本

この本の内容についてのお問合せは、書面かFAX（03-3818-2723）にてお願い致します。

落丁・乱丁本は、送料小社負担にて、お取り替え致します。

ISBN 978-4-534-04211-8　Printed in JAPAN